奈特解剖学精要与图谱
——基于器官系统的人体解剖学教程
NETTER'S ESSENTIAL SYSTEMS-BASED ANATOMY

原 著 VIRGINIA T. LYONS

绘 图 FRANK H. NETTER

CARLOS A. G. MACHADO

KRISTEN WIENANDT MARZEJON

JAMES A. PERKINS

JOHN A. CRAIG

主 译 武 艳

副主译 常丽荣 李 慧

译 者（按姓名汉语拼音排序）

常丽荣 首都医科大学

方马荣 浙江大学

李 慧 首都医科大学

刘津平 清华大学

宋一志 首都医科大学

王 昊 首都医科大学

武 艳 首都医科大学

翟丽东 天津医科大学

张宝营 首都医科大学

张贵焘 首都医科大学

张 平 天津医科大学

张晓东 清华大学

审 阅 常丽荣 李 慧 宋一志

北京大学医学出版社

NAITE JIEPOUXUE JINGYAO YU TUPU — JIYU QIGUAN XITONG DE RENTI JIEPOUXUE JIAOCHENG

图书在版编目（CIP）数据

奈特解剖学精要与图谱：基于器官系统的人体解剖
学教程 /（美）维吉尼亚·莱昂斯（VIRGINIA T. LYONS）
原著；武艳主译. – 北京：北京大学医学出版社，2023.7
　　书名原文：NETTER'S ESSENTIAL SYSTEMS-BASED
ANATOMY
　　ISBN 978-7-5659-2899-4

　　Ⅰ.①奈…　Ⅱ.①维…②武…　Ⅲ.①人体解剖学—
教材　Ⅳ.①R322

中国国家版本馆CIP 数据核字(2023) 第 079805 号

北京市版权局著作权合同登记号：图字：01-2022-6383

Elsevier(Singapore) Pte Ltd.
3 Killiney Road, #08-01 Winsland House I, Singapore 239519
Tel: (65) 6349-0200; Fax: (65) 6733-1817

奈特解剖学精要与图谱——基于器官系统的人体解剖学教程

主　　译：武　艳
出版发行：北京大学医学出版社
地　　址：（100191）北京市海淀区学院路 38 号　北京大学医学部院内
电　　话：发行部 010-82802230；图书邮购 010-82802495
网　　址：http : //www.pumpress.com.cn
E – mail : booksale@bjmu.edu.cn
印　　刷：北京信彩瑞禾印刷厂
经　　销：新华书店
责任编辑：冯智勇　　责任校对：靳新强　　责任印制：李　啸
开　　本：889 mm × 1194 mm　1/16　印张：22　字数：600 千字
版　　次：2023 年 7 月第 1 版　2023 年 7 月第 1 次印刷
书　　号：ISBN 978-7-5659-2899-4
定　　价：180.00 元
版权所有，违者必究
（凡属质量问题请与本社发行部联系退换）

作者简介

Virginia T. Lyons，博士，达特茅斯盖泽尔医学院（Geisel School of Medicine）医学教育副教授，临床前教育学院副院长。她在罗切斯特理工学院获得生物学学士学位，在北卡罗来纳大学教堂山分校获得细胞生物学和解剖学博士学位。Lyons 博士致力于解剖学教育，向医学生和其他健康专业学生教授人体解剖学、组织学、胚胎学和神经解剖学。她主讲人体解剖学和胚胎学课程已超过 20 年，并且大力倡导将参与式教学法纳入临床前医学教育。Lyons 博士因教学和指导学生而获得无数奖项，包括阿诺德医学人文金奖（Arnold Gold Humanism in Medicine Award）。她被选为两个不同机构的教育学院的创始成员，并入选 Alpha Omega Alpha 荣誉医学协会达特茅斯分会成员。Lyons 博士是盖泽尔网站人体解剖学学习模块的合著者，全世界的学生都能访问该网站学习解剖学知识，并了解解剖结构在临床环境中的各种影像呈现。她还担任 Aquifer 科学课程编委会的解剖学科编辑，致力于将解剖学概念整合并用于多种环境的虚拟病人案例中，包括见习医师和住院医师培训。

插图作者简介

Frank H. Netter, MD

Netter 博士于 1906 年生于美国纽约市。他曾在学生艺术联合会和美国国家设计院学习绘画艺术，后进入纽约大学医学院学习医学，于 1931 年获得医学博士学位。在学习期间，他的素描就引起了医学界的注意，被邀请为一些文章和著作绘制插图。在 1933 年成为执业外科医生后，Netter 继续在业余时间从事绘画工作，但他最终放弃了医生的职业，全身心地投入到钟爱的绘画艺术中。在第二次世界大战期间，他在美国军队服役，退役后便开始了与 CIBA 制药公司（现为 Novartis 制药公司）的长期合作。长达 45 年的合作使他积累了宝贵的医学艺术财富，成为世界各国的医生和其他医务工作者十分熟悉的医学绘画艺术家。

2005 年，Elsevier 公司从 Icon 公司购买了 Netter 博士的图集和所有出版物。目前已有超过 50 种 Netter 博士的艺术作品出版物可以通过 Elsevier 公司获得。

Netter 博士的作品是用图画形象地传授医学知识的典范。13 卷《奈特图解医学全集》收入了 Netter 博士创作的 2 万多幅插图中的大部分，是世界著名的医学巨著之一。《奈特人体解剖学彩色图谱》于 1989 年首次出版，现已被译为 16 种语言，成为全世界医学及相关学科学生首选的解剖学图谱。

Netter 博士的作品之所以受到人们的青睐，不仅由于其超常的美学水平，更重要的是其丰富的知识内涵。正如 Netter 博士于 1949 年所说："……阐明主题是插图的根本目的和最高目标。作为医学插图，无论绘制得多么精美，渲染得多么细腻，如果不能阐明其医学观点，就将失去价值。" Netter 博士的绘画设计、对艺术的理解构想、观察和处理问题的方式，以及对事业的追求，全部淋漓尽致地表现在他的绘画作品中，使他的作品达到了艺术性和科学性的完美结合。

Netter 博士，这位杰出的医学工作者和艺术家，于 1991 年与世长辞。了解更多关于医学艺术家 Netter 博士的信息，可登录网站 https://netterimages.com/artist-frank-h-netter.html。

Carlos A. G. Machado, MD

Novartis 公司选择 Carlos Machado 作为 Netter 医生的接班人。他也是 Netter 医学图集的主要贡献者。心脏病专家 Carlos Machado 自学医学插图绘画，他对 Netter 博士的一些原版图片进行了细致的更新，并创作了许多 Netter 风格的画作，作为 Netter 系列的延伸。Carlos Machado 博士现实主义的画作风格和他对医患关系的敏锐洞察力塑造了其作品生动而难忘的视觉风格。他致力于研究他所画的每一个主题，这使他成为当今最优秀的医学插图画家之一。

了解更多关于他的背景和艺术，可登录网站 https://netterimages.com/artist-carlos-a-g-machado.html。

译者前言

  人体解剖学是研究正常人体各器官形态、结构、位置和毗邻关系的一门科学，是学习其他医学课程的基础。因此，解剖学教学既要培养学生扎实的理论知识，又要培养临床思维和逻辑分析能力。我国解剖学课程一般将系统解剖学和局部解剖学分别讲授，或将二者合为人体解剖学，总体上仍采用以九大系统为中心的大体解剖学教学模式，秉承"以学科为中心"的课程体系，与临床应用存在脱节的问题，学生很难把同一器官的解剖结构、生理功能、病理改变等与实际临床相结合。同时，医学生的培养目标要求其自主学习、逻辑分析、解决问题以及动手操作等能力均较强，最终成为合格的医学人才。随着我国高等医学教育全球资质认证的进行，要求医学教育质量不断提高并契合全球医学发展需求。因此，进一步优化完善我国解剖学教学模式将有益于我国的医学人才更好地应对新时代医学发展所带来的挑战。

  人体解剖学是一门实践性很强的形态学学科，教学改革的核心问题在于激发学生学习的主动性与培养学生的思维方式，教师不再是唯一的知识来源，而主要是学习的指导者。《奈特解剖学精要与图谱》原著的编写思路正是以器官系统为中心，汇集重要解剖学知识的同时，结合大量的"临床聚焦"实例，是理想的解剖教学资源之一。本书内容精练、绘图精美、知识要点清晰，包含临床聚焦模块以突出解剖结构的临床相关性。书中图片源自奈特博士绘制的画风独特的人体解剖学图谱，具有油画的层次感，解剖知识主题鲜明，阐述了各系统中各器官的形态、结构、位置和毗邻关系等，以临床视角呈现了重要的神经、血管、淋巴管等结构，突出了解剖学的实用性。

  译者以科学的态度和高度的责任心，在对原著进行翻译过程中，反复斟酌、精益求精。本书翻译注重专业术语、临床习惯性称谓以及中文阅读习惯，适合临床、口腔、基础、护理、预防等专业的医学生、医务工作者及有兴趣深入理解人体解剖学知识的读者使用。因翻译的时间有限，难免有疏漏之处，如能得到同行专家学者和广大读者的批评指正，将不胜感激。

武　艳

谨以此书纪念我的父亲 Richard Calvin Taylor（1942 — 2020）。他是一位正直的人，经常在我们就餐时赞许我很聪明，可以实现自己的任何目标。这正是一个年轻女孩需要从父亲那里得到的鼓励。

原著前言

根据美国医学院协会关于临床前课程结构的报告（2020年12月发布），超过88%的医学院在部分或全部临床前课程中采用基于器官系统的教学体系。在此教学体系中，解剖学的内容通常被整合到基于器官系统的课程中，而不是以独立的方式讲解。与组织学和胚胎学不同，大体解剖学传统上以解剖分区的方式教学，学生同时探查人体特定区域内众多系统的结构，大多数解剖学教材和其他教学资源都是以分区方式编写的。因此，对于在基于器官系统的课程中学习的学生来说，这些教材并不理想。

《奈特解剖学精要与图谱》旨在为以器官系统构建课程中学习大体解剖学的学生提供基础资源。每章从介绍人体特定的系统开始，对该系统的功能和构成结构进行了全面的概述。随后的小节内容按照简洁的主题组织，并以来自奈特作品集的信息丰富的插图为特色。文字的编写旨在简练和高效，避免多余的细节，并着重于关键知识点。强调临床相关性的信息恰当地出现在文中，由此引导最佳的学习效果。

我的目标是编写一本简明的解剖学教材，不同层次的读者都可以使用，并强调学习解剖学的视觉本质。我提倡以循序渐进的方式学习解剖学，从为众多医疗服务者提供相关的基础知识开始；在临床环境中学习更详细的知识；当学生选择确定的临床专业以后，再关注解剖学的相应特定领域。我希望读者能够发现本书是学习人体解剖学的一个有用的资源。

致　谢

　　我从未想过会写一本书，如果没有 Elyse O'Grady 的鼓励和支持，我是不可能做到这些的。当我面对限期完成的乐观态度与现实不符时，Marybeth Thiel 的耐心和理解也同样支持了我。我非常幸运有机会与 Carlos Machado 博士合作，他是一位才华横溢、一丝不苟的艺术家，也是我见过的最善良的人之一。在我的整个职业生涯中，我遇到了许多乐于助人且敬业的教育工作者。我要感谢我的第一位导师 Richard Doolittle 博士，他为我提供了将探索解剖学教育作为个人职业的机会，并且做了一个很好的榜样。我要感谢 Noelle Granger 博士和 Bill Henson 博士，他们鼓励我追求自己的教育目标，并为我提供了作为研究生和新任教员参与学术项目的机会。我要感谢 Brian Catlin 博士的广泛建议和支持，他接受了我对创新的热情，并为达特茅斯学院解剖学课程的众多教育项目贡献了时间和专业知识。我受益于他在外科解剖学和临床相关方面的知识，我珍惜我们的友谊。我要感谢家人的耐心和理解，特别是我的丈夫 Patrick，他对我的所有追求提供了无条件的爱和支持，并接受了我自不量力的倾向。最后，我要永远感谢我的父母，他们支持我接受教育，给我灌输了强烈的职业道德，并在此过程中给予了大量的爱和鼓励。

目　录

第1章　概述 1

第2章　神经系统 19

第3章　肌与骨骼系统 87

第4章　心血管系统 197

第5章　呼吸系统 225

第6章　消化系统 253

第7章　内分泌系统 283

第8章　泌尿系统 295

第9章　生殖系统 307

第1章 概 述

1.1 解剖学姿势和人体平面 2

1.2 人体分区 4

1.3 解剖关系术语 6

1.4 运动术语 8

1.5 皮肤系统 10

1.6 筋膜、滑膜和浆膜 12

1.7 淋巴系统 14

1.8 解剖学变异 16

1.1 解剖学姿势和人体平面

学习解剖学好比学习一种新语言，人们将解剖学的学习过程与一种新语言的学习过程进行了比较。除了学习各种结构和功能的术语外，医疗卫生专业人员还需要就人体结构的位置及其之间的关系进行交流。解剖关系是参照**解剖学姿势**描述的，解剖学姿势是一种普遍为人接受的体位，其中：

- 人体直立，头部、眼睛和胸部朝前
- 上肢在身体两侧伸展，掌心朝前
- 下肢伸直，脚趾朝前

因此，为了描述人的头部相对脚的关系，无论是站立还是躺在桌子上，都将使用"上方"一词。

在数学中，三维形状（如立方体）的平面之间的关系被描述为在 x、y 和 z 轴上的排列。与此类似，可以使用**解剖学平面**来描述解剖学关系，这些解剖学平面是在正交轴上排列的人体"假想切片"。三个主要的平面是：

- **矢状面**：将人体分为左右两部分的任何前后向的垂直平面。特定的矢状面是将人体分成相等的左右两半的**正中矢状面**；穿过锁骨中点的是**锁骨中平面**；以及与肩胛骨下角相交的**肩胛线**。
- **轴向（横向）平面**：将身体分为上下两部分的任何水平面。**经脐平面**是穿过脐（肚脐）的一个特定的轴向平面。轴向平面中的切面通常称为"横切面"。
- **冠状面**：任何将身体分为前部和后部的从右到左的垂直平面。**腋中线平面**是通过腋窝并将身体分为相等的前部和后部的特定平面。

临床聚焦

计算机断层扫描（CT）和磁共振成像（MRI）是两种成像技术，可在一个或多个解剖平面上获取数据并使用计算机生成放射学图像。这些技术在临床实践中非常有用，因其可以检测软组织结构之间的微小密度差异。

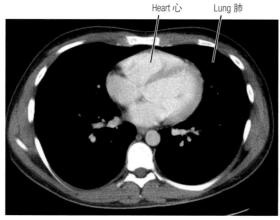

心轴面 CT 扫描影像（图片来自 Nancy McNulty 医学博士）

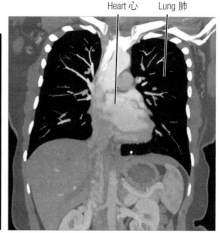

来自连续轴向 CT 的扫描数据，由计算机重新格式化后，可在不同的平面上生成影像，例如冠状面上的影像

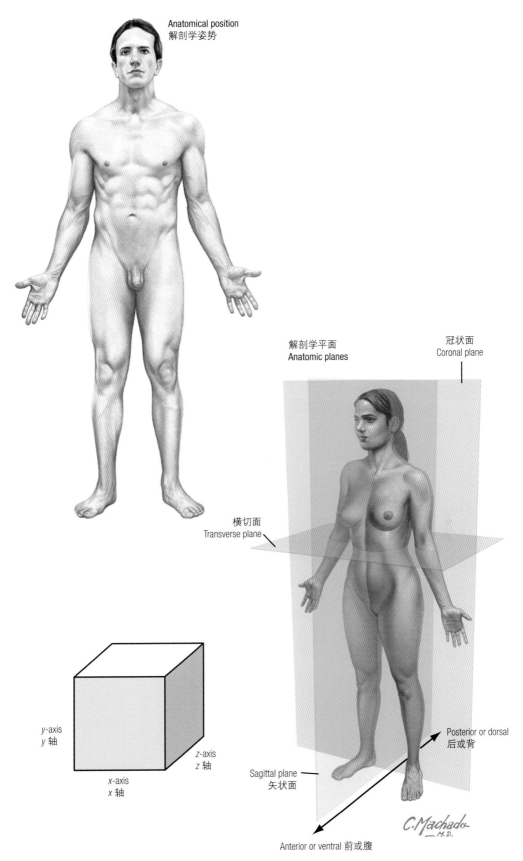

图 1.1　解剖学姿势和人体平面

1.2 人体分区

人体的基本部位是**头、颈、躯干、上肢和下肢**。躯干由**胸部、腹部、盆部**和**背部**组成。人体的每一部分都可以进一步**分区**，例如，上肢包括肩、臂、肘窝、前臂和手。许多解剖学术语都反映了它们所在的区域。例如，肱二头肌是臂的一块肌，股动脉位于大腿。

人体部位	分区	对应
头部	额区	前额
	颞区	鬓；头侧耳前部
	枕区	头后部
	眶区	眼
	鼻区	鼻
	口区	口
	颏区	下巴
颈部	颈前、外侧和后区	颈的分部
胸部	锁骨下区	锁骨下缘
	胸骨区	胸骨前部
	胸肌区	胸
	乳房区	乳房
腹部	腹上区	上腹，中间部
	季肋区	上腹，胸廓下方
	脐区	脐周围
	腹下区	下腹，中间部
	腰区	下腹，外侧部
盆部	腹股沟区	腹股沟
	会阴区	生殖器，肛门
背部	脊柱区	脊柱
	肩胛区	肩胛骨
	腰区	脊柱腰段（下背部）
上肢	三角肌区	肩
	腋区	腋窝
	臂区	臂
	肘区	肘关节前部
	前臂区	前臂
	腕区	腕
	掌区	手掌面
下肢	臀肌区	臀
	股区	股
	膝区	膝关节前部
	腘区	膝关节后部
	小腿区	小腿
	跖区	足底
	跟区	足跟

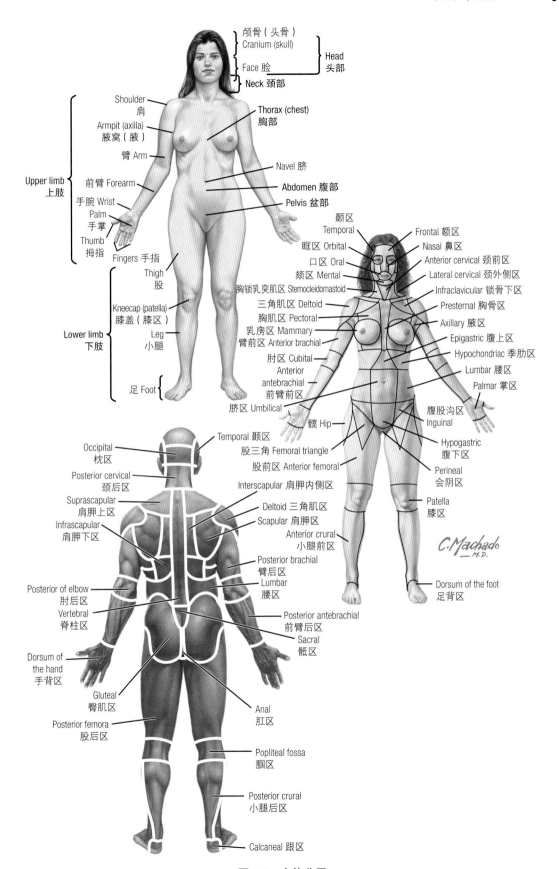

颅骨（头骨）
Cranium (skull)

Face 脸

Neck 颈部

Head
头部

Shoulder
肩

Armpit (axilla)
腋窝（腋）

臂 Arm

前臂 Forearm

手腕 Wrist

Palm
手掌

Thumb
拇指

Fingers 手指

Upper limb
上肢

Thorax (chest)
胸部

Navel 脐

Abdomen 腹部

Pelvis 盆部

Thigh
股

Kneecap (patella)
膝盖（膝区）

Leg
小腿

足 Foot

Lower limb
下肢

颞区
Temporal

眶区 Orbital

口区 Oral

颏区 Mental

胸锁乳突肌区 Sternocleidomastoid

三角肌区 Deltoid

胸肌区 Pectoral

乳房区 Mammary

臂前区 Anterior brachial

肘区 Cubital

Anterior
antebrachial
前臂前区

脐区 Umbilical

髋 Hip

Frontal 额区

Nasal 鼻区

Anterior cervical 颈前区

Lateral cervical 颈外侧区

Infraclavicular 锁骨下区

Presternal 胸骨区

Axillary 腋区

Epigastric 腹上区

Hypochondriac 季肋区

Lumbar 腰区

Palmar 掌区

腹股沟区
Inguinal

Hypogastric
腹下区

Perineal
会阴区

Patella
膝区

Dorsum of the foot
足背区

Occipital
枕区

Posterior cervical
颈后区

Suprascapular
肩胛上区

Infrascapular
肩胛下区

Posterior of elbow
肘后区

Vertebral
脊柱区

Dorsum of
the hand
手背区

Gluteal
臀肌区

Posterior femora
股后区

Temporal 颞区

股三角 Femoral triangle

股前区 Anterior femoral

Interscapular 肩胛内侧区

Deltoid 三角肌区

Scapular 肩胛区

Anterior crural
小腿前区

Posterior brachial
臂后区

Lumbar
腰区

Posterior antebrachial
前臂后区

Sacral
骶区

Anal
肛区

Popliteal fossa
腘区

Posterior crural
小腿后区

Calcaneal 跟区

C.Machado
— M.D.

图1.2　人体分区

1.3 解剖关系术语

人体的三维结构是解剖学研究的重要部分，因此，通常用与其他结构的关系来描述某结构。下表包括一些最常见的解剖关系术语。**颅侧**（朝向头部）和**尾侧**（朝向尾部）与**上**和**下**相似，但按照惯例，**颅侧**、**尾侧**通常用于胚胎而不用于成人。同样，**腹侧**和**背侧**分别相当于**前**和**后**。术语**近端**和**远端**在肢体中特别有用，其起点是肢体连接躯干的位置。

解剖关系术语	定义
上	朝向头部
下	朝向足部
前	朝向身体前部
后	朝向身体背部
内侧	靠近身体中线的
外侧	远离身体中线的
浅 / 外部	靠近身体表面的 / 向外的
深 / 内部	远离身体表面的 / 向内的
近端	朝向肢体起点的
远端	远离肢体起点的
同侧	在身体的同一侧
对侧	在身体的另一侧

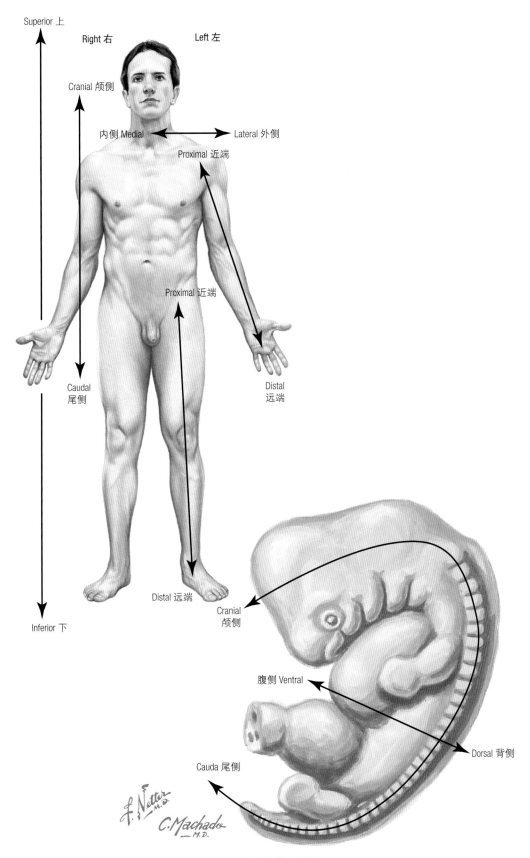

图 1.3　解剖关系术语

1.4 运动术语

一些特定术语用于描述**身体各部位的运动**。大多数运动发生在关节（肌与骨骼系统各组件之间的连接部）；然而，身体的某些部位（例如眼）是独立运动的。下表列出了适用于多个身体部位的通用运动术语，以及描述特定身体部位运动的术语。

运动术语	定义
适用于多个身体部位的通用术语	
屈	通常在矢状面运动，减小身体两部分之间的角度（弯曲）
伸	通常在矢状面运动，增加身体两部分之间的角度（伸直）
外展	通常在冠状面运动，将身体的一部分远离中线
内收	通常在冠状面运动，将身体的一部分靠近中线
旋转	身体某部分绕其纵轴的运动
上提	向上移动某身体部位
下降	向下移动某身体部位
描述特定身体部位运动的术语	
旋前 / 旋后	旋前：桡骨向尺骨内侧旋转，使手掌朝向后方； 旋后：桡骨向外侧旋转，使肢体恢复到解剖位置
前突 / 后缩	下颌骨向前 / 后的运动
前伸 / 后缩	肩胛骨远离 / 靠近中线的运动
内翻 / 外翻	足底向中线移动或远离中线
背屈 / 跖屈	足趾向小腿前区移动或远离小腿前区

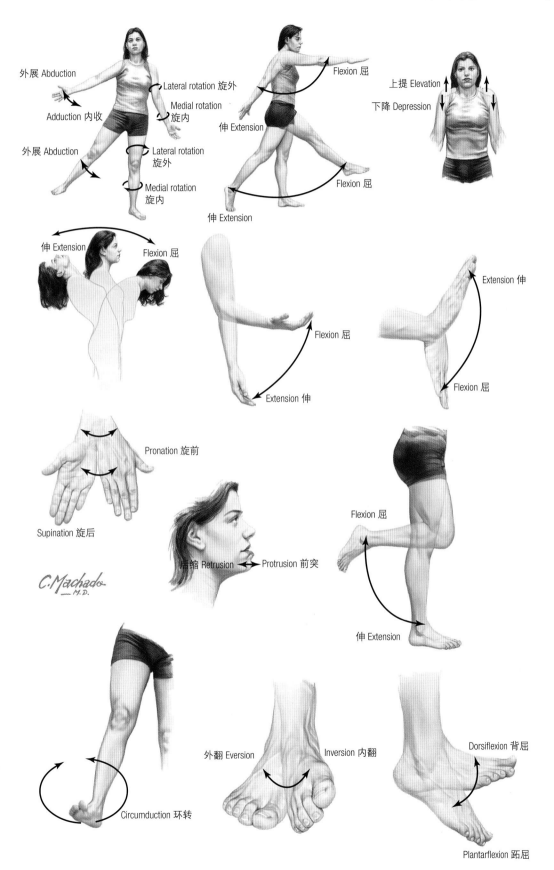

图 1.4　运动术语

1.5 皮肤系统

本文以器官系统形式编写，然而，有几个身体系统不需要大量论述，因为它们无法在大体解剖学研究中得到充分探索。**皮肤系统**包含身体最大的器官（皮肤），但其组成部分的复杂细节通常太小而无法用肉眼观察。皮肤系统由**皮肤**及其附属组织组成，包括**毛发和毛囊**、**指甲**、**汗腺**、**皮脂腺**等。皮肤系统还包括皮肤深处的**皮下组织**，主要包含脂肪组织。皮肤的两层结构**表皮**和**真皮**，在大体解剖实验室中不容易分开。但真皮和皮下组织之间的结合部可以看到并可解剖。通常将皮下组织称为"浅筋膜"，以区别于围绕肌和内脏的深筋膜，但该术语并未得到正式认可。皮下组织在身体不同部位的厚度也不同，受个体营养状况或居住气候等因素的影响。

临床聚焦

皮下注射是给予胰岛素和促育药的常用方法，可以训练患者在家中进行操作。理想的注射部位是皮下组织最厚的部位，例如下腹、臀部、大腿或手臂。在临床环境中，皮下组织通常被称为"Sub-Q"。

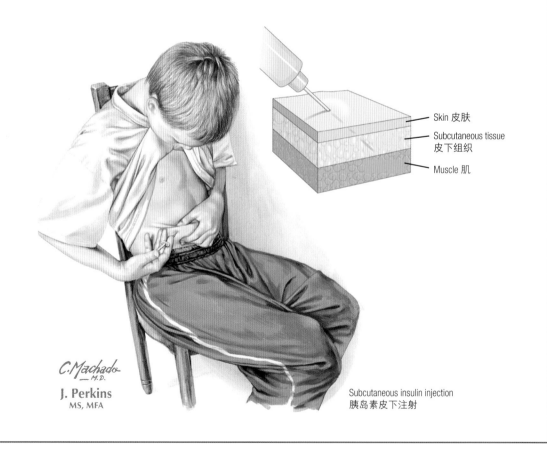

Skin 皮肤
Subcutaneous tissue
皮下组织
Muscle 肌

C. Machado
— M.D.
J. Perkins
MS, MFA

Subcutaneous insulin injection
胰岛素皮下注射

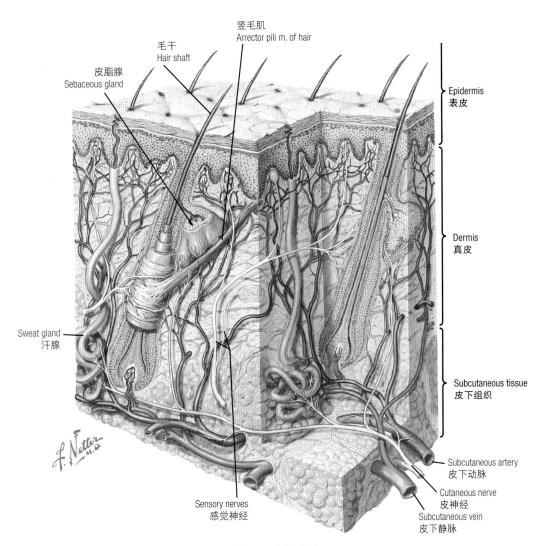

皮脂腺
Sebaceous gland

毛干
Hair shaft

竖毛肌
Arrector pili m. of hair

Epidermis
表皮

Dermis
真皮

Subcutaneous tissue
皮下组织

Sweat gland
汗腺

Subcutaneous artery
皮下动脉

Cutaneous nerve
皮神经

Subcutaneous vein
皮下静脉

Sensory nerves
感觉神经

图 1.5　皮肤系统

1.6 筋膜、滑膜和浆膜

筋膜本质上是一种"包裹材料"，用于支撑和隔离体内结构。前文讨论的皮下组织是一种主要由疏松结缔组织和脂肪组成的筋膜。然而，**深筋膜**由缺乏脂肪的致密结缔组织组成。深筋膜有许多作用，包括形成肌间隔及在四肢中组成功能性骨筋膜室；包裹肌、器官和神经血管结构；形成厚的支持带在腕和踝处固定肌腱。与筋膜类似，**滑膜**由结缔组织组成，具有支撑功能。滑膜位于关节囊的内表面并分泌**滑液**，润滑和滋养关节的关节表面。滑膜还位于称为**滑膜囊**的囊内表面（见临床聚焦），可减少关节相关结构之间的摩擦。例如，一些滑膜囊位于肌腱和骨骼之间，以防止在肌肉收缩期间肌腱来回滑动时产生摩擦。其他滑膜囊是皮下的，皮肤可在肘部等骨突出处自由滑动。**浆膜**也形成或衬于隔室，由鳞状上皮细胞（间皮）组成，分泌称为**浆液**的润滑物质。浆膜衬于体腔内面和位于许多器官的外表面，因此这些结构可以自由地相互移动。

临床聚焦

筋膜可以限制感染在解剖性骨筋膜室之间的传播，并且可以在炎症组织周围形成粘连以控制炎症。滑膜囊可能因受压（例如皮下滑膜囊）或与其相关的关节过度重复运动而发炎（**滑囊炎**）。肿胀是滑膜囊发炎的典型特征，这时可能需要从囊中排出多余的液体。

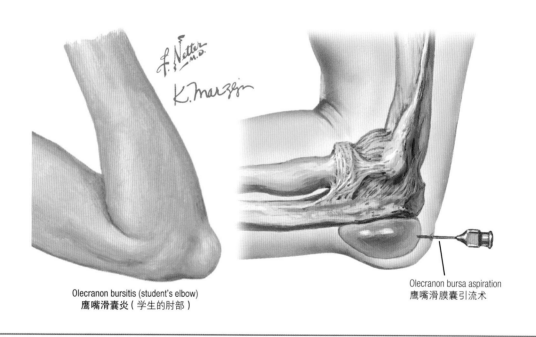

Olecranon bursitis (student's elbow)
鹰嘴滑囊炎（学生的肘部）

Olecranon bursa aspiration
鹰嘴滑膜囊引流术

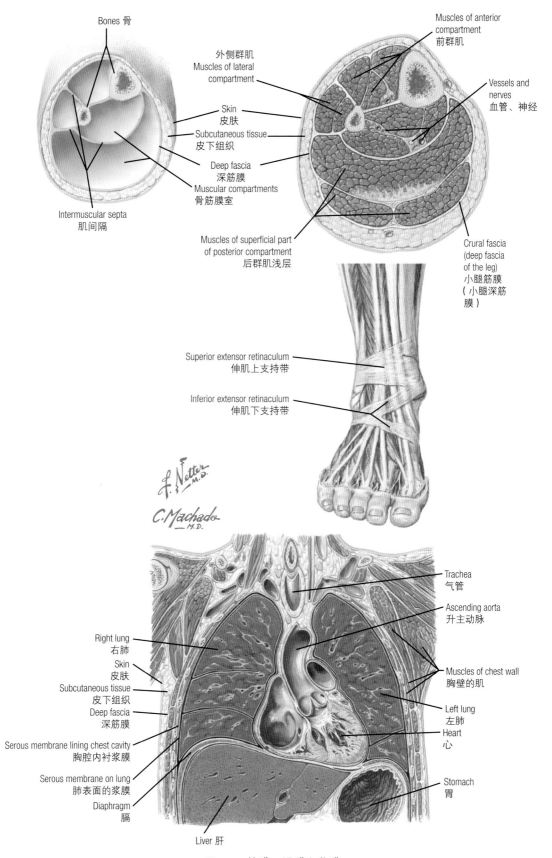

Bones 骨

Muscles of anterior compartment
前群肌

外侧群肌
Muscles of lateral compartment

Vessels and nerves
血管、神经

Skin
皮肤

Subcutaneous tissue
皮下组织

Deep fascia
深筋膜

Muscular compartments
骨筋膜室

Intermuscular septa
肌间隔

Muscles of superficial part of posterior compartment
后群肌浅层

Crural fascia (deep fascia of the leg)
小腿筋膜（小腿深筋膜）

Superior extensor retinaculum
伸肌上支持带

Inferior extensor retinaculum
伸肌下支持带

Trachea
气管

Ascending aorta
升主动脉

Right lung
右肺

Skin
皮肤

Subcutaneous tissue
皮下组织

Deep fascia
深筋膜

Serous membrane lining chest cavity
胸腔内衬浆膜

Serous membrane on lung
肺表面的浆膜

Diaphragm
膈

Muscles of chest wall
胸壁的肌

Left lung
左肺

Heart
心

Stomach
胃

Liver 肝

图 1.6　筋膜、滑膜和浆膜

1.7 淋巴系统

在血液循环过程中，由于流体静力学压力和渗透压，液体在毛细血管和细胞间隙之间移动。通常离开毛细血管的液体量大于重吸收的量；因此，**淋巴系统**的主要功能之一是收集多余的液体并将其返回循环系统。在此过程中，**淋巴系统**在身体防御中发挥着重要作用，因为它会过滤液体，并在外来颗粒进入血液循环之前捕获它们。细胞间隙中的**毛细淋巴管**收集液体（淋巴），然后流入较大的淋巴管，最后流入淋巴导管。身体有两条淋巴导管，即**右淋巴导管**和**胸导管**，它们是仅有的大到可以在肉眼水平上清晰看到的淋巴管。右淋巴导管接受来自身体右上侧的淋巴引流，而胸导管则引流其余部分的淋巴。两条淋巴导管注入颈区底部的锁骨下静脉和颈内静脉汇合处，从而将淋巴回流到血液循环中。**淋巴结**是散布在淋巴管之间的被包裹的免疫细胞簇。当淋巴液通过淋巴结时，细菌、病毒、细胞碎片和癌细胞等异物会从淋巴中滤出，并由免疫系统发挥作用。下表列出了主要的淋巴结群。

淋巴结群	位置	主要收集区域
颈部淋巴结	靠近颈内静脉	头、颈
腋窝淋巴结	腋窝	乳房、上肢、胸廓、脐以上的腹壁
纵隔淋巴结	纵隔	胸腔脏器
腹股沟淋巴结	腹股沟	下肢、会阴、脐以下的腹壁
大动脉淋巴结（主动脉前和腰淋巴结）	腹主动脉附近	腹部脏器、腹膜后腔、生殖腺
髂淋巴结	靠近髂血管	盆腔脏器

临床聚焦

当身体对抗感染时，淋巴结通常会肿大（**淋巴结病**），因为淋巴结内的免疫细胞会在被捕获的细菌或病毒的作用下增殖。淋巴管可能会发炎（**淋巴管炎**），并可能在皮肤下产生红色条纹。捕获大量癌细胞的淋巴结可能成为继发性癌症部位。因此，在评估转移性疾病时，淋巴引流的路径与疾病相关，因为淋巴结的评估可以提供有关疾病转移程度的信息。有时需要去除被癌细胞侵袭的淋巴结和淋巴管。由于淋巴引流不足，也可能会导致水肿（肿胀）。

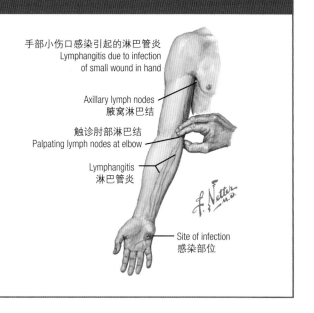

手部小伤口感染引起的淋巴管炎
Lymphangitis due to infection of small wound in hand

Axillary lymph nodes
腋窝淋巴结

触诊肘部淋巴结
Palpating lymph nodes at elbow

Lymphangitis
淋巴管炎

Site of infection
感染部位

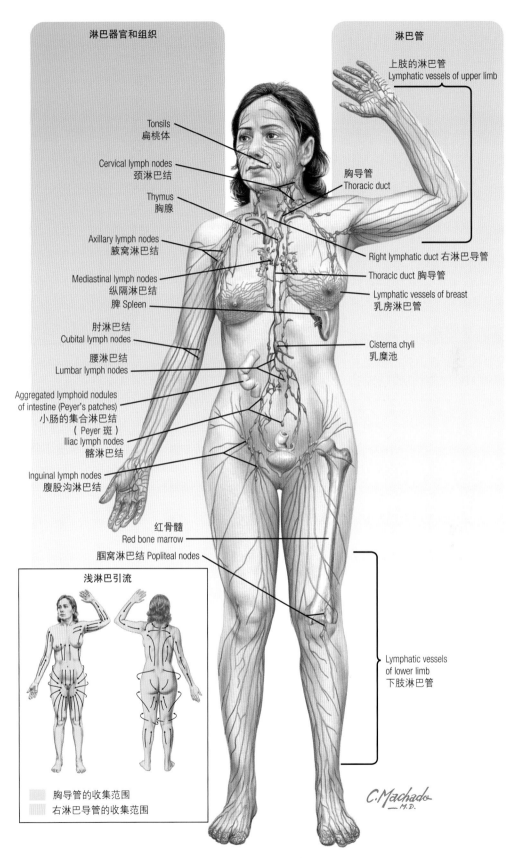

淋巴器官和组织

淋巴管

上肢的淋巴管
Lymphatic vessels of upper limb

Tonsils
扁桃体

Cervical lymph nodes
颈淋巴结

Thymus
胸腺

胸导管
Thoracic duct

Axillary lymph nodes
腋窝淋巴结

Mediastinal lymph nodes
纵隔淋巴结

脾 Spleen

Right lymphatic duct 右淋巴导管

Thoracic duct 胸导管

Lymphatic vessels of breast
乳房淋巴管

肘淋巴结
Cubital lymph nodes

腰淋巴结
Lumbar lymph nodes

Cisterna chyli
乳糜池

Aggregated lymphoid nodules
of intestine (Peyer's patches)
小肠的集合淋巴结
（Peyer 斑）
Iliac lymph nodes
髂淋巴结

Inguinal lymph nodes
腹股沟淋巴结

红骨髓
Red bone marrow

腘窝淋巴结 Popliteal nodes

浅淋巴引流

Lymphatic vessels
of lower limb
下肢淋巴管

胸导管的收集范围
右淋巴导管的收集范围

C. Machado
— M.D.

图 1.7　淋巴系统

1.8 解剖学变异

重要的是需意识到解剖结构经常与教材和其他资源中显示的典型表现不同。变异包括结构的排布、大小、形状或位置的差异。人体的脉管系统是高度变异的，尤其是静脉系统。肌可能有额外的头、缺失的头或不同的附着点。骨是由施加在骨上的力塑造的，因此骨的特征会随着时间而改变。一些变化由年龄造成，例如，幼儿耳中的咽鼓管比成人的更趋于水平（另见图 2.32）。其他变异有的由发育引起，例如拥有额外的指或趾。变异可能会影响或不影响功能，且许多变异除非产生临床症状，否则不会被发现。例如，众所周知，阑尾发炎会导致右下腹疼痛。然而，肠道的异常发育会在身体左侧产生阑尾，除非患病，否则这种变异可能永远不会被发现。对变异相关知识的了解，能够让临床医生将无害的变异与病理改变相区分，如在手术中观察到意外情况时。

脉管系统变异类型

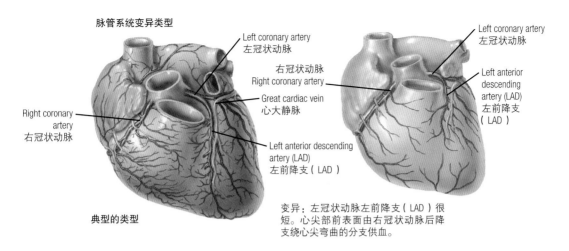

Left coronary artery
左冠状动脉

右冠状动脉
Right coronary artery

Great cardiac vein
心大静脉

Right coronary
artery
右冠状动脉

Left anterior descending
artery (LAD)
左前降支（LAD）

典型的类型

Left coronary artery
左冠状动脉

Left anterior
descending
artery (LAD)
左前降支
（LAD）

变异：左冠状动脉左前降支（LAD）很
短。心尖部前表面由右冠状动脉后降
支绕心尖弯曲的分支供血。

器官外形变异

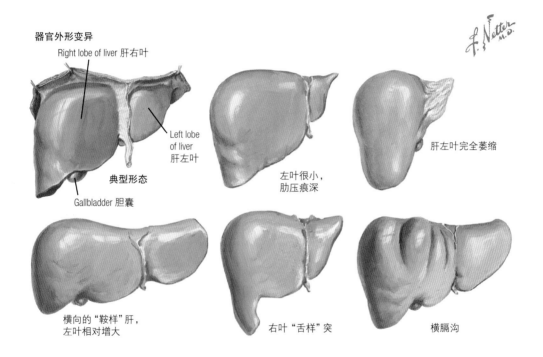

Right lobe of liver 肝右叶

Left lobe
of liver
肝左叶

典型形态

Gallbladder 胆囊

肝左叶完全萎缩

左叶很小，
肋压痕深

横向的"鞍样"肝，
左叶相对增大

右叶"舌样"突

横膈沟

器官位置变异

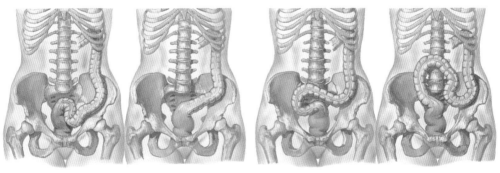

典型

短、直、斜入骨盆

环绕到右侧

上行进入腹腔

图 1.8　解剖学变异

第2章　神经系统

2.1　神经系统 20

2.2　神经元 22

2.3　脑和脊髓 24

2.4　脑脊膜 26

2.5　中枢神经系统的动脉供应 28

2.6　中枢神经系统的静脉回流 30

2.7　脑神经 32

2.8　颅底 34

2.9　嗅神经（CNⅠ）.. 36

2.10　视神经（CNⅡ）.. 38

2.11　动眼神经（CNⅢ）、滑车神经（CNⅣ）、展神经（CNⅥ）..................... 40

2.12　三叉神经（CNⅤ）.. 42

2.13　面神经（CNⅦ）.. 44

2.14　前庭蜗神经（CNⅧ）.. 46

2.15　舌咽神经（CNⅨ）.. 48

2.16　迷走神经（CNⅩ）.. 50

2.17　副神经（CNⅪ）.. 52

2.18　舌下神经（CNⅫ）.. 54

2.19　脊神经 56

2.20　脊神经的分布 58

2.21　脊神经的纤维成分 60

2.22　交感神经系统 62

2.23　交感神经元 64

2.24　副交感神经系统 66

2.25　眼 68

2.26　眶、眼睑及泪器 70

2.27　眼外肌 72

2.28　眼外肌（续）.. 74

2.29　眶的神经 76

2.30　眶的血管 78

2.31　外耳及鼓膜 80

2.32　中耳 82

2.33　内耳 84

2.1 神经系统

　　神经系统有两个结构部分——**中枢神经系统**（central nervous system, CNS）和**周围神经系统**（peripheral nervous system, PNS）。中枢神经系统包括脑和脊髓。周围神经系统由中枢神经系统之外的所有神经组织组成——包括联络身体和中枢神经系统之间通讯的神经，以及包含神经元胞体的神经节。周围神经系统有**脑神经**和**脊神经**两种类型。神经系统也可以根据其支配的结构类型在功能上进行分类。**躯体神经系统**支配与运动和支撑身体有关的结构，即皮肤、骨骼肌、肌腱、骨骼和韧带。而**自主神经系统**（autonomic nervous system, ANS）通过支配内脏结构维持内稳态，如消化和循环等过程。内脏结构包括器官和血管的平滑肌、心肌、皮肤上的竖毛肌和腺体。自主神经系统包括三个部分：**副交感神经部分**，在身体休息时促进内部功能（"休息和消化"部分）；**交感神经部分**，使身体为紧张状态做准备，例如面临压力和进行运动时（"战斗或逃跑"部分）；**肠神经系统**，它是消化道壁内神经元的集合，调节胃肠道的运动和血液流动等过程。

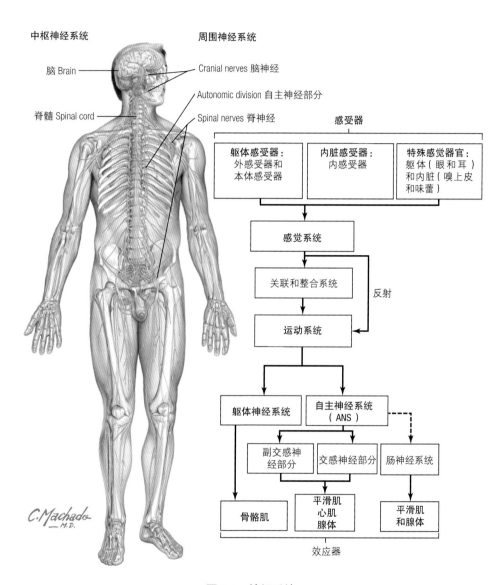

图 2.1　神经系统

2.2 神经元

　　神经系统的功能单位是**神经元**，它是携带神经冲动的细胞。神经元由三个基本部分组成：含细胞核和细胞器的胞体；接受刺激信号或其他神经元信息的树突；将信息从胞体传递出去的轴突。重要的是要认识到神经元与神经不同。**神经**由结缔组织鞘包围的多个神经元组成。尽管神经元都具有相同的基本部分，但根据与胞体相连的细胞突起数目的不同，神经元结构有所差异。**多极神经元**因其具有多个（超过 2 个）连接胞体的细胞突起而得名；它们在神经系统的中枢部和周围部都很丰富。**假单极神经元**是周围神经系统中常见的一种神经元，有一个连接到胞体的细胞突起，随后分叉成两个突起。一些特殊的感觉器官有**双极神经元**，其有两个细胞突起。神经元也根据它们相对于中枢神经系统的冲动传导方向，以及它们所支配的结构类型进行分类。传导冲动至中枢神经系统的神经元称为**传入神经元**，而将冲动自中枢神经系统传导出去的神经元称为**传出神经元**。传递躯体结构信息的神经元称为**躯体神经元**，那些支配内脏结构的是**内脏神经元**。

Structural types of neurons 神经元的结构分类

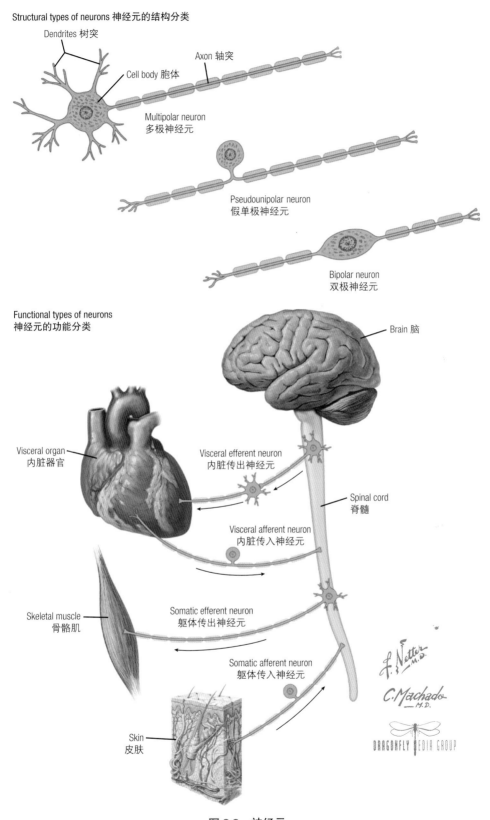

图 2.2　神经元

2.3 脑和脊髓

　　脑包括三个基本部分：**大脑**、**小脑**和**脑干**。脑干进一步分为间脑（包括丘脑和下丘脑）、中脑、脑桥和延髓。脑内部有一系列空腔和通道称为**脑室**，内含脑脊液（cerebrospinal fluid, CSF）。脑脊液由脑室内称为**脉络丛**的细胞持续产生。

　　脊髓在成人从脑底部延伸到大约第 2 腰椎；在婴儿约止于第 3 腰椎。脊髓的末端部分称为**脊髓圆锥**。脊髓通过称为**终丝**的细丝向下固定到硬膜和尾骨。在横切面视图中，脊髓中可见两个不同的区域。类似于蝴蝶形状的**灰质**，主要由神经元胞体、中间神经元和称为神经胶质细胞的支持细胞构成。灰质分为三个主要区域——**前（腹侧）角**、**后（背侧）角**和**中间带**。脊髓胸部和骶部节段的灰质中间区有一个小的**侧角**，其中包含与自主神经系统相关的神经元。**白质**围绕着灰质，其包含轴突，构成上行和下行的纤维束。这些纤维束允许信息在脊髓和脑的各部分之间传递。

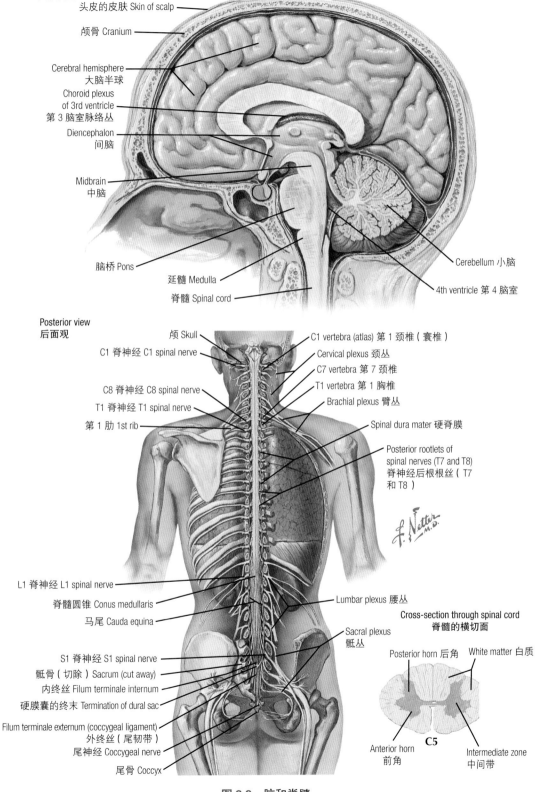

Sagittal view
矢状面观

头皮的皮肤 Skin of scalp

颅骨 Cranium

Cerebral hemisphere
大脑半球

Choroid plexus
of 3rd ventricle
第 3 脑室脉络丛

Diencephalon
间脑

Midbrain
中脑

脑桥 Pons

延髓 Medulla

脊髓 Spinal cord

Cerebellum 小脑

4th ventricle 第 4 脑室

Posterior view
后面观

颅 Skull

C1 脊神经 C1 spinal nerve

C8 脊神经 C8 spinal nerve

T1 脊神经 T1 spinal nerve

第 1 肋 1st rib

C1 vertebra (atlas) 第 1 颈椎（寰椎）

Cervical plexus 颈丛

C7 vertebra 第 7 颈椎

T1 vertebra 第 1 胸椎

Brachial plexus 臂丛

Spinal dura mater 硬脊膜

Posterior rootlets of
spinal nerves (T7 and T8)
脊神经后根根丝（T7
和 T8）

L1 脊神经 L1 spinal nerve

脊髓圆锥 Conus medullaris

马尾 Cauda equina

Lumbar plexus 腰丛

Sacral plexus
骶丛

S1 脊神经 S1 spinal nerve

骶骨（切除）Sacrum (cut away)

内终丝 Filum terminale internum

硬膜囊的终末 Termination of dural sac

Filum terminale externum (coccygeal ligament)
外终丝（尾韧带）

尾神经 Coccygeal nerve

尾骨 Coccyx

Cross-section through spinal cord
脊髓的横切面

Posterior horn 后角

White matter 白质

C5

Anterior horn
前角

Intermediate zone
中间带

图 2.3　脑和脊髓

2.4 脑脊膜

　　脑和脊髓受到**颅骨**、**脊柱**以及称为**脑脊膜**的结缔组织层的保护和支撑。脑脊膜分为三层——最厚的最外层（**硬膜**）、薄的中间层（**蛛网膜**）以及紧密贴合脑和脊髓表面的最内层（**软膜**）。硬脑膜有两层——外层骨膜部分位于颅盖骨的内表面，内层脑膜部分与蛛网膜相邻。在某些位置这两层分开，形成称为**硬脑膜窦**的通道，收集来自脑静脉的静脉血。在其他位置，硬脑膜的两层融合，在脑各部分之间形成支持性结构，包括两侧大脑半球之间的**大脑镰**和大脑半球与小脑之间的**小脑幕**。脑的硬膜接受来自脑膜中动脉（上颌动脉的一个分支，另见图 2.5）的动脉供应，接受来自三叉神经和脊髓颈神经分支的支配。脊髓周围的硬膜以单层形式存在，延伸出称为**硬膜袖**的部分，在椎管内环绕神经根。与硬脑膜不同，硬脊膜与周围的骨之间有**硬膜外隙**分隔，包含脂肪和脊髓的静脉。薄的网状的蛛网膜通过**蛛网膜下隙**与软膜分隔，腔内含有**脑脊液（CSF）**，为脑和脊髓提供支撑和浮力。由于脑脊液是不断产生的，因此必须有一种机制使脑脊液离开蛛网膜下隙以维持其恰当的容量。这个过程是由蛛网膜形成的突起即**蛛网膜粒**完成的，其突入静脉窦并促进脑脊液进入血液。

临床聚焦

　　脑膜炎是脑膜的炎症，通常由病毒或细菌感染引起。与脑膜炎相关的炎症和肿胀可能会阻碍脑脊液流动，导致脑积水（脑内过量的脑脊液可能压迫脑组织）。脑膜中动脉在颅骨和硬脑膜的骨膜层之间走行。该血管破裂，例如由于颅骨骨折，导致硬脑膜外的血液积聚称为**硬膜外血肿**。这种情况如果不治疗可能致命，因为血液会压迫脑组织并损害其功能。

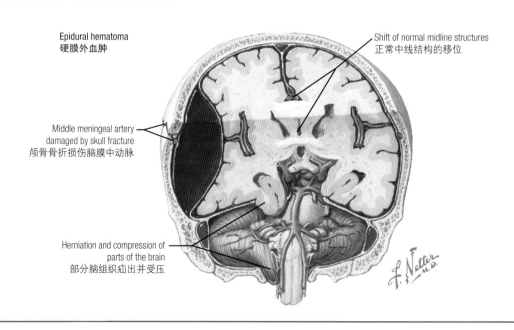

Epidural hematoma
硬膜外血肿

Shift of normal midline structures
正常中线结构的移位

Middle meningeal artery
damaged by skull fracture
颅骨骨折损伤脑膜中动脉

Herniation and compression of
parts of the brain
部分脑组织疝出并受压

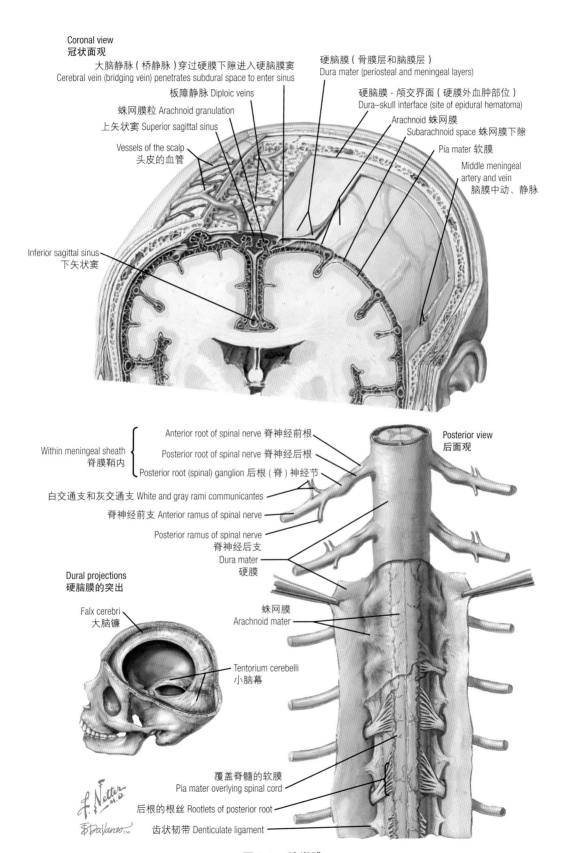

Coronal view
冠状面观

大脑静脉（桥静脉）穿过硬膜下隙进入硬脑膜窦
Cerebral vein (bridging vein) penetrates subdural space to enter sinus

板障静脉 Diploic veins

蛛网膜粒 Arachnoid granulation

上矢状窦 Superior sagittal sinus

Vessels of the scalp
头皮的血管

硬脑膜（骨膜层和脑膜层）
Dura mater (periosteal and meningeal layers)

硬脑膜 - 颅交界面（硬膜外血肿部位）
Dura–skull interface (site of epidural hematoma)

Arachnoid 蛛网膜

Subarachnoid space 蛛网膜下隙

Pia mater 软膜

Middle meningeal artery and vein
脑膜中动、静脉

Inferior sagittal sinus
下矢状窦

Within meningeal sheath
脊膜鞘内

Anterior root of spinal nerve 脊神经前根

Posterior root of spinal nerve 脊神经后根

Posterior root (spinal) ganglion 后根（脊）神经节

白交通支和灰交通支 White and gray rami communicantes

脊神经前支 Anterior ramus of spinal nerve

Posterior ramus of spinal nerve
脊神经后支

Dura mater
硬膜

Posterior view
后面观

蛛网膜
Arachnoid mater

Dural projections
硬脑膜的突出

Falx cerebri
大脑镰

Tentorium cerebelli
小脑幕

覆盖脊髓的软膜
Pia mater overlying spinal cord

后根的根丝 Rootlets of posterior root

齿状韧带 Denticulate ligament

图 2.4　脑脊膜

2.5 中枢神经系统的动脉供应

脑接受成对的**颈内动脉**和**椎动脉**的血液供应。颈内动脉是颈总动脉在颈部的一个分支，通过颈动脉管进入颅腔。椎动脉是锁骨下动脉的一个分支，在第1到第6颈椎的横突孔内上行，并穿过枕骨大孔进入颅腔。两组血管通过形成**大脑动脉环（Willis 环）**参与脑的侧支循环。大脑动脉环由四对动脉（大脑前动脉、颈内动脉、后交通动脉、大脑后动脉）和一条小的不成对的连接两侧大脑前动脉的前交通动脉构成。由于脊髓走行较长，故其接受多条血管的动脉供应。椎动脉发出单一的**脊髓前动脉**和成对的**脊髓后动脉**，在脊髓表面下行，贯穿脊髓全长。这些血管接受主要发自主动脉分支的节段动脉的供应。

临床聚焦

如果脑的血液供应中断，患者可能会经历**短暂性脑缺血发作（transient ischemic attack, TIA）或脑卒中**。短暂性脑缺血发作有时被称为"小卒中"，因为它是一种短暂的脑血流阻断，不会导致永久性损伤，但会表现出卒中症状。TIA 通常因供应脑的血管动脉粥样硬化引起，诱导凝块形成并产生栓子停留在血管中。如果身体能够溶解凝块，症状是暂时的；但是，如果凝块造成永久性阻塞，则会导致卒中。卒中通常由于脑细胞死亡而导致功能丧失。卒中的常见体征包括一侧身体的麻木或虚弱，说话或言语理解困难，突然的视力丧失或行走困难。

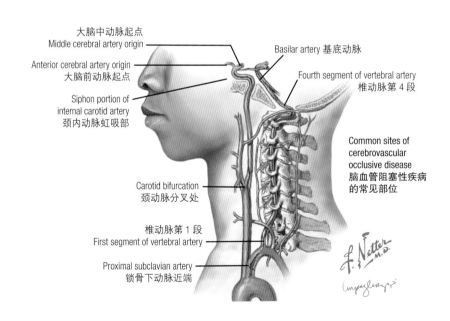

大脑中动脉起点
Middle cerebral artery origin

Basilar artery 基底动脉

Anterior cerebral artery origin
大脑前动脉起点

Fourth segment of vertebral artery
椎动脉第 4 段

Siphon portion of
internal carotid artery
颈内动脉虹吸部

Common sites of
cerebrovascular
occlusive disease
脑血管阻塞性疾病
的常见部位

Carotid bifurcation
颈动脉分叉处

椎动脉第 1 段
First segment of vertebral artery

Proximal subclavian artery
锁骨下动脉近端

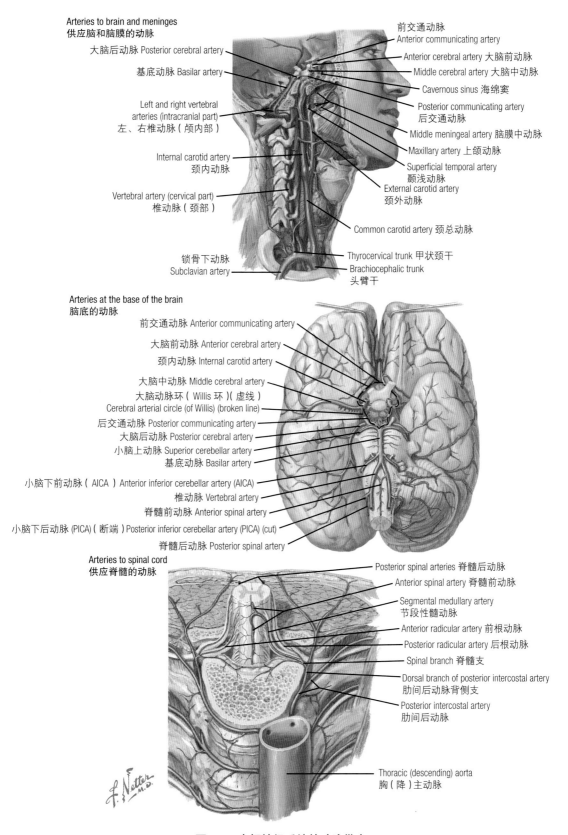

Arteries to brain and meninges
供应脑和脑膜的动脉

大脑后动脉 Posterior cerebral artery

基底动脉 Basilar artery

Left and right vertebral
arteries (intracranial part)
左、右椎动脉（颅内部）

Internal carotid artery
颈内动脉

Vertebral artery (cervical part)
椎动脉（颈部）

锁骨下动脉
Subclavian artery

前交通动脉
Anterior communicating artery

Anterior cerebral artery 大脑前动脉

Middle cerebral artery 大脑中动脉

Cavernous sinus 海绵窦

Posterior communicating artery
后交通动脉

Middle meningeal artery 脑膜中动脉

Maxillary artery 上颌动脉

Superficial temporal artery
颞浅动脉

External carotid artery
颈外动脉

Common carotid artery 颈总动脉

Thyrocervical trunk 甲状颈干

Brachiocephalic trunk
头臂干

Arteries at the base of the brain
脑底的动脉

前交通动脉 Anterior communicating artery

大脑前动脉 Anterior cerebral artery

颈内动脉 Internal carotid artery

大脑中动脉 Middle cerebral artery

大脑动脉环（Willis 环）（虚线）
Cerebral arterial circle (of Willis) (broken line)

后交通动脉 Posterior communicating artery

大脑后动脉 Posterior cerebral artery

小脑上动脉 Superior cerebellar artery

基底动脉 Basilar artery

小脑下前动脉（AICA）Anterior inferior cerebellar artery (AICA)

椎动脉 Vertebral artery

脊髓前动脉 Anterior spinal artery

小脑下后动脉 (PICA)（断端）Posterior inferior cerebellar artery (PICA) (cut)

脊髓后动脉 Posterior spinal artery

Arteries to spinal cord
供应脊髓的动脉

Posterior spinal arteries 脊髓后动脉

Anterior spinal artery 脊髓前动脉

Segmental medullary artery
节段性髓动脉

Anterior radicular artery 前根动脉

Posterior radicular artery 后根动脉

Spinal branch 脊髓支

Dorsal branch of posterior intercostal artery
肋间后动脉背侧支

Posterior intercostal artery
肋间后动脉

Thoracic (descending) aorta
胸（降）主动脉

图 2.5　中枢神经系统的动脉供应

2.6 中枢神经系统的静脉回流

　　脑的静脉（例如大脑静脉、小脑静脉）汇入一系列位于硬脑膜的骨膜层和脑膜层之间的通道，称为**硬脑膜静脉窦**。窦内血液通常流向颈内静脉；但是，如果正常路径被阻塞，由于静脉窦缺少瓣膜，血流可能会反向流动。大的硬脑膜窦包括大脑镰内的**上矢状窦**、**下矢状窦**和**直窦**；成对的**海绵窦**，接收眶和脑的静脉血；成对的**岩上窦**和**横窦**，将血液输送到乙状窦；成对的**乙状窦**与颈内静脉相延续。海绵窦十分独特，因其与多对脑神经和颈内动脉密切相关。CNⅢ、CNⅣ、CNV$_1$、CNV$_2$位于海绵窦外侧壁内。而CNⅥ和颈内动脉穿过海绵窦中央。脊髓的静脉汇入与脊柱相关的几个椎静脉丛，例如硬膜外隙内的**椎内静脉丛**。静脉丛最终连接到奇静脉和腔静脉系统，将血液运送至心。

临床聚焦

　　鼻腔或鼻旁窦感染可通过眼静脉扩散到海绵窦。微生物，最常见的是金黄色葡萄球菌，可被困于海绵窦小梁中，同时炎症可导致血栓形成[**海绵窦血栓形成**（cavernous sinus thrombosis, CST）]。海绵窦肿胀可压迫邻近的脑神经，导致感觉障碍或视力问题等。此外，由于静脉血不能自由地流过海绵窦，其在眼静脉中积聚，导致眼眶肿胀和眼球突出。

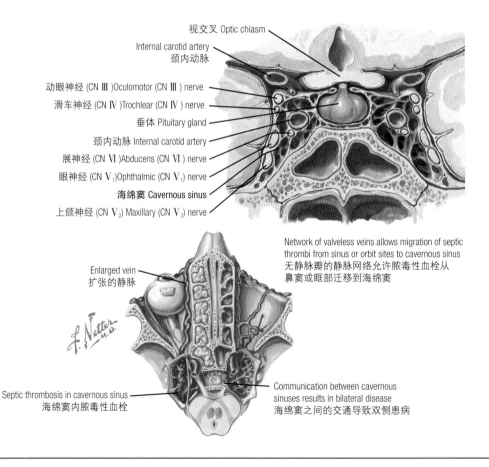

视交叉 Optic chiasm

Internal carotid artery 颈内动脉

动眼神经 (CN Ⅲ) Oculomotor (CN Ⅲ) nerve

滑车神经 (CN Ⅳ) Trochlear (CN Ⅳ) nerve

垂体 Pituitary gland

颈内动脉 Internal carotid artery

展神经 (CN Ⅵ) Abducens (CN Ⅵ) nerve

眼神经 (CN V$_1$) Ophthalmic (CN V$_1$) nerve

海绵窦 Cavernous sinus

上颌神经 (CN V$_2$) Maxillary (CN V$_2$) nerve

Network of valveless veins allows migration of septic thrombi from sinus or orbit sites to cavernous sinus
无静脉瓣的静脉网络允许脓毒性血栓从鼻窦或眶部迁移到海绵窦

Enlarged vein 扩张的静脉

Septic thrombosis in cavernous sinus 海绵窦内脓毒性血栓

Communication between cavernous sinuses results in bilateral disease 海绵窦之间的交通导致双侧患病

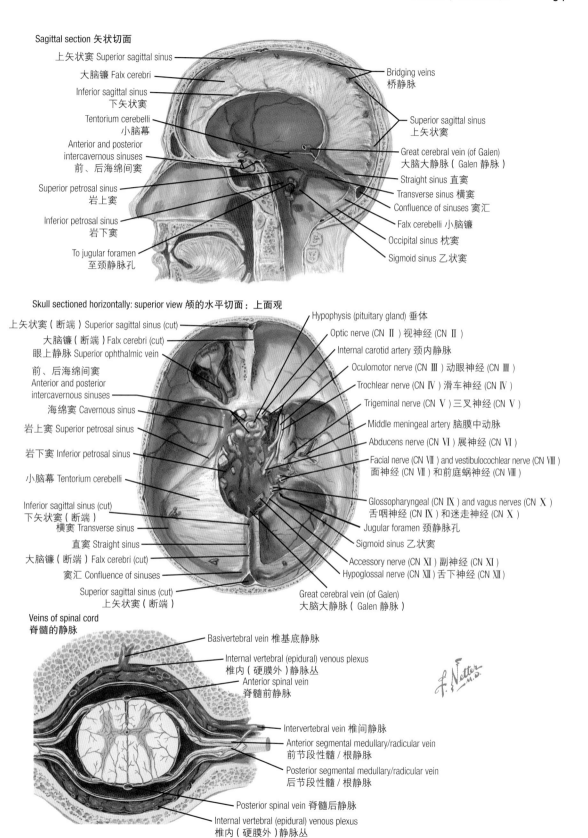

Sagittal section 矢状切面

上矢状窦 Superior sagittal sinus
大脑镰 Falx cerebri
Inferior sagittal sinus 下矢状窦
Tentorium cerebelli 小脑幕
Anterior and posterior intercavernous sinuses 前、后海绵间窦
Superior petrosal sinus 岩上窦
Inferior petrosal sinus 岩下窦
To jugular foramen 至颈静脉孔

Bridging veins 桥静脉
Superior sagittal sinus 上矢状窦
Great cerebral vein (of Galen) 大脑大静脉（Galen 静脉）
Straight sinus 直窦
Transverse sinus 横窦
Confluence of sinuses 窦汇
Falx cerebelli 小脑镰
Occipital sinus 枕窦
Sigmoid sinus 乙状窦

Skull sectioned horizontally: superior view 颅的水平切面：上面观

上矢状窦（断端）Superior sagittal sinus (cut)
大脑镰（断端）Falx cerebri (cut)
眼上静脉 Superior ophthalmic vein
前、后海绵间窦 Anterior and posterior intercavernous sinuses
海绵窦 Cavernous sinus
岩上窦 Superior petrosal sinus
岩下窦 Inferior petrosal sinus
小脑幕 Tentorium cerebelli
Inferior sagittal sinus (cut) 下矢状窦（断端）
横窦 Transverse sinus
直窦 Straight sinus
大脑镰（断端）Falx cerebri (cut)
窦汇 Confluence of sinuses
Superior sagittal sinus (cut) 上矢状窦（断端）

Hypophysis (pituitary gland) 垂体
Optic nerve (CN Ⅱ) 视神经 (CN Ⅱ)
Internal carotid artery 颈内静脉
Oculomotor nerve (CN Ⅲ) 动眼神经 (CN Ⅲ)
Trochlear nerve (CN Ⅳ) 滑车神经 (CN Ⅳ)
Trigeminal nerve (CN Ⅴ) 三叉神经 (CN Ⅴ)
Middle meningeal artery 脑膜中动脉
Abducens nerve (CN Ⅵ) 展神经 (CN Ⅵ)
Facial nerve (CN Ⅶ) and vestibulocochlear nerve (CN Ⅷ) 面神经 (CN Ⅶ) 和前庭蜗神经 (CN Ⅷ)
Glossopharyngeal (CN Ⅸ) and vagus nerves (CN Ⅹ) 舌咽神经 (CN Ⅸ) 和迷走神经 (CN Ⅹ)
Jugular foramen 颈静脉孔
Sigmoid sinus 乙状窦
Accessory nerve (CN Ⅺ) 副神经 (CN Ⅺ)
Hypoglossal nerve (CN Ⅻ) 舌下神经 (CN Ⅻ)
Great cerebral vein (of Galen) 大脑大静脉（Galen 静脉）

Veins of spinal cord 脊髓的静脉

Basivertebral vein 椎基底静脉
Internal vertebral (epidural) venous plexus 椎内（硬膜外）静脉丛
Anterior spinal vein 脊髓前静脉
Intervertebral vein 椎间静脉
Anterior segmental medullary/radicular vein 前节段性髓 / 根静脉
Posterior segmental medullary/radicular vein 后节段性髓 / 根静脉
Posterior spinal vein 脊髓后静脉
Internal vertebral (epidural) venous plexus 椎内（硬膜外）静脉丛

图 2.6　中枢神经系统的静脉回流

2.7 脑神经

脑神经和脊神经是人体的两种周围神经。这两种神经之间的主要区别在于它们与中枢神经系统连接的位置。根据定义，脑神经连接到脑，脊神经连接到脊髓。然而，这个一般规则有一个例外，因为第 11 对脑神经主要来自颈髓。**脑神经**序号为 I ～ XII（使用罗马数字）并且有唯一的命名。例如，术语"CN I"和"嗅神经"都用于指代第 1 对脑神经。在 12 对脑神经中，有三对仅含感觉神经（CN I、CN II、CN VIII）。五对神经（CN III、CN IV、CN VI、CN XI、CN XII）传递运动信息，支配骨骼肌。其余四对神经（CN V、CN VII、CN IX 和 CN X）都包含感觉神经和运动神经。脑神经感觉神经元的传递有的被称为"一般感觉"（例如触觉、压觉、温度觉、痛觉），也有的被称为"特殊感觉"（例如嗅觉或视觉）。脊神经不传递特殊感觉的神经元。

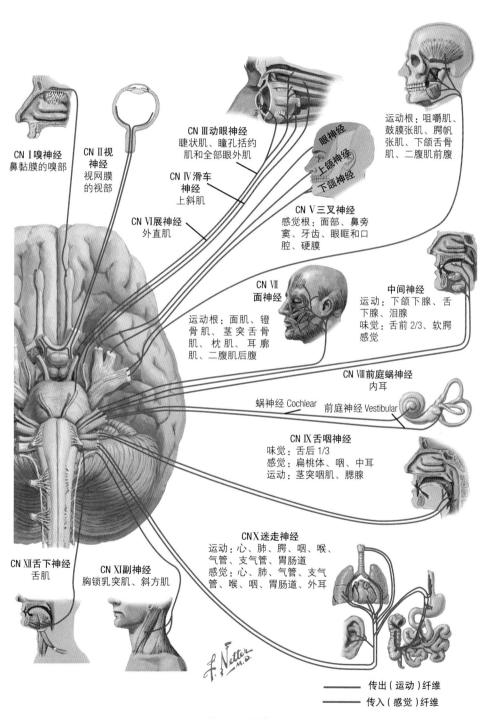

CN I 嗅神经
鼻黏膜的嗅部

CN II 视神经
视网膜的视部

CN III 动眼神经
睫状肌、瞳孔括约肌和全部眼外肌

CN IV 滑车神经
上斜肌

CN VI 展神经
外直肌

眼神经
上颌神经
下颌神经

运动根：咀嚼肌、鼓膜张肌、腭帆张肌、下颌舌骨肌、二腹肌前腹

CN V 三叉神经
感觉根：面部、鼻旁窦、牙齿、眼眶和口腔、硬膜

CN VII 面神经

中间神经
运动：下颌下腺、舌下腺、泪腺
味觉：舌前 2/3、软腭感觉

运动根：面肌、镫骨肌、茎突舌骨肌、枕肌、耳廓肌、二腹肌后腹

CN VIII 前庭蜗神经
内耳

蜗神经 Cochlear　　前庭神经 Vestibular

CN IX 舌咽神经
味觉：舌后 1/3
感觉：扁桃体、咽、中耳
运动：茎突咽肌、腮腺

CN X 迷走神经
运动：心、肺、腭、咽、喉、气管、支气管、胃肠道
感觉：心、肺、气管、支气管、喉、咽、胃肠道、外耳

CN XII 舌下神经
舌肌

CN XI 副神经
胸锁乳突肌、斜方肌

───── 传出（运动）纤维
───── 传入（感觉）纤维

图 2.7　脑神经

2.8 颅底

    脑神经起自于颅腔内的脑，因此必须穿过颅骨的孔裂才能到达其目的部位。颅骨的下部，与脑的腹面接触，称为**颅底**。颅底包含三个颅窝（前、中、后），通过蝶骨小翼和颞骨岩部嵴相分隔。第 1 和第 2 对脑神经穿过**颅前窝**的孔裂，分别是**筛板**的小孔和**视神经管**。**颅中窝**包含**眶上裂**，其为一条大裂隙，有 CNⅢ、CNⅣ、CNⅥ及 CNⅤ第 1 支 CNⅤ$_1$眼神经通过。三叉神经的另外两个分支也在颅中窝出颅，分别穿经**圆孔**（CNⅤ$_2$）和**卵圆孔**（CNⅤ$_3$）。其余六对脑神经穿过**颅后窝**的孔裂，分别为**内耳道**（CNⅦ、CNⅧ）、**颈静脉孔**（CNⅨ、CNⅩ、CNⅪ）和**舌下神经管**（CNⅫ）。

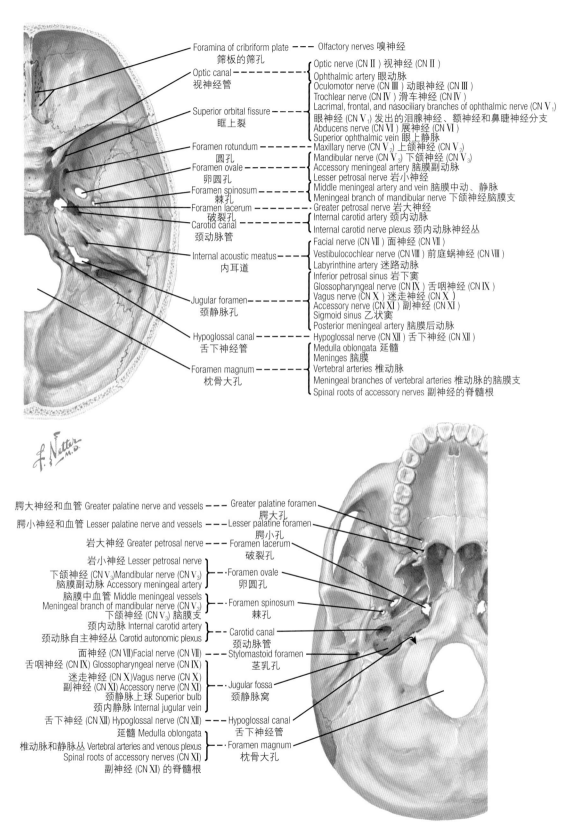

Foramina of cribriform plate – – – Olfactory nerves 嗅神经
筛板的筛孔

Optic nerve (CN Ⅱ) 视神经 (CN Ⅱ)
Optic canal – – – – – Ophthalmic artery 眼动脉
视神经管　　　　　Oculomotor nerve (CN Ⅲ) 动眼神经 (CN Ⅲ)
　　　　　　　　　Trochlear nerve (CN Ⅳ) 滑车神经 (CN Ⅳ)
Superior orbital fissure – – – Lacrimal, frontal, and nasociliary branches of ophthalmic nerve (CN V₁)
眶上裂　　　　　眼神经 (CN V₁) 发出的泪腺神经、额神经和鼻睫神经分支
　　　　　　　Abducens nerve (CN Ⅵ) 展神经 (CN Ⅵ)
　　　　　　　Superior ophthalmic vein 眼上静脉
Foramen rotundum – – – – Maxillary nerve (CN V₂) 上颌神经 (CN V₂)
圆孔　　　　　Mandibular nerve (CN V₃) 下颌神经 (CN V₃)
Foramen ovale – – – – Accessory meningeal artery 脑膜副动脉
卵圆孔　　　　Lesser petrosal nerve 岩小神经
Foramen spinosum – – – Middle meningeal artery and vein 脑膜中动、静脉
棘孔　　　　Meningeal branch of mandibular nerve 下颌神经脑膜支
Foramen lacerum – – – – – Greater petrosal nerve 岩大神经
破裂孔　　　　Internal carotid artery 颈内动脉
Carotid canal – – – – Internal carotid nerve plexus 颈内动脉神经丛
颈动脉管

Facial nerve (CN Ⅶ) 面神经 (CN Ⅶ)
Internal acoustic meatus – – – Vestibulocochlear nerve (CN Ⅷ) 前庭蜗神经 (CN Ⅷ)
内耳道　　　　Labyrinthine artery 迷路动脉

Inferior petrosal sinus 岩下窦
Glossopharyngeal nerve (CN Ⅸ) 舌咽神经 (CN Ⅸ)
Jugular foramen – – – – Vagus nerve (CN Ⅹ) 迷走神经 (CN Ⅹ)
颈静脉孔　　　Accessory nerve (CN Ⅺ) 副神经 (CN Ⅺ)
　　　　　Sigmoid sinus 乙状窦
　　　　　Posterior meningeal artery 脑膜后动脉
Hypoglossal canal – – – – Hypoglossal nerve (CN Ⅻ) 舌下神经 (CN Ⅻ)
舌下神经管

Medulla oblongata 延髓
Meninges 脑膜
Foramen magnum – – – Vertebral arteries 椎动脉
枕骨大孔　　　Meningeal branches of vertebral arteries 椎动脉的脑膜支
　　　　Spinal roots of accessory nerves 副神经的脊髓根

腭大神经和血管 Greater palatine nerve and vessels – – – Greater palatine foramen
腭大孔
腭小神经和血管 Lesser palatine nerve and vessels – – Lesser palatine foramen
腭小孔
岩大神经 Greater petrosal nerve – – – Foramen lacerum
破裂孔
岩小神经 Lesser petrosal nerve
下颌神经 (CN V₃)Mandibular nerve (CN V₃) – Foramen ovale
脑膜副动脉 Accessory meningeal artery　卵圆孔
脑膜中血管 Middle meningeal vessels – Foramen spinosum
Meningeal branch of mandibular nerve (CN V₃)　棘孔
下颌神经 (CN V₃) 脑膜支
颈内动脉 Internal carotid artery – – Carotid canal
颈动脉自主神经丛 Carotid autonomic plexus　颈动脉管
面神经 (CN Ⅶ)Facial nerve (CN Ⅶ) – – – Stylomastoid foramen
舌咽神经 (CN Ⅸ) Glossopharyngeal nerve (CN Ⅸ)　茎乳孔
迷走神经 (CN Ⅹ)Vagus nerve (CN Ⅹ)
副神经 (CN Ⅺ) Accessory nerve (CN Ⅺ) – Jugular fossa
颈静脉上球 Superior bulb　颈静脉窝
颈内静脉 Internal jugular vein
舌下神经 (CN Ⅻ) Hypoglossal nerve (CN Ⅻ) – – – Hypoglossal canal
延髓 Medulla oblongata　舌下神经管
椎动脉和静脉丛 Vertebral arteries and venous plexus – – Foramen magnum
Spinal roots of accessory nerves (CN Ⅺ)　枕骨大孔
副神经 (CN Ⅺ) 的脊髓根

图 2.8　颅底

2.9 嗅神经（CNⅠ）

第 1 对脑神经由鼻腔顶部的一组传入神经元构成，传导嗅觉信息（嗅觉）。这些神经元称为**嗅细胞**，位于鼻腔上皮称为**嗅黏膜**的特化部位。嗅细胞的纤毛具有气味分子的感受器，气味分子结合后在嗅细胞轴突中产生动作电位，嗅细胞轴突穿过筛骨**筛板**的小孔进入颅腔。这些轴突与嗅球中的神经元形成突触而终止，然后通过嗅束将信息传递至脑的嗅区。

临床聚焦

嗅觉的缺失称为**嗅觉丧失**。暂时性嗅觉丧失可能是由鼻道阻塞从而阻碍气味到达嗅觉上皮（例如鼻充血、鼻息肉），或破坏嗅细胞的物质（例如病毒、药物、有毒化学物质）所引起。嗅细胞终生不断更新；因此，由于细胞损伤引起的嗅觉丧失通常是暂时的。头部外伤（例如筛板骨折）或脑组织损伤（例如肿瘤）可能导致永久性嗅觉丧失。

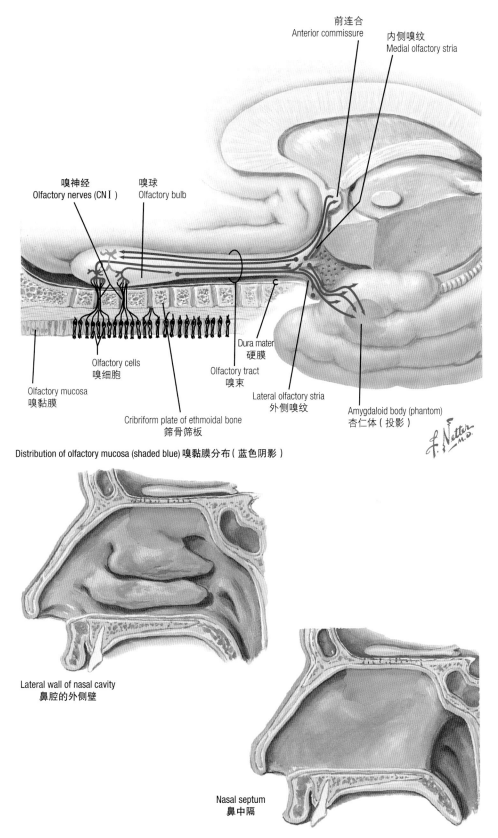

前连合
Anterior commissure

内侧嗅纹
Medial olfactory stria

嗅神经
Olfactory nerves (CNⅠ)

嗅球
Olfactory bulb

Olfactory cells
嗅细胞

Olfactory mucosa
嗅黏膜

Cribriform plate of ethmoidal bone
筛骨筛板

Dura mater
硬膜

Olfactory tract
嗅束

Lateral olfactory stria
外侧嗅纹

Amygdaloid body (phantom)
杏仁体（投影）

Distribution of olfactory mucosa (shaded blue) 嗅黏膜分布（蓝色阴影）

Lateral wall of nasal cavity
鼻腔的外侧壁

Nasal septum
鼻中隔

图 2.9 嗅神经（CNⅠ）

2.10 视神经（CN Ⅱ）

　　第 2 对脑神经含有特殊的视觉传入神经元。这些双极神经元的胞体位于**视网膜的节细胞层**，轴突离开眼球形成**视神经**。视神经通过位于眶和颅腔之间的**视神经管**进入颅腔后，两条视神经在**视交叉**处合并。这种连接允许两条神经之间共享神经元的信息，有助于双眼视觉。视神经继续经视束至脑内的投射区。

临床聚焦

　　视神经可能会因感染如麻疹、肺结核或莱姆病等而发炎（**视神经炎**），通常会导致疼痛和暂时失明，直到感染消退。视神经炎症和视力丧失也常见于多发性硬化症（multiple sclerosis, MS）等脱髓鞘疾病。垂体与视交叉位置非常紧密，因此垂体瘤可能压迫视交叉，导致视力障碍。

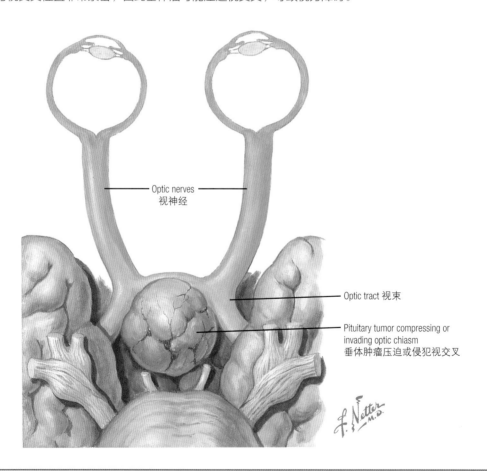

Optic nerves
视神经

Optic tract 视束

Pituitary tumor compressing or invading optic chiasm
垂体肿瘤压迫或侵犯视交叉

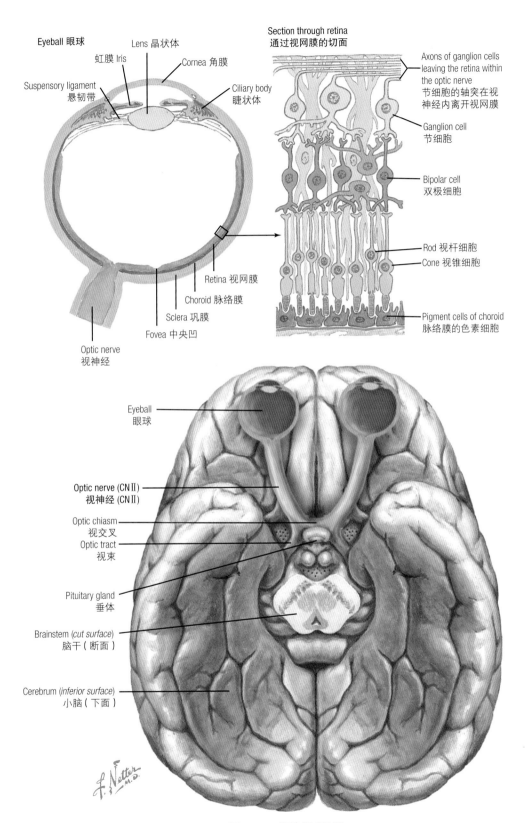

Eyeball 眼球

虹膜 Iris

Lens 晶状体

Cornea 角膜

Suspensory ligament 悬韧带

Ciliary body 睫状体

Optic nerve 视神经

Fovea 中央凹

Sclera 巩膜

Choroid 脉络膜

Retina 视网膜

Section through retina 通过视网膜的切面

Axons of ganglion cells leaving the retina within the optic nerve 节细胞的轴突在视神经内离开视网膜

Ganglion cell 节细胞

Bipolar cell 双极细胞

Rod 视杆细胞

Cone 视锥细胞

Pigment cells of choroid 脉络膜的色素细胞

Eyeball 眼球

Optic nerve (CN Ⅱ) 视神经 (CN Ⅱ)

Optic chiasm 视交叉

Optic tract 视束

Pituitary gland 垂体

Brainstem (cut surface) 脑干（断面）

Cerebrum (inferior surface) 小脑（下面）

图 2.10　视神经 (CN Ⅱ)

2.11 动眼神经（CNⅢ）、滑车神经（CNⅣ）、展神经（CNⅥ）

　　动眼神经、滑车神经和展神经的功能是支配眼部的肌。**动眼神经**自中脑发出，沿海绵窦外侧壁走行，经眶上裂入眶。动眼神经提供运动神经支配六块眼外肌中的四块：**上直肌**、**下直肌**、**内直肌和下斜肌**。动眼神经还支配一块上提眼睑的肌——**上睑提肌**。除了躯体运动神经元外，动眼神经还传递副交感节前神经元的信息，在睫状神经节中形成突触。节后神经元支配瞳孔的收缩肌（**瞳孔括约肌**）和介导调节过程的**睫状肌**（改变晶状体的形状以聚焦于近处的物体）。**滑车神经**是唯一发自脑干背面的神经。与动眼神经一样，滑车神经沿着海绵窦外侧壁走行，经眶上裂入眶。滑车神经支配**上斜肌**。**展神经**在脑桥和延髓结合部自脑干发出，穿过海绵窦后经眶上裂入眶。展神经为**外直肌**提供躯体运动神经支配。

临床聚焦

　　支配眼外肌的脑神经都与海绵窦有关，因此可能受到海绵窦血栓等病理情况的影响（另见 2.6 临床聚焦）。动眼神经的损伤因上睑提肌功能丧失而出现上睑下垂；由于副交感神经支配的丧失，瞳孔固定并散大，无法进行调节；由于上斜肌和外直肌的牵拉，眼球向外下。滑车神经损伤致上斜肌功能丧失，因眼球外展和向下功能减弱，导致眼球内收和轻微向上。展神经损伤影响外直肌功能，因此眼球外展障碍。

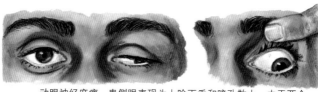

动眼神经麻痹：患侧眼表现为上睑下垂和瞳孔散大。由于两个功能正常的眼外肌的牵拉，眼球向外下。

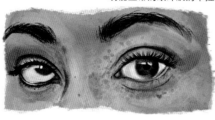

滑车神经麻痹：患侧眼由于上斜肌功能丧失而被牵拉上斜（斜向上）。

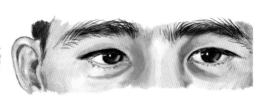

展神经麻痹：由于外直肌的外展功能丧失，患侧眼内收。

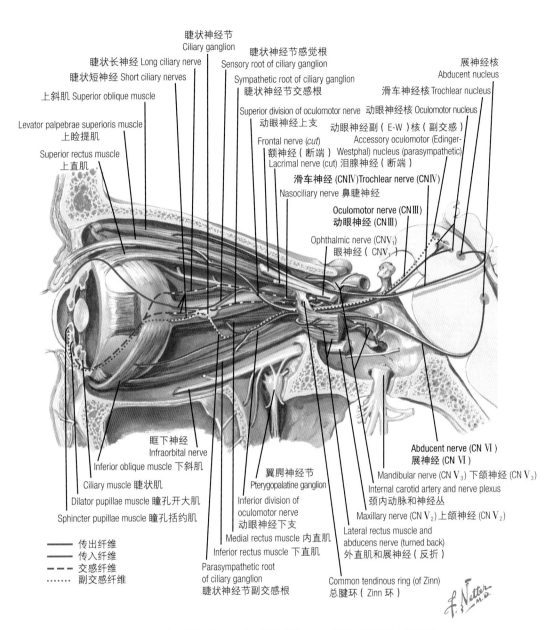

图 2.11　动眼神经（CNⅢ）、滑车神经（CNⅣ）、展神经（CNⅥ）

2.12 三叉神经 (CN Ⅴ)

　　三叉神经自脑桥发出后，分为三个部分，命名为 CN V_1、CN V_2 和 CN V_3。**三叉神经节**位于三叉神经与其三个分支的结合部，包含 CN Ⅴ中传入神经元的感觉细胞胞体。**眼神经CN V_1** 进入眶上裂，分为三个分支入眶（额神经、鼻睫神经和泪腺神经）。这些分支仅包含感觉神经，传递主要来自角膜、结膜、泪腺、鼻腔前部以及面上部和前额的皮肤的信息。**上颌神经 CN V_2** 穿过圆孔进入面深部的翼腭窝。在这里，它发出分支，传递主要来自面中部、鼻腔后部、上颌牙和牙龈、鼻咽和腭部感觉神经的信息。**下颌神经 CN V_3** 经卵圆孔出颅进入颞下窝。下颌神经是三叉神经中唯一包含运动神经的分支，其支配咀嚼肌以及一些头部的小肌。CN V_3 传递的信息来自面部下 1/3、下颌牙和牙龈、舌前 2/3 和头皮外侧面的感觉神经的信息。

临床聚焦

　　三叉神经痛是一种由三叉神经损伤引起的长期疼痛。面部疼痛在性质上有所不同，从持续的疼痛或灼热感到突然的剧烈刺痛。触摸面部的敏感区域可以诱发疼痛，例如剃须或涂抹乳液时。确切原因尚不清楚，但脑部血管压迫三叉神经可能与之有关。脱髓鞘疾病如多发性硬化症也可引起三叉神经痛。面部疼痛的另一个原因是**带状疱疹**，这是由在三叉神经节内的水痘带状疱疹病毒 (VZV) 的重新激活引起的。最初感染VZV 通常会引起水痘，然后病毒在身体的感觉神经节内潜伏多年。如果果病毒在三叉神经节内被重新激活，它可以在三叉神经的一个或多个分支的感觉分布区产生疼痛性水疱。

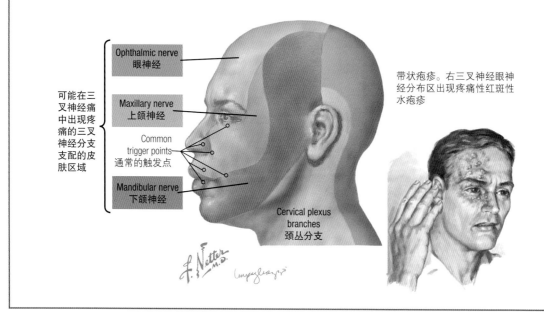

可能在三叉神经痛中出现疼痛的三叉神经分支支配的皮肤区域

Ophthalmic nerve
眼神经

Maxillary nerve
上颌神经

Common trigger points
通常的触发点

Mandibular nerve
下颌神经

Cervical plexus branches
颈丛分支

带状疱疹。右三叉神经眼神经分布区出现疼痛性红斑性水疱疹

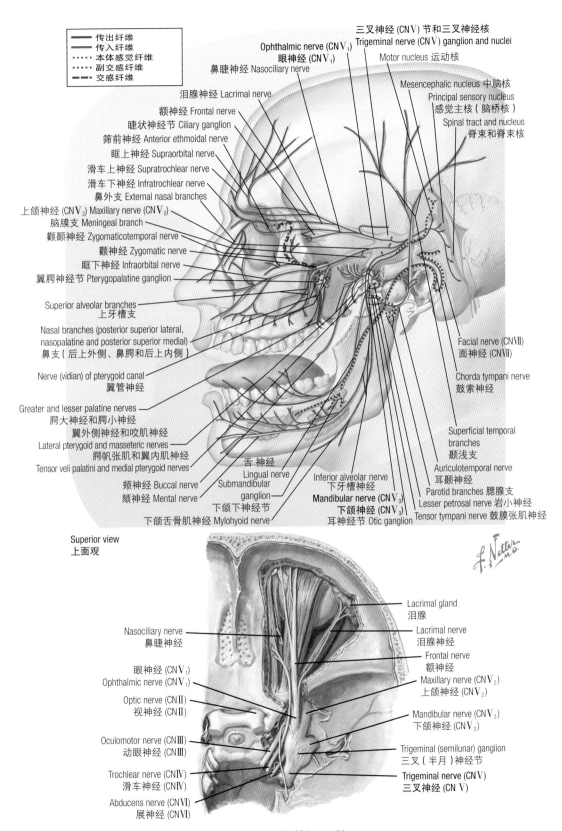

图例:
- 传出纤维
- 传入纤维
- 本体感觉纤维
- 副交感纤维
- 交感纤维

Ophthalmic nerve (CN V₁)
眼神经 (CN V₁)
鼻睫神经 Nasociliary nerve

三叉神经 (CN V) 节和三叉神经核
Trigeminal nerve (CN V) ganglion and nuclei
Motor nucleus 运动核

Mesencephalic nucleus 中脑核
Principal sensory nucleus
感觉主核（脑桥核）
Spinal tract and nucleus
脊束和脊束核

泪腺神经 Lacrimal nerve
额神经 Frontal nerve
睫状神经节 Ciliary ganglion
筛前神经 Anterior ethmoidal nerve
眶上神经 Supraorbital nerve
滑车上神经 Supratrochlear nerve
滑车下神经 Infratrochlear nerve
鼻外支 External nasal branches
上颌神经 (CN V₂) Maxillary nerve (CN V₂)
脑膜支 Meningeal branch
颧颞神经 Zygomaticotemporal nerve
颧神经 Zygomatic nerve
眶下神经 Infraorbital nerve
翼腭神经节 Pterygopalatine ganglion

Superior alveolar branches
上牙槽支

Nasal branches (posterior superior lateral,
nasopalatine and posterior superior medial)
鼻支（后上外侧、鼻腭和后上内侧）

Nerve (vidian) of pterygoid canal
翼管神经

Greater and lesser palatine nerves
腭大神经和腭小神经
翼外侧神经和咬肌神经
Lateral pterygoid and masseteric nerves
腭帆张肌和翼内肌神经
Tensor veli palatini and medial pterygoid nerves

颊神经 Buccal nerve
颏神经 Mental nerve
下颌舌骨肌神经 Mylohyoid nerve

舌神经
Lingual nerve
Submandibular
ganglion
下颌下神经节

Inferior alveolar nerve
下牙槽神经
Mandibular nerve (CN V₃)
下颌神经 (CN V₃)
耳神经节 Otic ganglion

Facial nerve (CN VII)
面神经 (CN VII)

Chorda tympani nerve
鼓索神经

Superficial temporal
branches
颞浅支

Auriculotemporal nerve
耳颞神经

Parotid branches 腮腺支
Lesser petrosal nerve 岩小神经
Tensor tympani nerve 鼓膜张肌神经

Superior view
上面观

Nasociliary nerve
鼻睫神经

眼神经 (CN V₁)
Ophthalmic nerve (CN V₁)

Optic nerve (CN II)
视神经 (CN II)

Oculomotor nerve (CN III)
动眼神经 (CN III)

Trochlear nerve (CN IV)
滑车神经 (CN IV)

Abducens nerve (CN VI)
展神经 (CN VI)

Lacrimal gland
泪腺

Lacrimal nerve
泪腺神经

Frontal nerve
额神经

Maxillary nerve (CN V₂)
上颌神经 (CN V₂)

Mandibular nerve (CN V₃)
下颌神经 (CN V₃)

Trigeminal (semilunar) ganglion
三叉（半月）神经节

Trigeminal nerve (CN V)
三叉神经 (CN V)

图 2.12 三叉神经 (CN V)

2.13 面神经（CN Ⅶ）

　　第 7 对脑神经在延髓 - 脑桥结合部从脑干发出，通过内耳道离开颅腔，穿过颞骨，并经茎乳孔出颅。在颞骨中，面神经发出三个分支。第一个是**岩大神经**，它传递支配泪腺的副交感神经信息。这些神经有交感神经纤维加入形成翼管神经，在翼腭神经节中形成突触，最终行至眶部到达支配区。面神经的感觉神经节，即**膝神经节**，位于岩大神经发出的位置。另一个来自面神经的分支是支配镫骨肌的**镫骨肌神经**。第三个分支，**鼓索神经**，传递舌前 2/3 的味觉，并含有支配下颌下腺和舌下腺的副交感神经。面神经的远端部分经茎乳孔出颅，之后大部分神经穿过腮腺分为五个终支：颞支、颧支、颊支、下颌缘支和颈支，支配面部表情肌，这些表情肌包括闭眼和闭口肌、皱前额肌和产生微笑的肌。

临床聚焦

　　特发性面瘫（idiopathic facial paralysis, IFP），通常称为贝尔麻痹（Bell paralysis），是由面神经管内的面神经炎症引起的。炎症可由病毒感染引起。研究表明，单纯疱疹病毒、水痘带状疱疹病毒、巨细胞病毒和 EB 病毒等都是潜在的原因。通常仅一侧面神经受累，因此面肌无力或瘫痪的症状出现在一侧面部。常见的体征包括患侧额纹消失、患侧眼不能完全闭合、微笑时患侧口角不能上提，以及由于患侧不能闭口而流口水。如果炎症蔓延到面神经管的近端部分，患者可能会出现味觉丧失或对声音的敏感性增加，这是由于鼓索神经和镫骨肌神经受压所致。

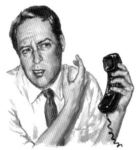
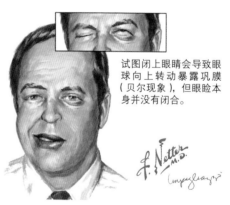

试图闭上眼睛会导致眼球向上转动暴露巩膜（贝尔现象），但眼睑本身并没有闭合。

听觉过敏。这可能是周围性面神经麻痹的早期或初始症状：患者由于对声音敏感而难受，将电话远离耳朵。患侧也可能发生味觉丧失。

左侧周围性面神经麻痹致面部无力。损伤侧不能皱额头；眼睑略微下垂；微笑时患侧不能露出牙齿；下唇略下垂。

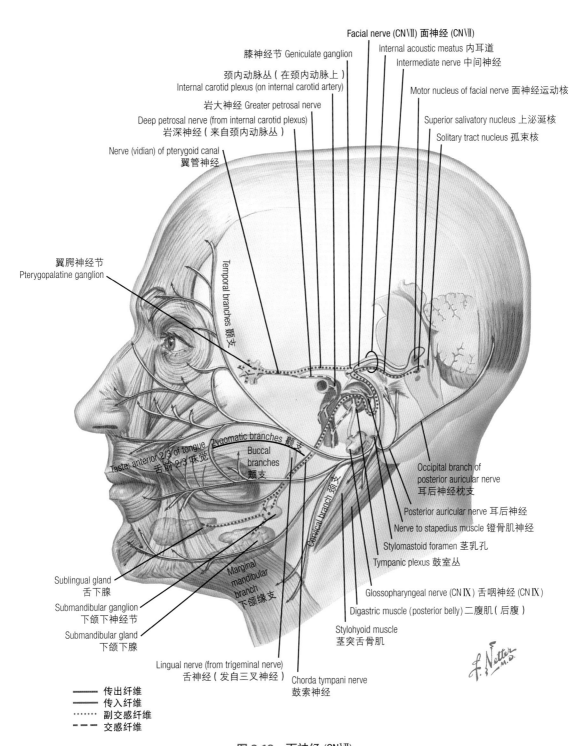

膝神经节 Geniculate ganglion

Facial nerve (CN Ⅶ) 面神经 (CN Ⅶ)
Internal acoustic meatus 内耳道
Intermediate nerve 中间神经

颈内动脉丛（在颈内动脉上）
Internal carotid plexus (on internal carotid artery)

Motor nucleus of facial nerve 面神经运动核

岩大神经 Greater petrosal nerve

Superior salivatory nucleus 上泌涎核

Deep petrosal nerve (from internal carotid plexus)
岩深神经（来自颈内动脉丛）

Solitary tract nucleus 孤束核

Nerve (vidian) of pterygoid canal
翼管神经

翼腭神经节
Pterygopalatine ganglion

Temporal branches 颞支

Taste: anterior 2/3 of tongue
舌前 2/3 味觉

Zygomatic branches 颧支

Buccal branches 颊支

Cervical branch 颈支

Occipital branch of posterior auricular nerve
耳后神经枕支

Posterior auricular nerve 耳后神经

Nerve to stapedius muscle 镫骨肌神经

Stylomastoid foramen 茎乳孔

Tympanic plexus 鼓室丛

Glossopharyngeal nerve (CN Ⅸ) 舌咽神经 (CN Ⅸ)

Digastric muscle (posterior belly) 二腹肌（后腹）

Stylohyoid muscle 茎突舌骨肌

Sublingual gland 舌下腺

Submandibular ganglion 下颌下神经节

Submandibular gland 下颌下腺

Marginal mandibular branch 下颌缘支

Lingual nerve (from trigeminal nerve)
舌神经（发自三叉神经）

Chorda tympani nerve 鼓索神经

—— 传出纤维
—— 传入纤维
······ 副交感纤维
---- 交感纤维

图 2.13 面神经 (CN Ⅶ)

2.14 前庭蜗神经（CNⅧ）

与面神经一样，CNⅧ在延髓-脑桥结合部自脑发出，并穿经内耳道。内耳道连接颅腔与颞骨内部内耳所在的位置。CNⅧ通过两部分分别传导听觉和平衡的特殊感觉。来自内耳前庭器的神经元形成CNⅧ**的前庭神经**，传递平衡觉信息。这些感觉神经元的胞体位于内耳道的**前庭神经节**中。传递听觉信息的神经元胞体位于耳蜗的**螺旋神经节**，其轴突聚集形成CNⅧ**的蜗神经**。

临床聚焦

前庭神经鞘瘤是一种良性肿瘤，发生在CN Ⅷ的前庭神经周围的髓鞘中。该肿瘤也被称为"听神经瘤"，因为在首次发现时，被认为来自蜗神经。前庭神经鞘瘤压迫前庭蜗神经，可引起诸如听力下降、头晕和失去平衡等症状。如果肿瘤扩大到内耳道外，则可以压迫其他脑神经，产生其他症状。

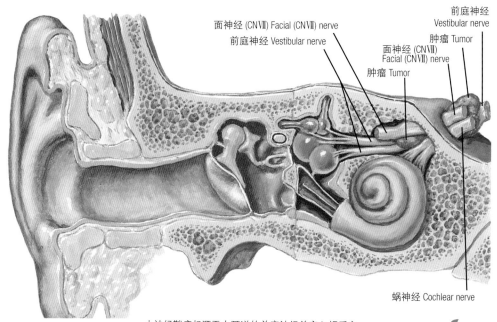

面神经 (CNⅦ) Facial (CNⅦ) nerve
前庭神经 Vestibular nerve
前庭神经 Vestibular nerve
肿瘤 Tumor
面神经 (CNⅦ) Facial (CNⅦ) nerve
肿瘤 Tumor
蜗神经 Cochlear nerve

小神经鞘瘤起源于内耳道的前庭神经并突入颅后窝

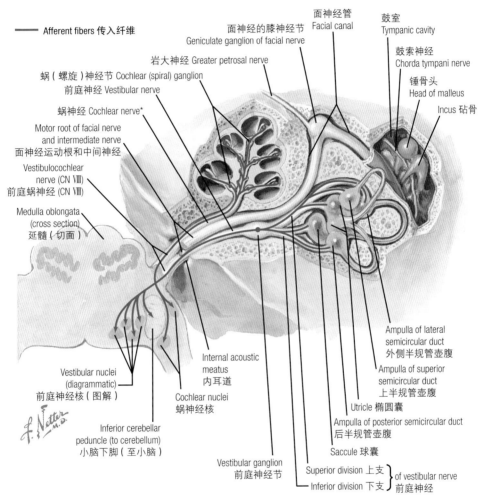

Afferent fibers 传入纤维

面神经的膝神经节
Geniculate ganglion of facial nerve

面神经管
Facial canal

鼓室
Tympanic cavity

鼓索神经
Chorda tympani nerve

岩大神经 Greater petrosal nerve

锤骨头
Head of malleus

蜗（螺旋）神经节 Cochlear (spiral) ganglion
前庭神经 Vestibular nerve

Incus 砧骨

蜗神经 Cochlear nerve*

Motor root of facial nerve
and intermediate nerve
面神经运动根和中间神经

Vestibulocochlear
nerve (CN Ⅷ)
前庭蜗神经 (CN Ⅷ)

Medulla oblongata
(cross section)
延髓（切面）

Ampulla of lateral
semicircular duct
外侧半规管壶腹

Ampulla of superior
semicircular duct
上半规管壶腹

Vestibular nuclei
(diagrammatic)
前庭神经核（图解）

Internal acoustic
meatus
内耳道

Utricle 椭圆囊

Ampulla of posterior semicircular duct
后半规管壶腹

Cochlear nuclei
蜗神经核

Inferior cerebellar
peduncle (to cerebellum)
小脑下脚（至小脑）

Saccule 球囊

Vestibular ganglion
前庭神经节

Superior division 上支 ⎫ of vestibular nerve
Inferior division 下支 ⎭ 前庭神经

* 注：蜗神经还包含至感觉上皮的传出纤维。
这些纤维来自内耳道中的前庭神经。

图 2.14　前庭蜗神经（CN Ⅷ）

2.15 舌咽神经（CN Ⅸ）

　　第 9 对脑神经起自延髓，经颈静脉孔出颅。它主要为感觉神经，其传入神经纤维分别通过**鼓室支**、**咽支**和**舌支**，传导来自鼓室、咽和舌后 1/3 的感觉信息。舌支中的传入神经纤维传导一般感觉和特殊感觉——味觉。CN Ⅸ还传导来自**颈动脉体**中的化学感受器和**颈动脉窦**中的压力感受器的信息，协助维持血压和血液中的化学成分。CN Ⅸ有两个位于颈静脉孔附近的感觉神经节。CN Ⅸ中的躯体运动神经纤维支配咽部纵肌中的**茎突咽肌**。最后，舌咽神经包含副交感神经纤维，走行在**岩小神经**内并在耳神经节内形成突触。起自耳神经节的副交感节后神经纤维支配腮腺。

临床聚焦

　　检查脑神经时，通过用压舌板测试咽反射来评估 CN Ⅸ 的完整性。咽反射是当异物触及喉后部或舌后部时，咽部肌收缩产生的一种保护机制。舌咽神经的感觉神经纤维传递反射的信息，而迷走神经支配咽肌的运动。

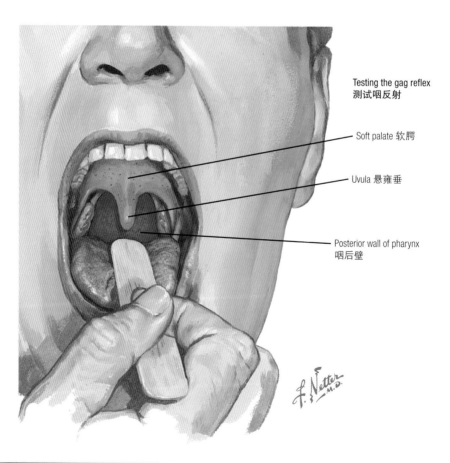

Testing the gag reflex
测试咽反射

Soft palate 软腭

Uvula 悬雍垂

Posterior wall of pharynx
咽后壁

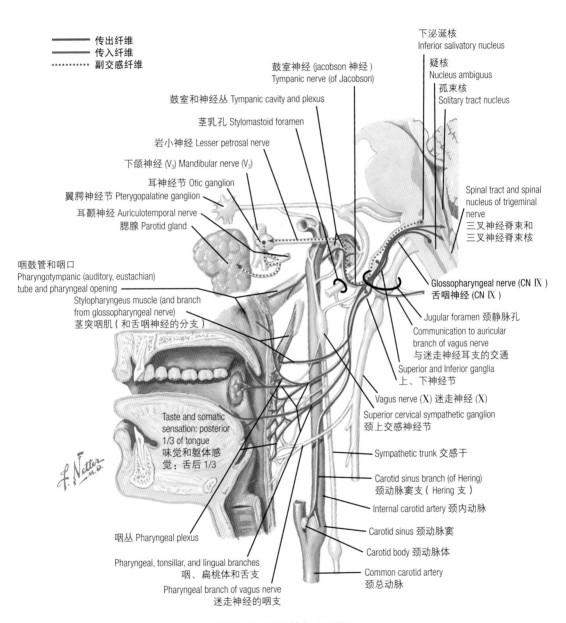

传出纤维
传入纤维
副交感纤维

下泌涎核
Inferior salivatory nucleus

疑核
Nucleus ambiguus

孤束核
Solitary tract nucleus

鼓室神经 (jacobson 神经)
Tympanic nerve (of Jacobson)

鼓室和神经丛 Tympanic cavity and plexus

茎乳孔 Stylomastoid foramen

岩小神经 Lesser petrosal nerve

下颌神经 (V₃) Mandibular nerve (V₃)

耳神经节 Otic ganglion
翼腭神经节 Pterygopalatine ganglion

耳颞神经 Auriculotemporal nerve
腮腺 Parotid gland

Spinal tract and spinal
nucleus of trigeminal
nerve
三叉神经脊束和
三叉神经脊束核

咽鼓管和咽口
Pharyngotympanic (auditory, eustachian)
tube and pharyngeal opening

Stylopharyngeus muscle (and branch
from glossopharyngeal nerve)
茎突咽肌 (和舌咽神经的分支)

Glossopharyngeal nerve (CN IX)
舌咽神经 (CN IX)

Jugular foramen 颈静脉孔

Communication to auricular
branch of vagus nerve
与迷走神经耳支的交通

Superior and Inferior ganglia
上、下神经节

Vagus nerve (X) 迷走神经 (X)

Superior cervical sympathetic ganglion
颈上交感神经节

Taste and somatic
sensation: posterior
1/3 of tongue
味觉和躯体感
觉：舌后 1/3

Sympathetic trunk 交感干

Carotid sinus branch (of Hering)
颈动脉窦支 (Hering 支)

Internal carotid artery 颈内动脉

Carotid sinus 颈动脉窦

Carotid body 颈动脉体

咽丛 Pharyngeal plexus

Common carotid artery
颈总动脉

Pharyngeal, tonsillar, and lingual branches
咽、扁桃体和舌支

Pharyngeal branch of vagus nerve
迷走神经的咽支

图 2.15　舌咽神经 (CN IX)

2.16 迷走神经 (CN Ⅹ)

　　迷走神经（vagus nerve）起自延髓，由数条小的根丝聚集而成，经颈静脉孔出颅。Vagus 一词的意思是"流浪"；因此这条神经的英文名称反映了它在体内具有广泛的分布。迷走神经中**感觉神经**传递的信息来自外耳道、硬脑膜、喉咽部、喉内部以及胸部和腹部的许多脏器。和舌咽神经一样，迷走神经在颈静脉孔附近也有两个感觉神经节。上神经节包含躯体感觉神经元的胞体，而下神经节含有内脏感觉神经元的胞体。迷走神经头颈部分支中的**运动神经**支配腭、咽喉部和食管颈部的肌。迷走神经还含有**副交感神经**，分布于胸腹腔的脏器，远端至结肠脾曲。

临床聚焦

　　迷走神经损伤导致腭抬高、吞咽和说话等出现问题，因相关的肌瘫痪所致。迷走神经的完整性可以通过检查软腭的功能来评估。如果两侧迷走神经都完好，当软腭抬高时，悬雍垂保持在中线。相反，如果一侧迷走神经损伤，悬雍垂会因健侧的牵拉而偏离患侧。单侧声带麻痹也可以通过体检观察到。有此种情况的患者通常会出现声音嘶哑和呼吸急促。

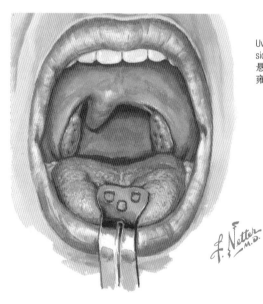

Uvular paralysis: uvula drawn to nonparalyzed side when patient says "A-AH"
悬雍垂麻痹：患者发音"啊"时，悬雍垂偏向非麻痹的一侧

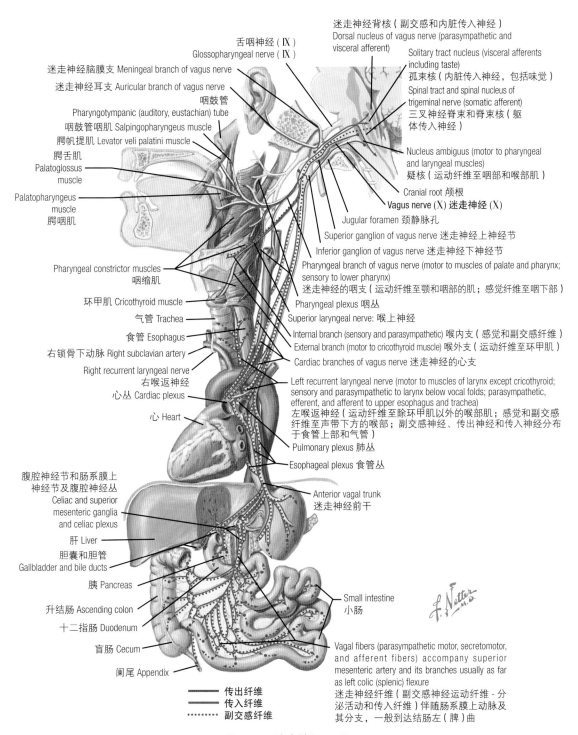

舌咽神经（Ⅸ）
Glossopharyngeal nerve（Ⅸ）

迷走神经脑膜支 Meningeal branch of vagus nerve
迷走神经耳支 Auricular branch of vagus nerve
咽鼓管
Pharyngotympanic (auditory, eustachian) tube
咽鼓管咽肌 Salpingopharyngeus muscle
腭帆提肌 Levator veli palatini muscle
腭舌肌
Palatoglossus
muscle
Palatopharyngeus
muscle
腭咽肌

Pharyngeal constrictor muscles
咽缩肌

环甲肌 Cricothyroid muscle
气管 Trachea
食管 Esophagus
右锁骨下动脉 Right subclavian artery
Right recurrent laryngeal nerve
右喉返神经
心丛 Cardiac plexus
心 Heart

腹腔神经节和肠系膜上
神经节及腹腔神经丛
Celiac and superior
mesenteric ganglia
and celiac plexus
肝 Liver
胆囊和胆管
Gallbladder and bile ducts
胰 Pancreas
升结肠 Ascending colon
十二指肠 Duodenum
盲肠 Cecum
阑尾 Appendix

迷走神经背核（副交感和内脏传入神经）
Dorsal nucleus of vagus nerve (parasympathetic and
visceral afferent)
Solitary tract nucleus (visceral afferents
including taste)
孤束核（内脏传入神经，包括味觉）
Spinal tract and spinal nucleus of
trigeminal nerve (somatic afferent)
三叉神经脊束和脊束核（躯
体传入神经）
Nucleus ambiguus (motor to pharyngeal
and laryngeal muscles)
疑核（运动纤维至咽部和喉部肌）
Cranial root 颅根
Vagus nerve (X) 迷走神经 (X)
Jugular foramen 颈静脉孔
Superior ganglion of vagus nerve 迷走神经上神经节
Inferior ganglion of vagus nerve 迷走神经下神经节
Pharyngeal branch of vagus nerve (motor to muscles of palate and pharynx;
sensory to lower pharynx)
迷走神经的咽支（运动纤维至颚和咽部的肌；感觉纤维至咽下部）
Pharyngeal plexus 咽丛
Superior laryngeal nerve: 喉上神经
Internal branch (sensory and parasympathetic) 喉内支（感觉和副交感纤维）
External branch (motor to cricothyroid muscle) 喉外支（运动纤维至环甲肌）
Cardiac branches of vagus nerve 迷走神经的心支
Left recurrent laryngeal nerve (motor to muscles of larynx except cricothyroid;
sensory and parasympathetic to larynx below vocal folds; parasympathetic,
efferent, and afferent to upper esophagus and trachea)
左喉返神经（运动纤维至除环甲肌以外的喉部肌；感觉和副交感
纤维至声带下方的喉部；副交感神经、传出神经和传入神经分布
于食管上部和气管）
Pulmonary plexus 肺丛
Esophageal plexus 食管丛
Anterior vagal trunk
迷走神经前干

Small intestine
小肠

Vagal fibers (parasympathetic motor, secretomotor,
and afferent fibers) accompany superior
mesenteric artery and its branches usually as far
as left colic (splenic) flexure
迷走神经纤维（副交感神经运动纤维 - 分
泌活动和传入纤维）伴随肠系膜上动脉及
其分支，一般到达结肠左（脾）曲

—— 传出纤维
—— 传入纤维
········· 副交感纤维

图 2.16　迷走神经 (CN X)

2.17 副神经（CN XI）

第 11 对脑神经很独特，因为它主要来自脊髓而不是脑干。神经元胞体位于**颈髓** 1 至 4 或 5 节段的前角。轴突上行通过枕骨大孔进入颅腔，然后呈"U"形转折，伴随舌咽神经和迷走神经，经颈静脉孔出颅。以前，副神经常被描述为具有颅根，颅根仅在颈静脉孔内短暂地与脊髓根并行，其神经纤维随即加入迷走神经支配喉肌。最近的解剖学研究表明，在大多数人中，脊髓根和颅根并不交通，因此副神经只含有来自颈髓的运动神经纤维。这些神经支配两块骨骼肌，即**胸锁乳突肌**和**斜方肌**。

临床聚焦

副神经由于位置表浅，在颈后三角手术中（例如：淋巴结活检、皮肤癌切除术）最容易受到损伤。患侧因斜方肌功能丧失，表现为肩部下垂和肩部抬高无力。尤其当肱骨外旋时，斜方肌还可以稳定肩胛骨内侧缘使其紧靠胸壁。这种支持功能丧失则可出现外旋拮抗试验时肩胛内侧缘突出（翼状肩胛），这种临床体征称为"肩胛翻转征"。

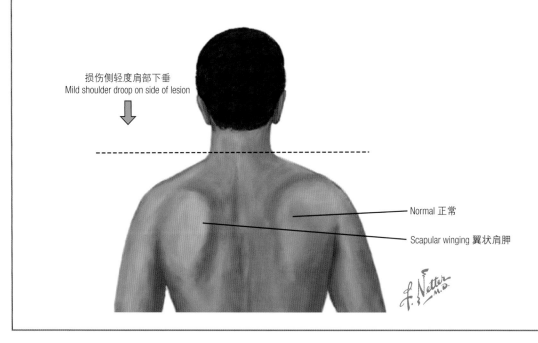

损伤侧轻度肩部下垂
Mild shoulder droop on side of lesion

Normal 正常

Scapular winging 翼状肩胛

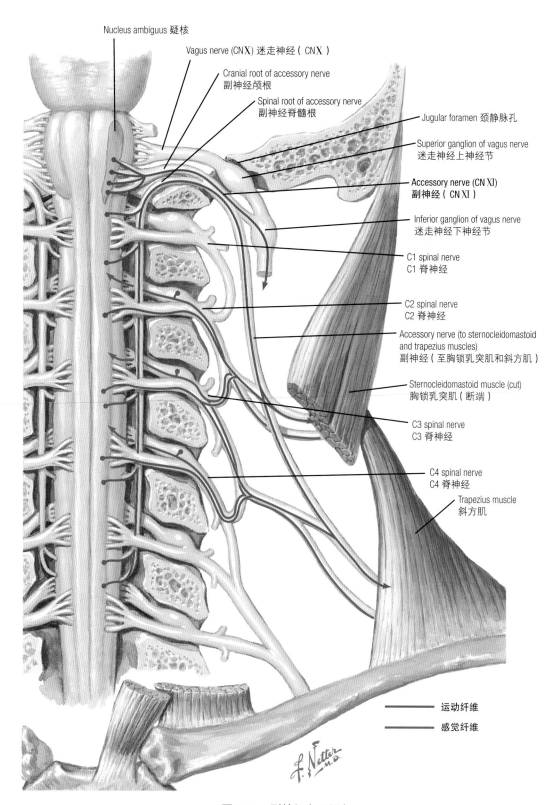

Nucleus ambiguus 疑核

Vagus nerve (CN X) 迷走神经（CN X）

Cranial root of accessory nerve
副神经颅根

Spinal root of accessory nerve
副神经脊髓根

Jugular foramen 颈静脉孔

Superior ganglion of vagus nerve
迷走神经上神经节

Accessory nerve (CN XI)
副神经（CN XI）

Inferior ganglion of vagus nerve
迷走神经下神经节

C1 spinal nerve
C1 脊神经

C2 spinal nerve
C2 脊神经

Accessory nerve (to sternocleidomastoid
and trapezius muscles)
副神经（至胸锁乳突肌和斜方肌）

Sternocleidomastoid muscle (cut)
胸锁乳突肌（断端）

C3 spinal nerve
C3 脊神经

C4 spinal nerve
C4 脊神经

Trapezius muscle
斜方肌

运动纤维

感觉纤维

图 2.17　副神经（CN XI）

2.18　舌下神经 (CN XII)

　　第 12 对脑神经（ CN XII ）——舌下神经，由来自延髓腹侧面的一组细小根丝汇聚形成。CN XII 经**舌下神经管**出颅腔，在颈部毗邻迷走神经下行一小段距离。舌下神经来自躯体运动神经元，可支配**舌外肌**（颏舌肌、茎突舌肌、舌骨舌肌），移动整个舌；也可支配**舌内肌**改变舌的形状。第 1 颈神经的前支与舌下神经有短暂的交通，某些起自脊髓 C1 节段神经元的纤维，特别是支配甲状舌骨肌和颏舌骨肌的纤维，走行在舌下神经分支内抵达所支配的骨骼肌。

临床聚焦

　　导致**舌下神经功能障碍**的常见原因包括肿瘤、感染、创伤及颈部手术损伤（如颈动脉内膜切除术）。CN XII 损伤可引起舌的运动、咀嚼、讲话及吞咽的困难。为评估舌下神经的功能完整性，可要求患者伸舌观察。如为单侧舌下神经损伤，伸舌时舌尖偏向患侧，这是由于健侧颏舌肌有完整的神经支配所致。

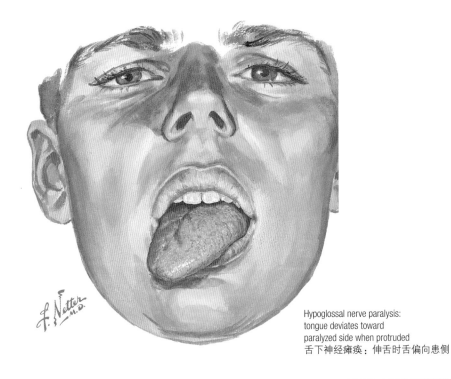

Hypoglossal nerve paralysis:
tongue deviates toward
paralyzed side when protruded
舌下神经瘫痪：伸舌时舌偏向患侧

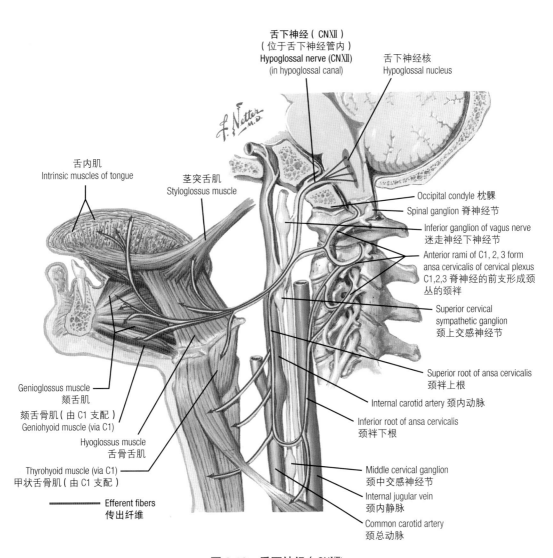

舌下神经（CN XII）
（位于舌下神经管内）
Hypoglossal nerve (CN XII)
(in hypoglossal canal)

舌下神经核
Hypoglossal nucleus

舌内肌
Intrinsic muscles of tongue

茎突舌肌
Styloglossus muscle

Occipital condyle 枕髁

Spinal ganglion 脊神经节

Inferior ganglion of vagus nerve
迷走神经下神经节

Anterior rami of C1, 2, 3 form
ansa cervicalis of cervical plexus
C1,2,3 脊神经的前支形成颈
丛的颈袢

Superior cervical
sympathetic ganglion
颈上交感神经节

Superior root of ansa cervicalis
颈袢上根

Internal carotid artery 颈内动脉

Inferior root of ansa cervicalis
颈袢下根

Genioglossus muscle
颏舌肌

颏舌骨肌（由 C1 支配）
Geniohyoid muscle (via C1)

Hyoglossus muscle
舌骨舌肌

Thyrohyoid muscle (via C1)
甲状舌骨肌（由 C1 支配）

Efferent fibers
传出纤维

Middle cervical ganglion
颈中交感神经节

Internal jugular vein
颈内静脉

Common carotid artery
颈总动脉

图 2.18　舌下神经（CN XII)

2.19 脊神经

脊神经由脊髓发出，并以与椎骨相同的区域名称命名，包括八**对颈神经**、十二**对胸神经**、五**对腰神经**、五**对骶神经**、一对**尾神经**。脊神经通常以每个区域名称的首字母和一个数字来表示。例如，第 4 颈神经是 C4 脊神经，而第 8 胸神经是 T8 脊神经。脊神经形成节段状，因此其以规律的间隔通过**后根**和**前根**的细根丝连于脊髓。后根有一个与之有关的神经节称为**脊（后根）神经节**，内含走行于脊神经中的感觉神经元胞体。脊神经通过椎骨之间的间隙——**椎间孔**出脊柱（另见 3.14 内容）；在骶骨区域，骶骨上的开口称为**骶孔**。颈神经在其同序数椎骨的上方出脊柱，例如，C5 脊神经穿过 C4 和 C5 椎骨之间的椎间孔。但是，因为有第 8 颈神经而只有第 7 颈椎，因此 C8 脊神经通过 C7 颈椎下方，而 T1 神经则必须通过 T1 胸椎下方。因此，所有剩余的脊神经均通过其对应同序数椎骨的下方。需要注意的是，因为脊髓并没有延伸至整个椎管，因此腰骶神经根需在椎管内下行以到达各自对应的椎间孔。这些神经根汇合后很像"马的尾巴"，故称为**马尾**。

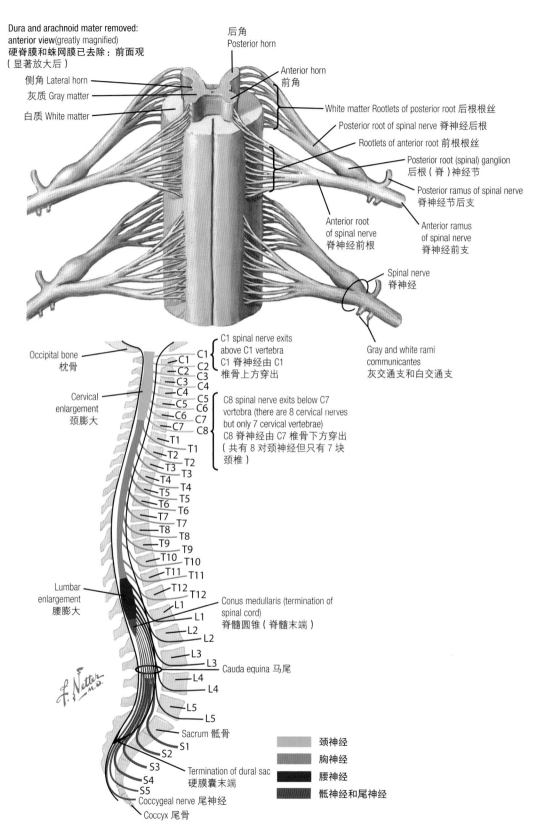

Dura and arachnoid mater removed:
anterior view(greatly magnified)
硬脊膜和蛛网膜已去除：前面观
（显著放大后）

后角
Posterior horn

侧角 Lateral horn

Anterior horn
前角

灰质 Gray matter

White matter Rootlets of posterior root 后根根丝

白质 White matter

Posterior root of spinal nerve 脊神经后根

Rootlets of anterior root 前根根丝

Posterior root (spinal) ganglion
后根（脊）神经节

Posterior ramus of spinal nerve
脊神经节后支

Anterior root
of spinal nerve
脊神经前根

Anterior ramus
of spinal nerve
脊神经前支

Spinal nerve
脊神经

Occipital bone
枕骨

C1 spinal nerve exits
above C1 vertebra
C1 脊神经由 C1
椎骨上方穿出

Gray and white rami
communicantes
灰交通支和白交通支

Cervical
enlargement
颈膨大

C8 spinal nerve exits below C7
vertebra (there are 8 cervical nerves
but only 7 cervical vertebrae)
C8 脊神经由 C7 椎骨下方穿出
（共有 8 对颈神经但只有 7 块
颈椎）

Lumbar
enlargement
腰膨大

Conus medullaris (termination of
spinal cord)
脊髓圆锥（脊髓末端）

Cauda equina 马尾

Sacrum 骶骨

Termination of dural sac
硬膜囊末端

Coccygeal nerve 尾神经

Coccyx 尾骨

颈神经
胸神经
腰神经
骶神经和尾神经

图 2.19　脊神经

2.20　脊神经的分布

　　脊神经出椎间孔后，分成两个主要分支：较小的**后支**和较大的**前支**。后支分布于背部及头颈后部，而前支支配颈前外侧部、躯干和四肢的结构。在胸部，脊神经前支围绕躯干平行走行，沿途发出分支，这些神经又称为肋间神经。在身体其他区域，脊神经前支交织形成神经丛，如图 2.20 底部所示的向下肢走行的神经丛。脊神经另外两个分支为小的**灰交通支**和**白交通支**，其将前支与交感干相连。交感干为自主神经系统的一部分，这些交通支使得脊神经与交感神经系统的成分间得以沟通。

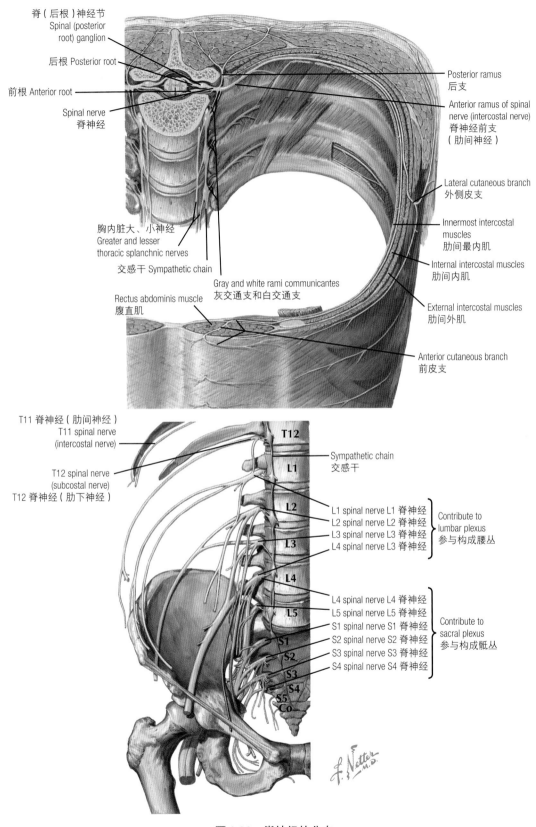

脊（后根）神经节
Spinal (posterior root) ganglion

后根 Posterior root

前根 Anterior root

Spinal nerve
脊神经

胸内脏大、小神经
Greater and lesser thoracic splanchnic nerves

交感干 Sympathetic chain

Rectus abdominis muscle
腹直肌

Gray and white rami communicantes
灰交通支和白交通支

Posterior ramus
后支

Anterior ramus of spinal nerve (intercostal nerve)
脊神经前支
（肋间神经）

Lateral cutaneous branch
外侧皮支

Innermost intercostal muscles
肋间最内肌

Internal intercostal muscles
肋间内肌

External intercostal muscles
肋间外肌

Anterior cutaneous branch
前皮支

T11 脊神经（肋间神经）
T11 spinal nerve (intercostal nerve)

T12 spinal nerve (subcostal nerve)
T12 脊神经（肋下神经）

T12

L1

Sympathetic chain
交感干

L2

L1 spinal nerve L1 脊神经
L2 spinal nerve L2 脊神经
L3 spinal nerve L3 脊神经
L4 spinal nerve L3 脊神经

Contribute to lumbar plexus
参与构成腰丛

L3

L4

L5

L4 spinal nerve L4 脊神经
L5 spinal nerve L5 脊神经
S1 spinal nerve S1 脊神经
S2 spinal nerve S2 脊神经
S3 spinal nerve S3 脊神经
S4 spinal nerve S4 脊神经

Contribute to sacral plexus
参与构成骶丛

S1
S2
S3
S4
S5
Co

图 2.20　脊神经的分布

2.21 脊神经的纤维成分

脊神经主要包括 4 种神经纤维成分（**躯体传入纤维**、**躯体传出纤维**、**内脏传入纤维**、**内脏传出纤维**）。躯体和内脏传入神经纤维位于前支及其分支内，传递来自体壁和四肢的信息。相应的，传递背部信息的神经纤维位于后支内。这些成分的神经纤维汇聚入脊神经，经后根到达脊髓，终于**脊髓后角**。后根有一神经节称为**脊（后根）神经节**，内含所有走行在脊神经中的感觉神经元的胞体。躯体传入神经分布于皮肤。**皮节**是指由特定的脊神经所支配的皮肤区域。胸部的皮节因为前支围绕体壁平行走行而呈一致的条带状排列。在四肢，由于神经丛中神经纤维的交织和发育过程中肢体的旋转，使这种条带状模式略有变形。躯体传出神经起自**脊髓前角**，经前根出脊髓。这些神经纤维支配骨骼肌，经脊神经前、后支到达靶器官。内脏传出神经纤维的行程较为复杂，将在 2.22～2.24 节讨论。脊神经及其前、后支均为混合性的，因其含有传入和传出神经纤维。相反，脊神经根则不是混合性的，因为后根仅含有传入神经纤维，而前根只含有传出神经纤维。

临床聚焦

在临床实践中，了解常见的皮节对于诊断确切脊神经的损伤是非常有用的。各脊神经分布的皮肤区域存在一定的重叠。然而，也存在一些仅由一条脊神经支配的区域（独立支配区），例如 C6 脊神经皮节的独立支配区为拇指掌侧。因此，如果一个患者在拇指掌侧出现感觉缺失，提示 C6 脊神经或其分支损伤。

主要皮节的水平：
- C5 锁骨
- C5, C6 上肢外侧
- C8, T1 上肢内侧
- C6 第 1 指（拇指）
- C6, C7, C8 手
- C8 第 4、5 指（环指和小指）
- T4 乳头水平

- T10 脐水平
- L1 腹股沟区
- L1, L2, L3, L4 下肢前内侧面
- L4, L5, S1 足
- L4 第 1 趾内侧（姆趾）
- L5, S1, S2 下肢后外侧面
- S1 足的外侧缘及第 5 趾（小趾）
- S2, S3, S4 会阴

Schema of neurons within spinal nerves 脊神经内的神经元示意图

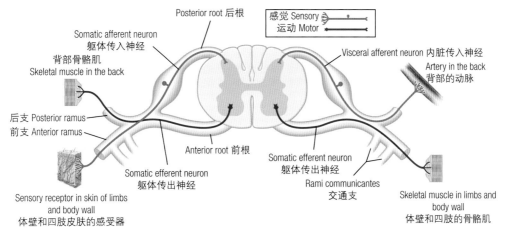

Dermatomes 皮节

皮节划分示意图（根据 Keegan 和 Garrett）显示不同的节段。实际上相邻的两个皮节均有相当多的重叠部分，可参考另一版本 Foerster 的皮节图。

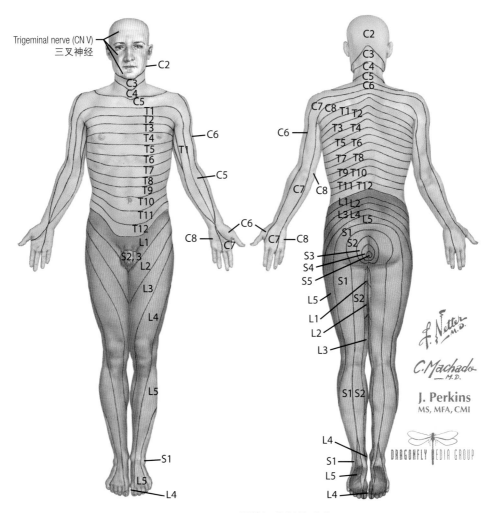

图 2.21　脊神经的纤维成分

2.22 交感神经系统

交感神经系统属于内脏运动神经，调节身体对紧张状况的反应，如恐惧、兴奋、应激和运动。交感神经刺激对身体有多种影响，包括心跳加快、瞳孔扩大、出汗增多、血液更多地流向骨骼肌、扩张支气管树以向肺部提供更多氧气。自主神经系统中的信息通过两级神经元链进行传递，两级神经元之间的突触发生在周围神经节内。因此第一级神经元的轴突称为**节前纤维**，第二级神经元的轴突称为**节后纤维**。交感节前神经元的胞体位于胸髓及第 2 或第 3 腰髓节段，确切地说是在侧角。因此，交感部又常称为**胸腰部**。交感节后神经元的胞体位于交感神经节内，交感神经节存在于两个位置：沿脊柱全长延伸的成对**交感干（交感链）**内（**椎旁神经节或交感链神经节**）以及腹盆腔内与大血管（如主动脉）相关的神经丛内（**椎前神经节**）。一般来说，交感干的神经节是间隔排列的，所以每一椎骨水平有一对相关联的交感干神经节。然而，在颈部，神经节融合形成 3 个颈神经节，分别为颈上、中、下神经节。某些椎前神经节特别大，则有单独的名字，如腹部的腹腔神经节。

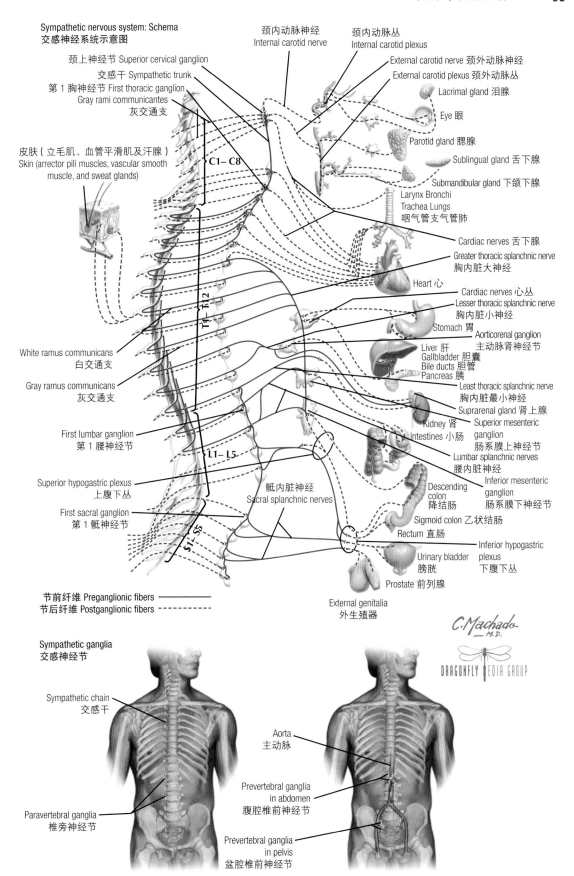

Sympathetic nervous system: Schema
交感神经系统示意图

颈上神经节 Superior cervical ganglion
交感干 Sympathetic trunk
第 1 胸神经节 First thoracic ganglion
Gray rami communicantes
灰交通支

皮肤（立毛肌、血管平滑肌及汗腺）
Skin (arrector pili muscles, vascular smooth muscle, and sweat glands)

C1– C8

颈内动脉神经 Internal carotid nerve
颈内动脉丛 Internal carotid plexus
External carotid nerve 颈外动脉神经
External carotid plexus 颈外动脉丛
Lacrimal gland 泪腺
Eye 眼
Parotid gland 腮腺
Sublingual gland 舌下腺
Submandibular gland 下颌下腺
Larynx Bronchi Trachea Lungs 咽气管支气管肺
Cardiac nerves 舌下腺
Greater thoracic splanchnic nerve 胸内脏大神经
Heart 心
Cardiac nerves 心丛
Lesser thoracic splanchnic nerve 胸内脏小神经
Stomach 胃
Aorticorenal ganglion 主动脉肾神经节
Liver 肝
Gallbladder 胆囊
Bile ducts 胆管
Pancreas 胰
Least thoracic splanchnic nerve 胸内脏最小神经
Suprarenal gland 肾上腺
Superior mesenteric ganglion 肠系膜上神经节
Kidney 肾
Intestines 小肠
Lumbar splanchnic nerves 腰内脏神经
Inferior mesenteric ganglion 肠系膜下神经节

T1– T12

White ramus communicans 白交通支
Gray ramus communicans 灰交通支

First lumbar ganglion 第 1 腰神经节
L1– L5
Superior hypogastric plexus 上腹下丛
First sacral ganglion 第 1 骶神经节
S1– S5

骶内脏神经 Sacral splanchnic nerves

Descending colon 降结肠
Sigmoid colon 乙状结肠
Rectum 直肠
Inferior hypogastric plexus 下腹下丛
Urinary bladder 膀胱
Prostate 前列腺
External genitalia 外生殖器

节前纤维 Preganglionic fibers ———
节后纤维 Postganglionic fibers - - -

Sympathetic ganglia
交感神经节

Sympathetic chain
交感干

Paravertebral ganglia
椎旁神经节

Aorta
主动脉

Prevertebral ganglia in abdomen
腹腔椎前神经节

Prevertebral ganglia in pelvis
盆腔椎前神经节

C.Machado M.D.
DRAGONFLY MEDIA GROUP

图 2.22　交感神经系统

2.23 交感神经元

　　所有的交感神经均经前根出脊髓，经**白交通支**进入交感干。白交通支是连接交感干与脊神经前支的分支。一旦进入交感干，神经元的行程取决于其预期目标，即它们需要去身体哪个部位。简言之，交感神经元的分布可归为四类：**分布于头部**、**分布于四肢和体壁**、**分布于胸腔**以及**分布于腹盆腔**。如下页图中所示，只显示单个轴突能更清楚地说明神经元的通路。但是自主神经系统节前神经元轴突末端与多个节后神经元形成突触，因此形成了更广泛的效应，并在不同水平协调交感神经的反应。此外，节后神经元在神经纤维末梢形成多个膨大，称为节后神经元膨体，其可以在效应组织的广泛区域释放神经递质。

通路 1：支配头部结构的交感节前纤维在交感干内上行与颈上神经节内的神经元形成突触联系。节后神经元发出的分支离开神经节，围绕在颈内、颈外动脉周围形成神经丛，随神经丛到达所支配的脏器。

通路 2：四肢和体壁的血管、汗腺、立毛肌接受来自交感神经的支配。支配这些结构的一部分交感节前神经元与其进入交感干同一水平的交感干神经节形成突触联系；其他的神经元则首先在交感干内上升或下降，到达与其靶器官同水平的交感干神经节后形成突触联系。交感干节后神经元通过灰交通支离开交感干，并继续在前、后支的分支中走行到达靶器官。

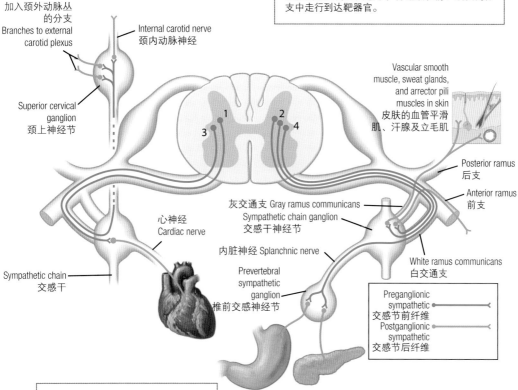

加入颈外动脉丛的分支
Branches to external carotid plexus

Internal carotid nerve
颈内动脉神经

Superior cervical ganglion
颈上神经节

Vascular smooth muscle, sweat glands, and arrector pili muscles in skin
皮肤的血管平滑肌、汗腺及立毛肌

1　2　4　3

Posterior ramus
后支

Anterior ramus
前支

心神经
Cardiac nerve

灰交通支 Gray ramus communicans

Sympathetic chain ganglion
交感干神经节

内脏神经 Splanchnic nerve

White ramus communicans
白交通支

Sympathetic chain
交感干

Prevertebral sympathetic ganglion
椎前交感神经节

Preganglionic sympathetic
交感节前纤维
Postganglionic sympathetic
交感节后纤维

通路 3：胸腔内接受交感神经支配的结构包括心、支气管树及血管。节前神经元与交感干神经节形成突触，之后通过起自交感干前内侧面的心神经离开交感干。"心神经"一词具有误导性，因为尽管它们分布到心，但它们也供应胸腔内的其他靶器官。

通路 4：支配腹盆腔结构的交感节前神经元离开交感干后，并不与内脏神经形成突触联系。内脏神经在腹盆腔血管相关的椎前神经节内形成突触。其中一些神经节有特定的名称，例如，靠近腹腔干的两个神经节被称为腹腔神经节。许多节后神经纤维支配血管平滑肌以调节血流，而其他神经纤维则随大血管的分支到达靶器官。

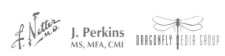

图 2.23　交感神经元

2.24 副交感神经系统

当身体处于休息状态时，副交感神经系统的神经元是活跃的，并与消化、排泄和生殖等过程有关。副交感神经激活的效应包括降低心率、收缩瞳孔、增加消化道蠕动和酶的分泌，以及收缩膀胱排尿。副交感节前神经元的胞体位于两个位置：与某些脑神经相关的**脑干内神经核**，以及脊髓的**骶 2~4 节段**的侧角。因此自主神经系统的副交感部又称为**颅骶部**。副交感神经节前神经元的轴突离开脑干后走行在 CNⅢ、CNⅦ、CNⅨ和 CNⅩ四对脑神经中。来自脊髓骶段的副交感神经节前神经元的轴突则走行在脊神经前支的分支——**盆内脏神经**内。节前纤维与节后神经元在副交感神经节内形成突触。头部的一些副交感神经节有特定的名称——睫状神经节、翼腭神经节、下颌下神经节和耳神经节，起自这些神经节的神经纤维在脑神经的分支中走行抵达靶器官。其他副交感神经节位于靶器官壁内（如心壁或膀胱壁内），因此，这些神经节的节后神经元非常短。

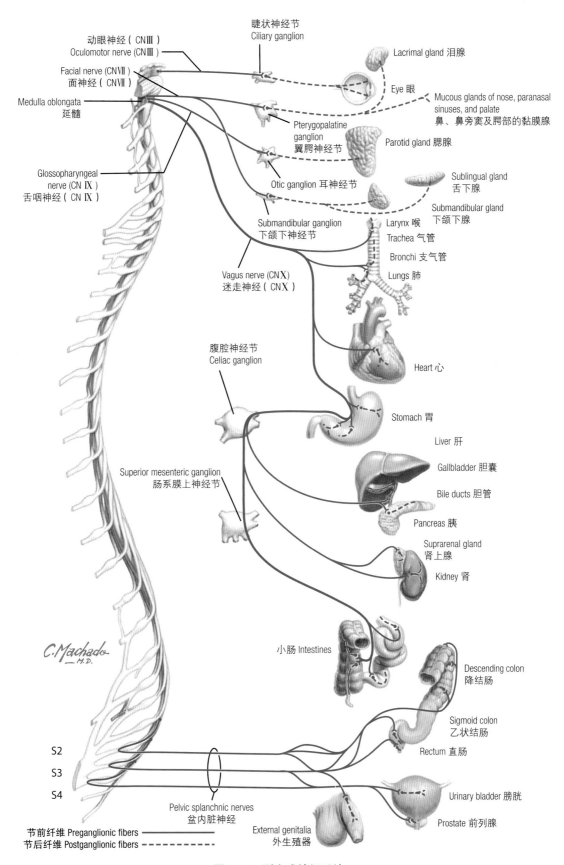

动眼神经（CNⅢ）
Oculomotor nerve (CNⅢ)

Facial nerve (CNⅦ)
面神经（CNⅦ）

Medulla oblongata
延髓

Glossopharyngeal
nerve (CN Ⅸ)
舌咽神经（CN Ⅸ）

睫状神经节
Ciliary ganglion

Lacrimal gland 泪腺

Eye 眼

Mucous glands of nose, paranasal
sinuses, and palate
鼻、鼻旁窦及腭部的黏膜腺

Pterygopalatine
ganglion
翼腭神经节

Parotid gland 腮腺

Otic ganglion 耳神经节

Sublingual gland
舌下腺

Submandibular gland
下颌下腺

Submandibular ganglion
下颌下神经节

Larynx 喉
Trachea 气管
Bronchi 支气管
Lungs 肺

Vagus nerve (CNⅩ)
迷走神经（CNⅩ）

Heart 心

腹腔神经节
Celiac ganglion

Stomach 胃

Liver 肝

Gallbladder 胆囊

Bile ducts 胆管

Superior mesenteric ganglion
肠系膜上神经节

Pancreas 胰

Suprarenal gland
肾上腺

Kidney 肾

C.Machado
—M.D.—

小肠 Intestines

Descending colon
降结肠

Sigmoid colon
乙状结肠

Rectum 直肠

S2

S3

S4

Urinary bladder 膀胱

Prostate 前列腺

Pelvic splanchnic nerves
盆内脏神经

External genitalia
外生殖器

节前纤维 Preganglionic fibers ———
节后纤维 Postganglionic fibers - - - -

图 2.24　副交感神经系统

2.25 眼

　　眼球只有一小部分在身体外部可见，**虹膜**和**瞳孔**最明显，被白色的巩膜所围绕。**巩膜**位于眼球最外层，具有支持保护作用。巩膜向前与**角膜**相延续，角膜为虹膜前方的透明膜。虹膜可允许光线经瞳孔（虹膜中央的孔）进入眼内。眼球的中间层是**葡萄膜**，由三部分组成：脉络膜、睫状体和虹膜。**脉络膜**为葡萄膜的后部，含有供应眼的血管和神经。**睫状体**由一层能分泌房水（眼的滋养液）的上皮和调节晶状体形状的**睫状肌**组成。**晶状体**通过称为**小带纤维**的悬韧带附着在睫状体上。睫状肌为括约肌，因此，其收缩会释放小带纤维的张力，使晶状体变得更圆凸。此过程发生在眼的**调焦**过程，即眼调节焦距以便从视远物调整为视近物的过程。葡萄膜层的最后一个部分是**虹膜**，虹膜上的细胞可以产生决定眼睛颜色的色素。虹膜也包含两组调节瞳孔大小的平滑肌。**瞳孔括约肌**使瞳孔缩小，由来自 **CN Ⅲ** 的副交感神经支配。相反，**瞳孔开大肌**可使瞳孔开大，由起自颈上神经节的交感神经控制。眼的最内层是**视网膜**，它包含从环境中接收视觉信息的光感受器。

临床聚焦

　　进入眼的光线在到达视网膜之前被角膜和晶状体折射。在视力最佳的情况下，光线聚焦在视网膜上，但在许多人，光线聚焦于视网膜前方（**近视**）或后方（**远视**）。**散光**是指角膜或晶状体的曲率不规则，导致光线在多个位置聚焦。矫正镜片或屈光手术（改变角膜的形状）可以解决这些问题，使光线聚焦在视网膜上。

Normal eye (Emmetropia)
Light rays are bent (refracted) by cornea and lens (primarily cornea) to focus image on macular portion of retina
光线被角膜和晶状体（主要是角膜）折射，使图像聚焦在视网膜的黄斑

角膜 Cornea　　　　Lens 晶状体

Macula 黄斑

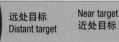

远处目标　　Near target
Distant target　近处目标

Elasticity of lens allows it to change shape in order to focus divergent rays from near targets. Loss of this elasticity with aging causes decrease in near vision (presbyopia)
晶状体的弹性允许其改变形状，以聚焦来自近处目标的发散光线。随着年龄的增长，这种弹性丧失可导致近视力下降（老花眼）。

J. CHOVAN

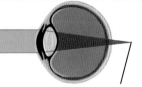

Hyperopia:
If corneal curvature is too flat or axial length of eye too short, image is focused behind retina (farsighted)
远视
如果角膜曲度太平或眼轴长度太短，图像则聚焦于视网膜后方（远视）

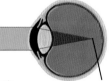

Myopia:
If corneal curvature is too steep or axial length of eye too long, light is focused short of retina (nearsighted)
近视
如果角膜曲度过高或眼轴长度太长，光线则聚焦在视网膜前方（近视）

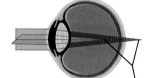

Astigmatism:
Irregular corneal curvature results in light from different axes being brought to focus at different points
散光
不规则的角膜曲度导致来自不同轴的光线聚焦在不同点上

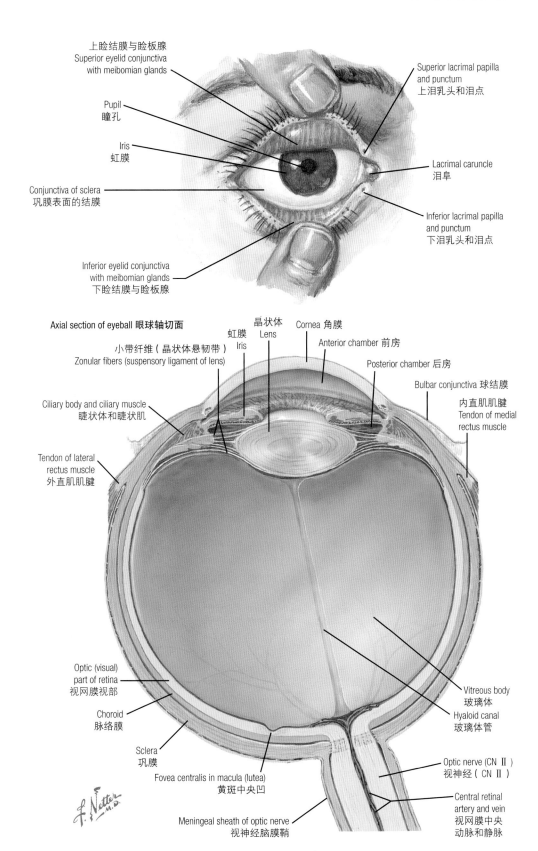

上睑结膜与睑板腺
Superior eyelid conjunctiva
with meibomian glands

Pupil
瞳孔

Iris
虹膜

Conjunctiva of sclera
巩膜表面的结膜

Inferior eyelid conjunctiva
with meibomian glands
下睑结膜与睑板腺

Superior lacrimal papilla
and punctum
上泪乳头和泪点

Lacrimal caruncle
泪阜

Inferior lacrimal papilla
and punctum
下泪乳头和泪点

Axial section of eyeball 眼球轴切面

小带纤维（晶状体悬韧带）
Zonular fibers (suspensory ligament of lens)

Ciliary body and ciliary muscle
睫状体和睫状肌

Tendon of lateral
rectus muscle
外直肌肌腱

虹膜
Iris

晶状体
Lens

Cornea 角膜

Anterior chamber 前房

Posterior chamber 后房

Bulbar conjunctiva 球结膜

内直肌肌腱
Tendon of medial
rectus muscle

Optic (visual)
part of retina
视网膜视部

Choroid
脉络膜

Sclera
巩膜

Fovea centralis in macula (lutea)
黄斑中央凹

Meningeal sheath of optic nerve
视神经脑膜鞘

Vitreous body
玻璃体

Hyaloid canal
玻璃体管

Optic nerve (CN Ⅱ)
视神经（CN Ⅱ）

Central retinal
artery and vein
视网膜中央
动脉和静脉

图 2.25　眼

2.26 眶、眼睑及泪器

　　骨性**眶**包绕着眼，对眼起保护作用，并有开口与颅腔相通。眼还受到眼睑、结膜和泪膜的保护。**眼睑**为闭眼时覆盖眼的两片皮肤皱褶。其形状由**睑板**来维持，睑板是眼睑皮下组织内的厚结缔组织带。与眼睑相关的腺体产生分泌物，形成泪膜（睑板腺）以及润滑睫毛（皮脂腺）。眼睑内表面和眼表面的巩膜均覆盖着一层薄薄的上皮，称为**结膜**。结膜分泌黏液润滑眼，并参与免疫监视。上提眼睑的肌有两块：**上睑提肌**受 CNⅢ支配，**上睑板肌**由交感神经支配。**眼轮匝肌**由 CNⅦ支配，可使眼睑闭合。眼表面由泪膜保持湿润，泪膜可保护眼并滋养无血管的角膜。泪膜由睑板腺分泌的脂质部分、泪腺分泌的水性层和主要由结膜分泌的黏液层组成。**泪腺**位于眶内，每只眼的上外侧。眨眼时，眼泪在眼表面扩散，并通过两个小孔，即**泪点**，流入**鼻泪管**。鼻泪管排空泪液入下鼻道。

临床聚焦

　　位于眶内侧壁的筛骨特别薄，因此来自筛窦的感染可经筛骨蔓延入眶。结膜也容易感染，**结膜炎**（红眼病）是一种常见的眼部炎症，通常由细菌、病毒或过敏引起。如果与眼睑相关的腺体感染或阻塞，可发生多种情况，包括**睑缘炎**（眼睑的炎症）、**外麦粒肿**（睫毛毛囊的感染）、**睑板腺囊肿**（睑板腺阻塞引起的肿胀）和**睑板腺炎**（睑板腺的炎症）。**上睑下垂**可由上睑提肌或上睑板肌功能丧失引起。

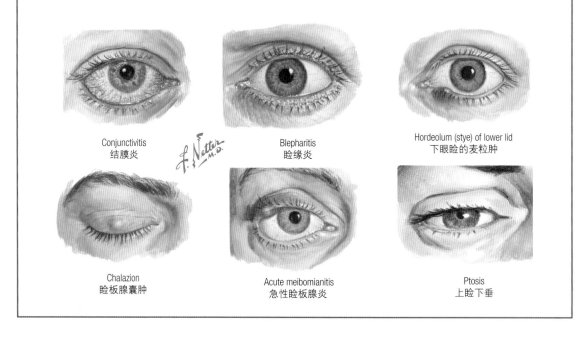

Conjunctivitis
结膜炎

Blepharitis
睑缘炎

Hordeolum (stye) of lower lid
下眼睑的麦粒肿

Chalazion
睑板腺囊肿

Acute meibomianitis
急性睑板腺炎

Ptosis
上睑下垂

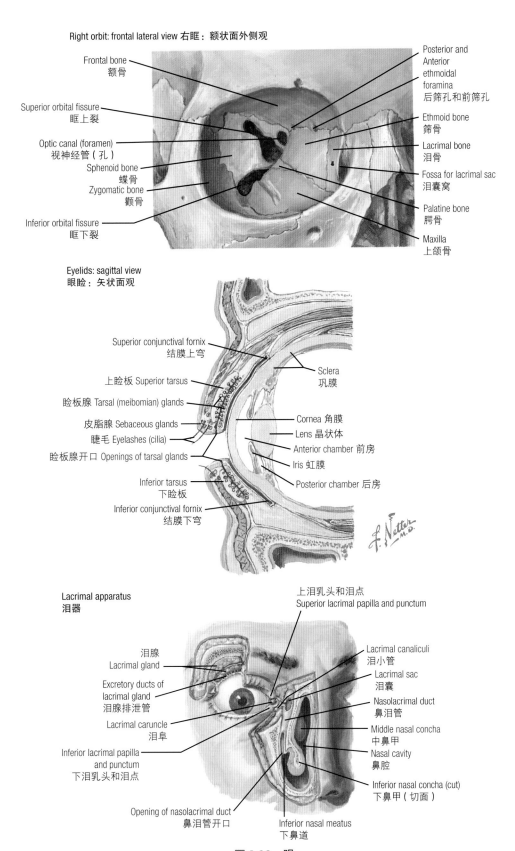

Right orbit: frontal lateral view 右眶：额状面外侧观

Frontal bone
额骨

Superior orbital fissure
眶上裂

Optic canal (foramen)
视神经管（孔）

Sphenoid bone
蝶骨

Zygomatic bone
颧骨

Inferior orbital fissure
眶下裂

Posterior and Anterior ethmoidal foramina
后筛孔和前筛孔

Ethmoid bone
筛骨

Lacrimal bone
泪骨

Fossa for lacrimal sac
泪囊窝

Palatine bone
腭骨

Maxilla
上颌骨

Eyelids: sagittal view
眼睑：矢状面观

Superior conjunctival fornix
结膜上穹

上睑板 Superior tarsus

睑板腺 Tarsal (meibomian) glands

皮脂腺 Sebaceous glands

睫毛 Eyelashes (cilia)

睑板腺开口 Openings of tarsal glands

Inferior tarsus
下睑板

Inferior conjunctival fornix
结膜下穹

Sclera
巩膜

Cornea 角膜

Lens 晶状体

Anterior chamber 前房

Iris 虹膜

Posterior chamber 后房

Lacrimal apparatus
泪器

上泪乳头和泪点
Superior lacrimal papilla and punctum

泪腺
Lacrimal gland

Excretory ducts of lacrimal gland
泪腺排泄管

Lacrimal caruncle
泪阜

Inferior lacrimal papilla and punctum
下泪乳头和泪点

Lacrimal canaliculi
泪小管

Lacrimal sac
泪囊

Nasolacrimal duct
鼻泪管

Middle nasal concha
中鼻甲

Nasal cavity
鼻腔

Inferior nasal concha (cut)
下鼻甲（切面）

Opening of nasolacrimal duct
鼻泪管开口

Inferior nasal meatus
下鼻道

图 2.26 眼

2.27 眼外肌

运动眼球的眼外肌有六块：四块直肌——**上直肌**、**下直肌**、**内直肌**和**外直肌**，均起自眶后部的**总腱环**，止于眼球前部，四面环绕眼球。相反，斜肌则止于眼球后部。**上斜肌**穿过一个位于眶内侧称为**滑车**的纤维吊索，止于眼球的后上部分。**下斜肌**起源于眶底前内侧，经眼球下方止于后外侧。眼球的运动是围绕穿过眼球中心的假想轴旋转。眼**向上**和**向下**是使虹膜分别向上和向下移动；类似地，**外展**和**内收**是使虹膜向外侧和内侧移动。**内旋**和**外旋**是围绕眼球前后轴的旋转运动。内旋可使虹膜上部向内侧旋转朝向鼻；外旋时虹膜上部旋转远离鼻。

肌	起点	止点	神经支配	主要功能
上直肌	总腱环	巩膜前上部	动眼神经	使眼向上、内收及旋内
下直肌	总腱环	巩膜前下部	动眼神经	使眼向下、内收及旋外
内直肌	总腱环	巩膜前内侧部	动眼神经	使眼内收
外直肌	总腱环	巩膜前外侧部	展神经	使眼外展
上斜肌	眶后部近视神经管	巩膜后上部，外侧部	滑车神经	使眼向下、外展及旋内
下斜肌	眶底的前内侧	巩膜后下部，外侧部	动眼神经	使眼向上、外展及旋外

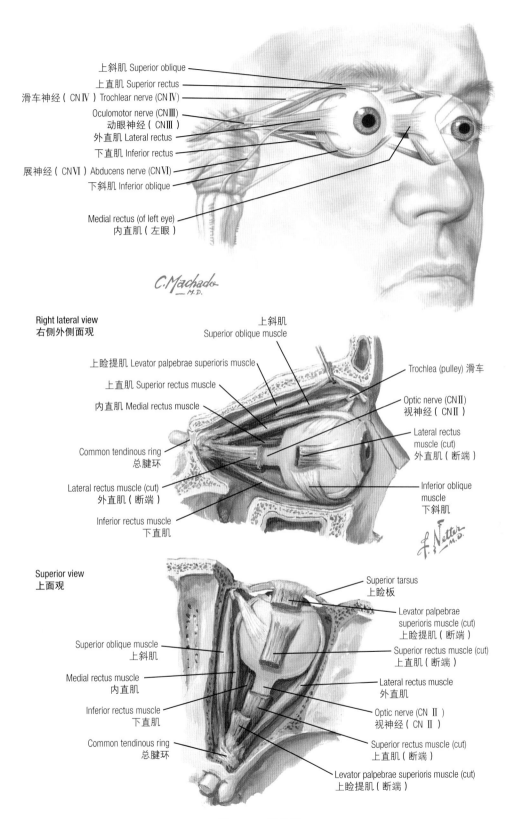

上斜肌 Superior oblique
上直肌 Superior rectus
滑车神经（CN Ⅳ）Trochlear nerve (CN Ⅳ)
Oculomotor nerve (CN Ⅲ)
动眼神经（CN Ⅲ）
外直肌 Lateral rectus
下直肌 Inferior rectus
展神经（CN Ⅵ）Abducens nerve (CN Ⅵ)
下斜肌 Inferior oblique
Medial rectus (of left eye)
内直肌（左眼）

C. Machado
— M.D.

Right lateral view
右侧外侧面观

上斜肌
Superior oblique muscle

上睑提肌 Levator palpebrae superioris muscle
上直肌 Superior rectus muscle
内直肌 Medial rectus muscle
Common tendinous ring
总腱环
Lateral rectus muscle (cut)
外直肌（断端）
Inferior rectus muscle
下直肌

Trochlea (pulley) 滑车
Optic nerve (CN Ⅱ)
视神经（CN Ⅱ）
Lateral rectus
muscle (cut)
外直肌（断端）
Inferior oblique
muscle
下斜肌

F. Netter
— M.D.

Superior view
上面观

Superior tarsus
上睑板
Levator palpebrae
superioris muscle (cut)
上睑提肌（断端）
Superior rectus muscle (cut)
上直肌（断端）

Superior oblique muscle
上斜肌
Medial rectus muscle
内直肌
Inferior rectus muscle
下直肌
Common tendinous ring
总腱环

Lateral rectus muscle
外直肌
Optic nerve (CN Ⅱ)
视神经（CN Ⅱ）
Superior rectus muscle (cut)
上直肌（断端）
Levator palpebrae superioris muscle (cut)
上睑提肌（断端）

图 2.27　眼外肌

2.28 眼外肌（续）

了解眼肌功能，重要的是要认识到，当双眼向前方（中位）时，眼外肌均未与**视轴**（通过瞳孔／晶状体中心的假想线）对齐。因此，大部分眼外肌的牵拉除引起眼向上和向下等运动外，还会引起旋转。对比眼向前与眼外展时上直肌对眼球的牵拉作用（图 2.28，上），当眼外展时，上直肌只能使眼向上，其不再有引起旋转的能力。当眼内收时，斜肌也是如此（图 2.28，下）。为了产生无旋转的动作，如"纯粹的"向上或向下（直上或直下），肌成对地工作以"抵消"不必要的动作。例如，当眼处于中立位时，上直肌可使眼向上、内收、旋内，而下斜肌可使眼向上、外展、旋外。如果这两块肌一起工作，外展／内收和旋内／旋外的动作相互抵消，结果就是绝对向上。同样，下直肌和上斜肌共同作用引起向下动作。由于内、外直肌位于眼的两侧，它们不产生旋转，可单独作用产生所需的内收或外展动作。

临床聚焦

在眼科检查中，检测每一块眼外肌的功能是非常重要的。通过要求患者眼内收和外展，可以很容易地评估内、外直肌功能。然而，如果患者被要求"向上看"或"向下看"，测试的是两块产生这些动作的肌。为了区分每块肌的作用，要求患者眼遵循 H **模式**，使视轴与每块肌对齐。当眼外展时，可通过要求患者向上（上直肌）和向下（下直肌）运动眼来评估上、下直肌。当眼球内收时，做眼球向上的运动可评估下斜肌，做眼球向下的运动可评估上斜肌。

H 模式用于检查眼外肌
H-pattern used to test extraocular muscles

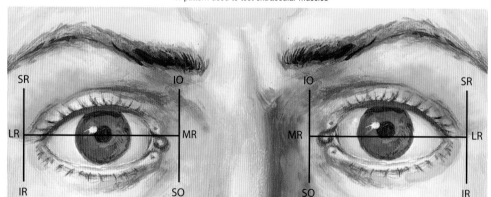

SR= 上直肌；IR= 下直肌；MR= 内直肌；LR= 外直肌；
SO= 上斜肌；IO= 下斜肌

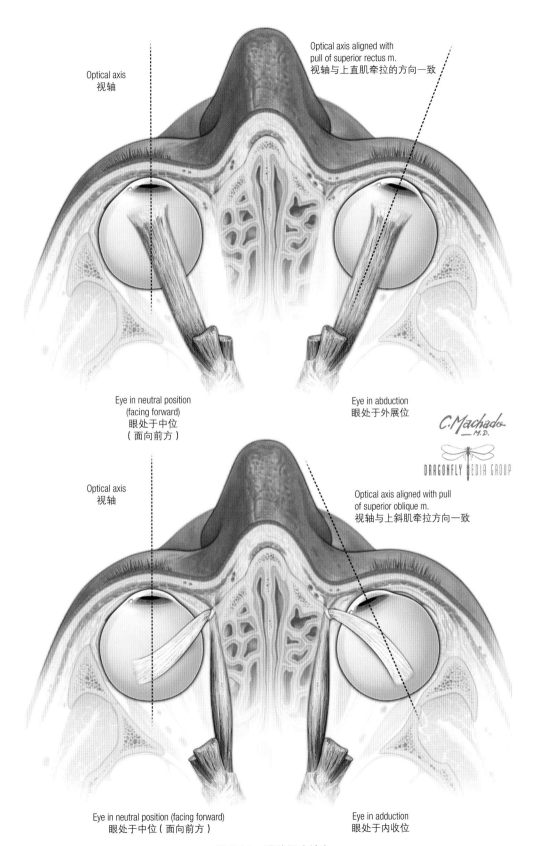

Optical axis
视轴

Optical axis aligned with
pull of superior rectus m.
视轴与上直肌牵拉的方向一致

Eye in neutral position
(facing forward)
眼处于中位
（面向前方）

Eye in abduction
眼处于外展位

Optical axis
视轴

Optical axis aligned with pull
of superior oblique m.
视轴与上斜肌牵拉方向一致

Eye in neutral position (facing forward)
眼处于中位（面向前方）

Eye in adduction
眼处于内收位

图 2.28 眼外肌（续）

2.29 眶的神经

　　眶内有很多神经，一些神经支配眼的结构，另一些神经则穿过眶支配其他区域的结构。除了视神经通过**视神经管**外，大多数神经通过**眶上裂**入眶。视神经含有特殊感觉的神经纤维，将视觉信息从视网膜传递到大脑。眼神经（CNV₁）在入眶时发出三个主要分支：**额神经、泪腺神经**和**鼻睫神经**。额神经不支配眶内任何结构，主要传递来自前额和头皮皮肤的感觉信息。泪腺神经传递来自泪腺和眶外侧部皮肤的感觉信息。鼻睫神经发出睫状长、短神经分支，传递来自角膜和结膜的感觉信息。其他分支离开眼眶供应部分外鼻、鼻腔和鼻旁窦。眶内其余的神经支配眼肌。**动眼神经**支配上睑提肌以及四条眼外肌（上直肌、下直肌、内直肌和下斜肌）。动眼神经还传递支配瞳孔括约肌和睫状肌的副交感信息。节前神经纤维与睫状神经节中的神经元形成突触，节后神经纤维通过睫状短神经到达眼球。**滑车神经和展神经**均支配单一的肌，分别为上斜肌和外直肌。来自颈上神经节的**交感节后神经纤维**通过眼动脉神经丛入眶，支配瞳孔开大肌和上睑板肌。

临床聚焦

　　当光线入眼时，瞳孔通常会缩小，这是由于**瞳孔对光反射**的存在。正常的瞳孔对光线的反应提示，CN Ⅱ和 CN Ⅲ功能正常，因为 CN Ⅱ检测到光，而 CN Ⅲ支配瞳孔括约肌。脑内参与反射的神经元之间存在联系，因此可产生双侧反射（即当一只眼暴露于光线下时，两只眼的瞳孔都会缩小）。光线照射的眼发生的反应称为直接反应，而另一只眼的反应称为间接反应。另一种与眼有关的反射是**角膜（眨眼）反射**。触碰角膜（例如，用一根棉签）通常会引起眨眼，此为防止异物入眼的一种保护性反应。眼神经（CN Ⅵ）可传递此反射的感觉信息，而面神经（CN Ⅶ）传递支配眼轮匝肌的运动信息。

Pupillary light reflex 瞳孔对光反射

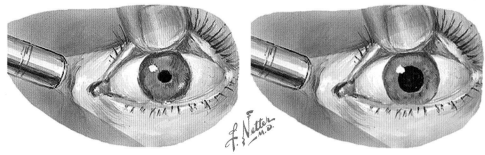

Pupil constricts (normal response)
瞳孔缩小（正常反应）

Pupil remains dilated (abnormal response)
瞳孔仍然开大（异常反应）

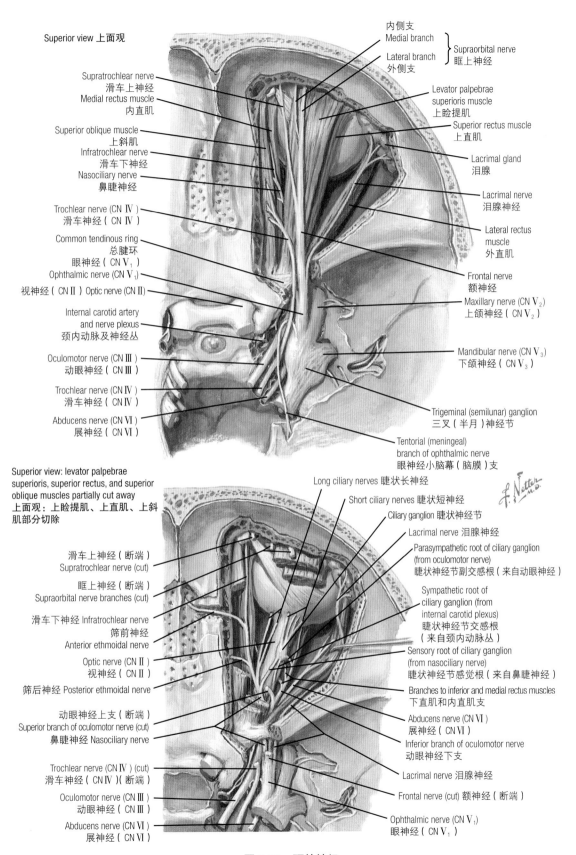

Superior view 上面观

Supratrochlear nerve 滑车上神经
Medial rectus muscle 内直肌
Superior oblique muscle 上斜肌
Infratrochlear nerve 滑车下神经
Nasociliary nerve 鼻睫神经
Trochlear nerve (CN Ⅳ) 滑车神经 (CN Ⅳ)
Common tendinous ring 总腱环 眼神经 (CN V₁)
Ophthalmic nerve (CN V₁)
视神经 (CN Ⅱ) Optic nerve (CN Ⅱ)
Internal carotid artery and nerve plexus 颈内动脉及神经丛
Oculomotor nerve (CN Ⅲ) 动眼神经 (CN Ⅲ)
Trochlear nerve (CN Ⅳ) 滑车神经 (CN Ⅳ)
Abducens nerve (CN Ⅵ) 展神经 (CN Ⅵ)

内侧支 Medial branch
Lateral branch 外侧支 } Supraorbital nerve 眶上神经
Levator palpebrae superioris muscle 上睑提肌
Superior rectus muscle 上直肌
Lacrimal gland 泪腺
Lacrimal nerve 泪腺神经
Lateral rectus muscle 外直肌
Frontal nerve 额神经
Maxillary nerve (CN V₂) 上颌神经 (CN V₂)
Mandibular nerve (CN V₃) 下颌神经 (CN V₃)
Trigeminal (semilunar) ganglion 三叉 (半月) 神经节
Tentorial (meningeal) branch of ophthalmic nerve 眼神经小脑幕 (脑膜) 支

Superior view: levator palpebrae superioris, superior rectus, and superior oblique muscles partially cut away
上面观：上睑提肌、上直肌、上斜肌部分切除

滑车上神经 (断端) Supratrochlear nerve (cut)
眶上神经 (断端) Supraorbital nerve branches (cut)
滑车下神经 Infratrochlear nerve
筛前神经 Anterior ethmoidal nerve
Optic nerve (CN Ⅱ) 视神经 (CN Ⅱ)
筛后神经 Posterior ethmoidal nerve
动眼神经上支 (断端) Superior branch of oculomotor nerve (cut)
鼻睫神经 Nasociliary nerve
Trochlear nerve (CN Ⅳ) (cut) 滑车神经 (CN Ⅳ) (断端)
Oculomotor nerve (CN Ⅲ) 动眼神经 (CN Ⅲ)
Abducens nerve (CN Ⅵ) 展神经 (CN Ⅵ)

Long ciliary nerves 睫状长神经
Short ciliary nerves 睫状短神经
Ciliary ganglion 睫状神经节
Lacrimal nerve 泪腺神经
Parasympathetic root of ciliary ganglion (from oculomotor nerve) 睫状神经节副交感根 (来自动眼神经)
Sympathetic root of ciliary ganglion (from internal carotid plexus) 睫状神经节交感根 (来自颈内动脉丛)
Sensory root of ciliary ganglion (from nasociliary nerve) 睫状神经节感觉根 (来自鼻睫神经)
Branches to inferior and medial rectus muscles 下直肌和内直肌支
Abducens nerve (CN Ⅵ) 展神经 (CN Ⅵ)
Inferior branch of oculomotor nerve 动眼神经下支
Lacrimal nerve 泪腺神经
Frontal nerve (cut) 额神经 (断端)
Ophthalmic nerve (CN V₁) 眼神经 (CN V₁)

图 2.29 眶的神经

2.30 眶的血管

　　眶内结构的血液供应由**眼动脉**提供，其为颈内动脉的第一个分支。眼动脉伴随视神经（CNⅡ）经视神经管入眶并发出多个分支。**视网膜中央支**特别重要，因为其为视网膜供血，此血管阻塞可导致失明。睫状后动脉穿过巩膜，在脉络膜内穿行，为眼球的睫状体和虹膜等结构供血。其他分支，如眶上动脉和滑车上动脉，穿出眶为前额和头皮提供血液。引流眼球的静脉汇聚形成**眼上静脉**和**眼下静脉**。这些静脉经眶上裂出眶，主要汇入海绵窦。眼静脉与头部其他静脉（如面静脉、翼状静脉丛）之间的连接提供了备用的引流路径。

临床聚焦

　　视网膜和视神经的健康状况可以通过**眼底检查**（用眼底镜观察视网膜）来评估。视网膜中央动脉和静脉的四个主要分支均可看到，需要注意它们的相对大小。引起视网膜改变的两种常见疾病是糖尿病和高血压。与糖尿病相关的高血糖会损害视网膜血管，这可在检查中检测到。高血压可引起视网膜出血，也可在眼底检查中发现，并可提供有关疾病进展的信息。

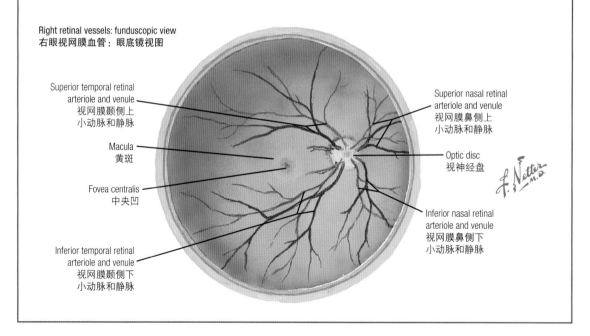

Right retinal vessels: funduscopic view
右眼视网膜血管：眼底镜视图

Superior temporal retinal arteriole and venule
视网膜颞侧上小动脉和静脉

Macula
黄斑

Fovea centralis
中央凹

Inferior temporal retinal arteriole and venule
视网膜颞侧下小动脉和静脉

Superior nasal retinal arteriole and venule
视网膜鼻侧上小动脉和静脉

Optic disc
视神经盘

Inferior nasal retinal arteriole and venule
视网膜鼻侧下小动脉和静脉

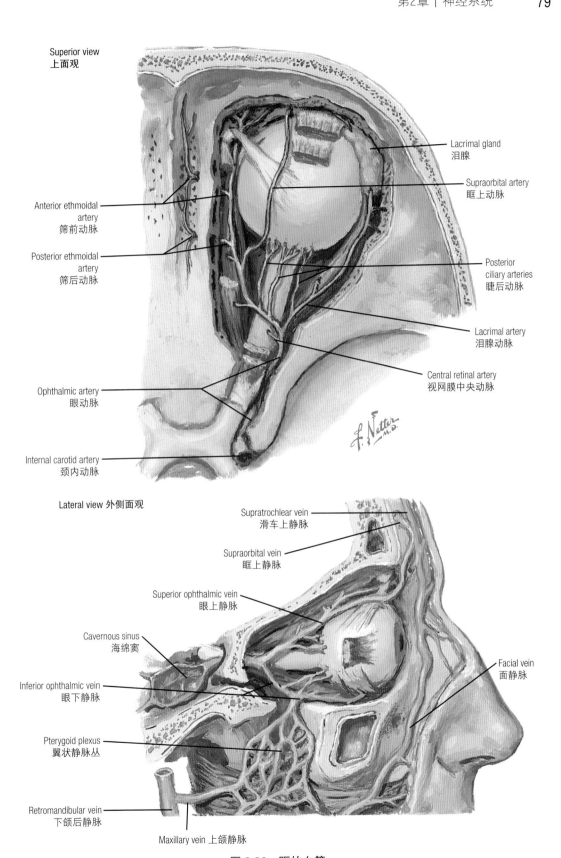

Superior view
上面观

Lacrimal gland
泪腺

Supraorbital artery
眶上动脉

Anterior ethmoidal
artery
筛前动脉

Posterior ethmoidal
artery
筛后动脉

Posterior
ciliary arteries
睫后动脉

Lacrimal artery
泪腺动脉

Central retinal artery
视网膜中央动脉

Ophthalmic artery
眼动脉

Internal carotid artery
颈内动脉

Lateral view 外侧面观

Supratrochlear vein
滑车上静脉

Supraorbital vein
眶上静脉

Superior ophthalmic vein
眼上静脉

Cavernous sinus
海绵窦

Facial vein
面静脉

Inferior ophthalmic vein
眼下静脉

Pterygoid plexus
翼状静脉丛

Retromandibular vein
下颌后静脉

Maxillary vein 上颌静脉

图 2.30　眶的血管

2.31 外耳及鼓膜

耳由三个部分组成，分别是外耳、中耳和内耳。**外耳**包括耳廓和外耳道两部分。**耳廓**为椭圆形结构，由被覆皮肤的弹性软骨构成。耳廓围绕外耳道，**外耳道**是由软骨（外侧部）和骨（内侧部）形成的弯曲通道。外耳道内衬皮肤，含有毛囊和腺体。这些腺体的分泌物以及死亡的皮肤细胞结合形成**耵聍**（耳垢），可润滑皮肤并阻止外来颗粒进入。外耳道的内侧端是半透明、椭圆形的**鼓膜**，鼓膜分隔了外耳和中耳的鼓室。鼓室内有听小骨，其中的锤骨有柄，附着于鼓膜内表面。这种附着给鼓膜施加了轻微的张力，从而在膜的外表面形成一个凹面。鼓膜的中央部分，也就是锤骨柄的尖端附着处，称为**鼓膜脐**。外耳收集的声波通过鼓膜的振动传递到中耳的听小骨。外耳各部位有包括 CN V、CN VII 和 CN X 在内的多条感觉神经分布。

临床聚焦

急性外耳道炎（"游泳耳"）是一种典型的由细菌感染引起的外耳道炎症。过度接触水是最常见的原因，水被困在外耳内，为细菌滋生创造了潮湿的环境。蜡质防护屏障的损坏，例如使用棉签，也会造成容易感染的环境。用耳镜观察鼓膜可为中耳健康状况提供线索。当光线照射到鼓膜外侧面时，通常在右耳的大约 5 点钟位置和左耳的大约 7 点钟位置产生反射——"光反射"或"光锥"。在耳镜检查中如果看到光反射证实您已经找到了鼓膜。在鼓室感染（**中耳炎**）的患者中，液体会在中耳内积聚，导致鼓膜向外耳道膨出。

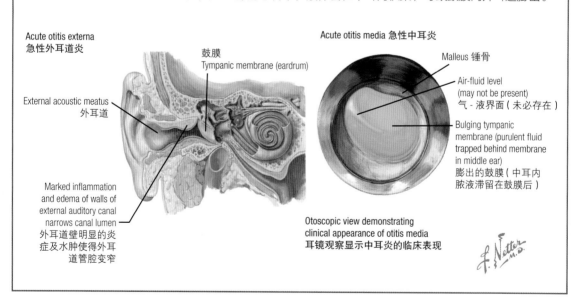

Acute otitis externa
急性外耳道炎

鼓膜
Tympanic membrane (eardrum)

External acoustic meatus
外耳道

Marked inflammation
and edema of walls of
external auditory canal
narrows canal lumen
外耳道壁明显的炎
症及水肿使得外耳
道管腔变窄

Acute otitis media 急性中耳炎

Malleus 锤骨

Air-fluid level
(may not be present)
气 - 液界面（未必存在）

Bulging tympanic
membrane (purulent fluid
trapped behind membrane
in middle ear)
膨出的鼓膜（中耳内
脓液滞留在鼓膜后）

Otoscopic view demonstrating
clinical appearance of otitis media
耳镜观察显示中耳炎的临床表现

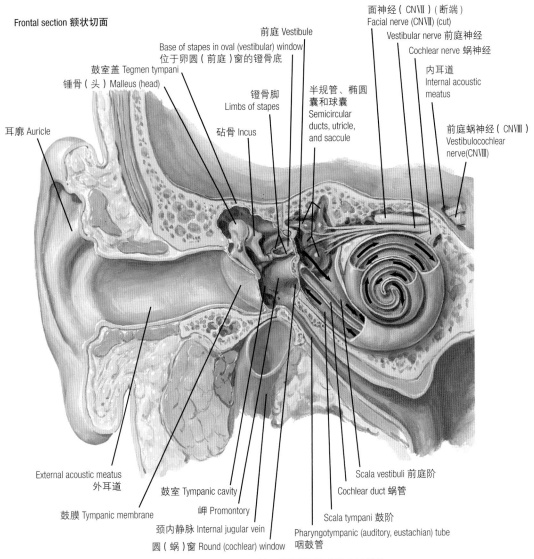

Frontal section 额状切面

面神经（CN Ⅶ）（断端）
Facial nerve (CN Ⅶ) (cut)

Vestibular nerve 前庭神经

Cochlear nerve 蜗神经

前庭 Vestibule

内耳道
Internal acoustic
meatus

Base of stapes in oval (vestibular) window
位于卵圆（前庭）窗的镫骨底

鼓室盖 Tegmen tympani

锤骨（头）Malleus (head)

镫骨脚
Limbs of stapes

半规管、椭圆
囊和球囊
Semicircular
ducts, utricle,
and saccule

砧骨 Incus

前庭蜗神经（CN Ⅷ）
Vestibulocochlear
nerve(CN Ⅷ)

耳廓 Auricle

External acoustic meatus
外耳道

鼓室 Tympanic cavity

鼓膜 Tympanic membrane

岬 Promontory

颈内静脉 Internal jugular vein

圆（蜗）窗 Round (cochlear) window

Scala vestibuli 前庭阶

Cochlear duct 蜗管

Scala tympani 鼓阶

Pharyngotympanic (auditory, eustachian) tube
咽鼓管

Note: Arrows indicate path of sound waves. 注：箭头所示为声波传达路径

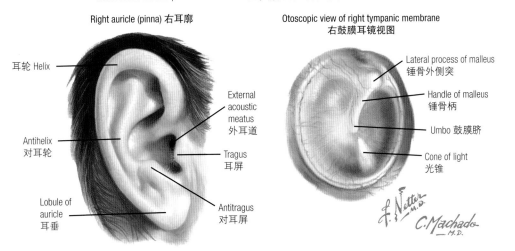

Right auricle (pinna) 右耳廓

耳轮 Helix

Antihelix
对耳轮

Lobule of
auricle
耳垂

External
acoustic
meatus
外耳道

Tragus
耳屏

Antitragus
对耳屏

Otoscopic view of right tympanic membrane
右鼓膜耳镜视图

Lateral process of malleus
锤骨外侧突

Handle of malleus
锤骨柄

Umbo 鼓膜脐

Cone of light
光锥

图 2.31　外耳及鼓膜

2.32 中耳

中耳由颞骨内一个形状不规则的腔（**鼓室**）构成，内衬黏膜。听小骨（**锤骨**、**砧骨**和**镫骨**）以及一些肌和神经都位于鼓室内。听骨链的振动将声波通过镫骨底传到内耳，镫骨底位于鼓室内侧壁的卵圆窗处。**鼓膜张肌**和**镫骨肌**可防止听小骨在听到过大声音时产生过度振动，从而起到保护作用。鼓室前壁有**咽鼓管**的开口，咽鼓管连接中耳和鼻咽部，使鼓室内的压力与大气压力平衡。鼓室后壁有一个开口，即**乳突窦口**，与乳突内被覆着黏膜的乳突小房相延续。鼓室内侧壁分隔了中耳与内耳，其最重要的特征是具有**卵圆窗**和**圆窗**以及**岬**，岬标记了深方耳蜗的位置。中耳黏膜接受来自**舌咽神经鼓室支**的感觉神经分布，鼓室支在岬表面形成神经丛。**面神经**在鼓室后方的面神经管内走行。面神经发出两个分支：在锤骨和砧骨之间穿过中耳的**鼓索神经**，以及支配镫骨肌的**镫骨肌神经**。鼓索神经传递支配下颌下腺和舌下腺的副交感神经的信息，以及来自舌前 2/3 特殊传入神经的味觉信息。

临床聚焦

咽鼓管上皮的特征是其纤毛可以清除鼓室的黏液；但是，如果分泌物积聚，中耳则可能发炎（**中耳炎**）。在儿童，中耳炎的发生通常由于咽鼓管引流不足（婴幼儿的咽鼓管更水平）或管口堵塞（如咽扁桃体肿胀）。在成人，中耳炎往往与吸烟有关，因为烟草的烟雾可麻痹纤毛。中耳感染可扩散至乳突小房，引起**乳突炎**。

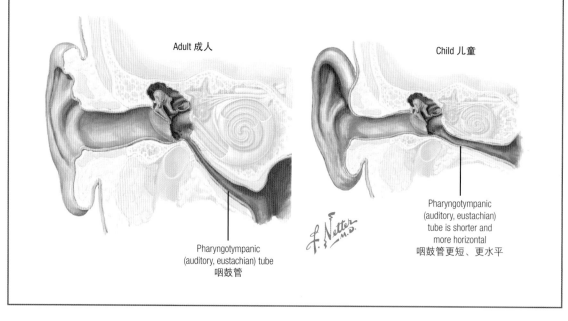

Adult 成人

Child 儿童

Pharyngotympanic (auditory, eustachian) tube 咽鼓管

Pharyngotympanic (auditory, eustachian) tube is shorter and more horizontal 咽鼓管更短、更水平

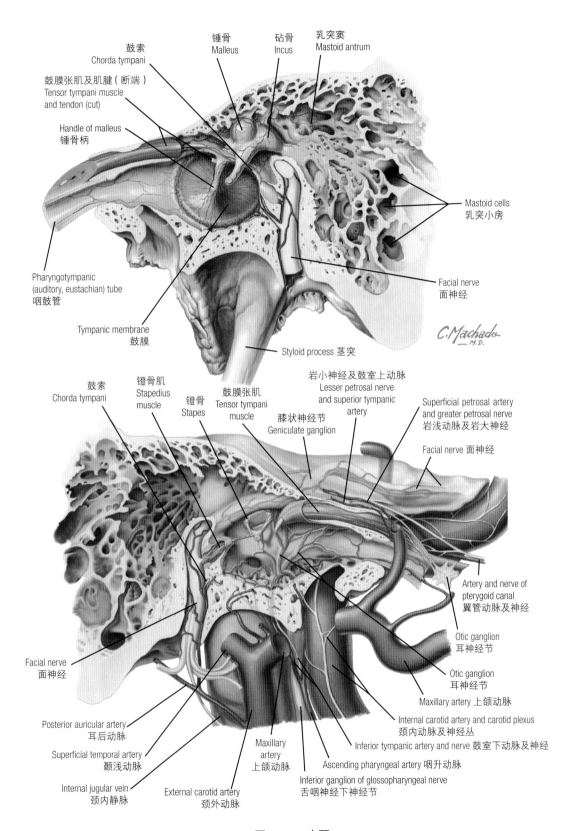

鼓索
Chorda tympani

鼓膜张肌及肌腱（断端）
Tensor tympani muscle
and tendon (cut)

Handle of malleus
锤骨柄

锤骨
Malleus

砧骨
Incus

乳突窦
Mastoid antrum

Mastoid cells
乳突小房

Pharyngotympanic
(auditory, eustachian) tube
咽鼓管

Facial nerve
面神经

Tympanic membrane
鼓膜

Styloid process 茎突

C. Machado
M.D.

鼓索
Chorda tympani

镫骨肌
Stapedius
muscle

镫骨
Stapes

鼓膜张肌
Tensor tympani
muscle

岩小神经及鼓室上动脉
Lesser petrosal nerve
and superior tympanic
artery

膝状神经节
Geniculate ganglion

Superficial petrosal artery
and greater petrosal nerve
岩浅动脉及岩大神经

Facial nerve 面神经

Artery and nerve of
pterygoid canal
翼管动脉及神经

Otic ganglion
耳神经节

Facial nerve
面神经

Otic ganglion
耳神经节

Maxillary artery 上颌动脉

Internal carotid artery and carotid plexus
颈内动脉及神经丛

Inferior tympanic artery and nerve 鼓室下动脉及神经

Ascending pharyngeal artery 咽升动脉

Inferior ganglion of glossopharyngeal nerve
舌咽神经下神经节

Posterior auricular artery
耳后动脉

Superficial temporal artery
颞浅动脉

Internal jugular vein
颈内静脉

External carotid artery
颈外动脉

Maxillary
artery
上颌动脉

图 2.32　中耳

2.33 内耳

内耳由颞骨岩部的多个腔组成，其中包含了特殊感觉的听觉和平衡觉感受器。这些腔统称为**骨迷路**，由**耳蜗**、**前庭**和三个**半规管**组成。骨迷路内衬由囊、管组成的**膜迷路**。具体来说，耳蜗包绕着**蜗管**，前庭容纳着**椭圆囊**和**球囊**，而骨半规管包围着**膜半规管**。膜迷路充满了称为**内淋巴**的液体，而膜迷路和骨迷路之间的间隙中充满了**外淋巴**。蜗管中包含特殊的听觉感受器（Corti **器**）。传导平衡觉信息的感受器（**囊斑和壶腹嵴**）位于椭圆囊、球囊和膜半规管的壶腹（膨大部）。这些器官中的感受器含有毛细胞，其可被液体流动所刺激。来自镫骨底的声波通过外淋巴传播，穿过膜迷路壁进入充满内淋巴的腔室。刺激毛细胞可使 CNⅧ的蜗部和前庭部产生动作电位。

临床聚焦

耳聋主要有三种类型：传导性耳聋、感觉神经性耳聋和混合性耳聋。传导性耳聋是由于有障碍物阻止声波到达内耳，如过多的耳垢或肿瘤。内耳毛细胞或前庭蜗神经受损可产生**感觉神经性耳聋**。这种类型最常见的原因是衰老，佩戴助听器通常是一种有效的治疗方法，除非耳聋特别严重。人工耳蜗是一种将声波转换为电信号的装置，其可刺激前庭蜗神经，这些设备为严重耳聋的患者提供了一种治疗选择。**混合性耳聋**患者兼有感觉神经性和传导性耳聋。前庭系统最常见的疾病是**眩晕**，即头晕或感觉周围环境在旋转。眩晕一般是由于碳酸钙晶体在膜迷路聚积，干扰了液体运动，从而导致前庭器内毛细胞被异常刺激所致。

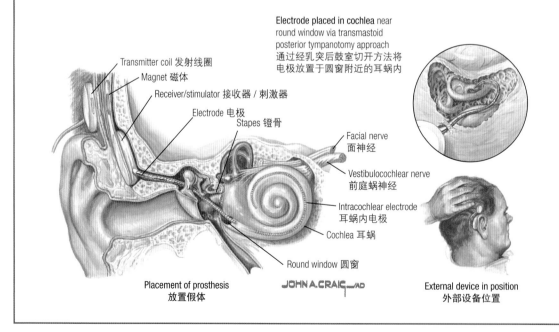

Electrode placed in cochlea near round window via transmastoid posterior tympanotomy approach
通过经乳突后鼓室切开方法将电极放置于圆窗附近的耳蜗内

Transmitter coil 发射线圈
Magnet 磁体
Receiver/stimulator 接收器 / 刺激器
Electrode 电极
Stapes 镫骨
Facial nerve 面神经
Vestibulocochlear nerve 前庭蜗神经
Intracochlear electrode 耳蜗内电极
Cochlea 耳蜗
Round window 圆窗

Placement of prosthesis 放置假体

JOHN A. CRAIG—AD

External device in position 外部设备位置

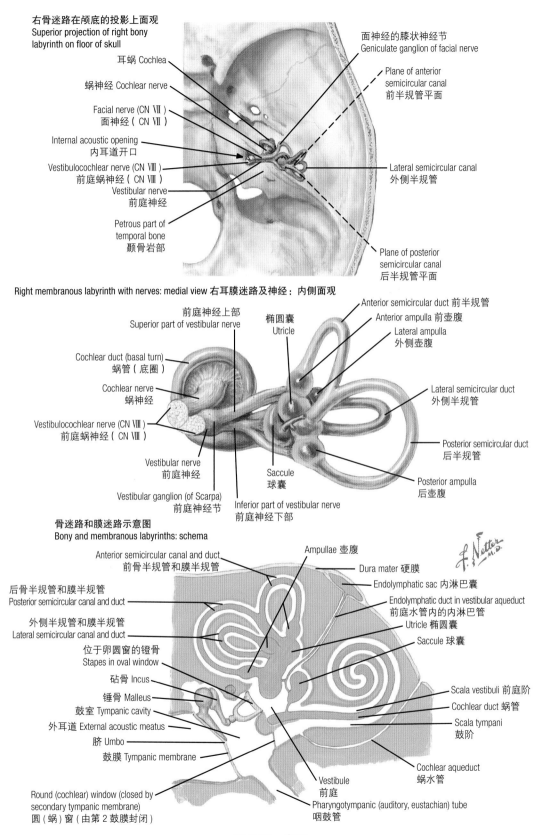

右骨迷路在颅底的投影上面观
Superior projection of right bony labyrinth on floor of skull

耳蜗 Cochlea

蜗神经 Cochlear nerve

Facial nerve (CN Ⅶ)
面神经（CN Ⅶ）

Internal acoustic opening
内耳道开口

Vestibulocochlear nerve (CN Ⅷ)
前庭蜗神经（CN Ⅷ）

Vestibular nerve
前庭神经

Petrous part of temporal bone
颞骨岩部

面神经的膝状神经节
Geniculate ganglion of facial nerve

Plane of anterior semicircular canal
前半规管平面

Lateral semicircular canal
外侧半规管

Plane of posterior semicircular canal
后半规管平面

Right membranous labyrinth with nerves: medial view 右耳膜迷路及神经：内侧面观

前庭神经上部
Superior part of vestibular nerve

椭圆囊
Utricle

Cochlear duct (basal turn)
蜗管（底圈）

Cochlear nerve
蜗神经

Vestibulocochlear nerve (CN Ⅷ)
前庭蜗神经（CN Ⅷ）

Vestibular nerve
前庭神经

Vestibular ganglion (of Scarpa)
前庭神经节

Inferior part of vestibular nerve
前庭神经下部

Saccule
球囊

Anterior semicircular duct 前半规管
Anterior ampulla 前壶腹
Lateral ampulla
外侧壶腹

Lateral semicircular duct
外侧半规管

Posterior semicircular duct
后半规管

Posterior ampulla
后壶腹

骨迷路和膜迷路示意图
Bony and membranous labyrinths: schema

Anterior semicircular canal and duct
前骨半规管和膜半规管

后骨半规管和膜半规管
Posterior semicircular canal and duct

外侧半规管和膜半规管
Lateral semicircular canal and duct

位于卵圆窗的镫骨
Stapes in oval window

砧骨 Incus

锤骨 Malleus

鼓室 Tympanic cavity

外耳道 External acoustic meatus

脐 Umbo

鼓膜 Tympanic membrane

Round (cochlear) window (closed by secondary tympanic membrane)
圆（蜗）窗（由第2鼓膜封闭）

Ampullae 壶腹

Dura mater 硬膜

Endolymphatic sac 内淋巴囊

Endolymphatic duct in vestibular aqueduct
前庭水管内的内淋巴管

Utricle 椭圆囊

Saccule 球囊

Scala vestibuli 前庭阶

Cochlear duct 蜗管

Scala tympani
鼓阶

Cochlear aqueduct
蜗水管

Vestibule
前庭

Pharyngotympanic (auditory, eustachian) tube
咽鼓管

图 2.33　内耳

第3章　肌与骨骼系统

3.1　肌与骨骼系统 90

3.2　骨连结 92

3.3　骨骼肌 94

3.4　颅 96

3.5　面部浅层肌和头皮 98

3.6　面部深层肌和颞下颌关节 100

3.7　面部的血管 102

3.8　颈部分区和筋膜 104

3.9　颈肌 106

3.10　颈部的血管和神经 108

3.11　头颈部的淋巴管和淋巴结 110

3.12　脊柱 112

3.13　椎骨的分区分类 114

3.14　脊柱的连结和韧带 116

3.15　背肌 118

3.16　肩部的骨学 120

3.17　肩部肌：肱骨部 122

3.18　肩部肌：肩胛骨部 124

3.19　肩部和腋窝的血管 126

3.20　肩部和腋窝的神经 128

3.21　臂和肘关节的骨学 130

3.22 臂肌 132

3.23 臂的血管 134

3.24 臂的神经 136

3.25 前臂、腕和手的骨学 138

3.26 前臂肌：前群 140

3.27 前臂肌：后群 142

3.28 腕管和解剖学鼻烟壶 144

3.29 前臂的血管和神经 146

3.30 手肌 148

3.31 手的血管和神经 150

3.32 躯干的骨学和筋膜 152

3.33 躯干肌 154

3.34 躯干的血管 156

3.35 躯干的神经 158

3.36 腹股沟区 160

3.37 股和髋的骨学 162

3.38 臀区的骨学 164

3.39 股部和臀区的肌 166

3.40 股部和臀区的肌 168

3.41 股部和臀区的血管 172

3.42 股部和臀区的神经 174

3.43 膝关节 176

3.44 小腿的骨学 178

3.45 足和踝关节的骨学 180

3.46 小腿肌：前群和外侧群 182

3.47 小腿肌：后群 184

3.48 小腿的血管 186

3.49 小腿的神经 188

3.50 足背 190

3.51 足的跖面：第1层 192

3.52 足的跖面：第2、3、4层 194

3.1 肌与骨骼系统

　　肌与**骨骼系统**共同支撑和移动身体因而为一天然匹配的系统。骨骼系统主要由骨和软骨两种组织组成，它们为中轴骨和附肢骨的主要组分。**骨**是一种活组织，可以响应施加在其上的力而发生变化。因此，在骨表面上看到的各种突起、嵴和沟常与肌腱、韧带的附着部位或经过骨的结构（如血管和神经）有关。**软骨**覆盖于构成骨连结的骨表面，以减轻可移动关节处的摩擦，并在用于增加灵活度的骨连结处将骨连接在一起。虽然肌系统有三种基本类型，但骨骼肌是唯一与骨相关联并移动身体的类型。**骨骼肌**因其肌纤维中有明显的条纹，又称横纹肌；而其随意肌的命名则因其可自主控制。骨骼肌通过牵拉皮肤、骨和结缔组织等结构而使身体运动。肌不能产生推的动作——它们只能通过在收缩过程中缩短纤维长度来产生牵拉运动。

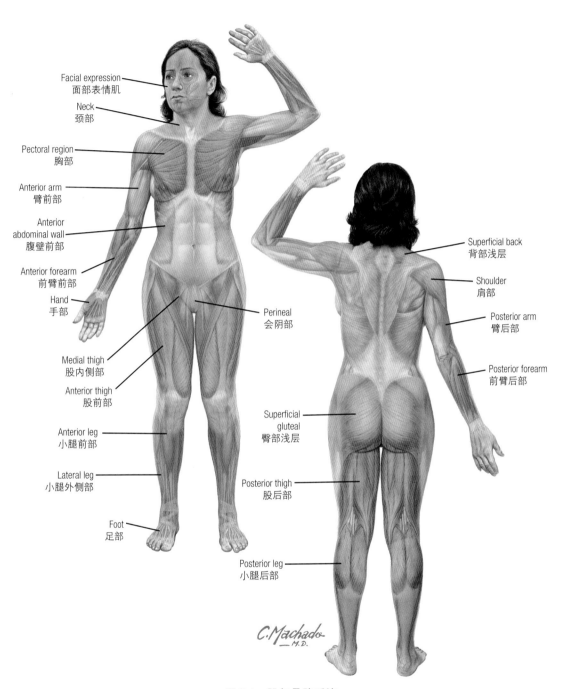

图 3.1　肌与骨骼系统

3.2 骨连结

　　构成骨骼的骨在骨连结处相互连结，以促进运动（滑膜关节）或提供骨间（非滑膜关节、不动关节）的稳定结合。**滑膜关节**中相邻的骨表面被**关节软骨**覆盖，并被**纤维性关节囊**包裹。关节囊内面衬有可分泌滑液的**滑膜**，滑液可润滑关节表面，并为关节软骨提供营养。肘关节是滑膜关节的范例。非滑膜关节根据连结骨的组织不同分为纤维连结和软骨连结两类。**纤维连结**中的骨由致密纤维结缔组织相连，运动有限。颅骨的缝和通过骨间膜连接前臂桡骨和尺骨的尺桡骨联合均为纤维连结。**软骨连结**通过软骨连接骨骼。一些软骨连结是暂时的，例如发育中骨的骺板。另外还有利用纤维软骨盘将骨连结在一起以提供灵活性和强度，例如，将椎骨连结在一起的椎间盘。大多数骨连结有**韧带**支持，韧带是将骨连结在一起的结缔组织带。

临床聚焦

　　关节发生炎症称为**关节炎**，通常可产生关节的疼痛、肿胀和僵硬。最常见的关节炎类型是**骨关节炎**，也称为"退行性关节炎"，是由关节软骨随着时间的推移逐渐退化引起的。在疾病的晚期，软骨完全磨损，导致骨与骨直接摩擦。严重病例可以通过关节置换（假体）进行治疗。**类风湿关节炎**是另一种常见的关节炎，为一种自身免疫性疾病，可由不同机制引发。在此种疾病中，免疫系统攻击关节的滑膜，产生慢性炎症，最终可能造成骨和软骨的永久性损伤。

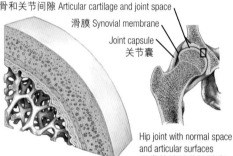

正常关节和关节面 Normal joint and articular surface

关节软骨和关节间隙 Articular cartilage and joint space
滑膜 Synovial membrane
Joint capsule 关节囊

Hip joint with normal space and articular surfaces
正常的髋关节间隙和关节面

Architecture of articular cartilage and subchondral bone
关节软骨和软骨下骨的结构

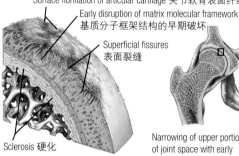

Early degenerative changes 早期退行性改变

Surface fibrillation of articular cartilage 关节软骨表面纤维化
Early disruption of matrix molecular framework 基质分子框架结构的早期破坏
Superficial fissures 表面裂缝

Sclerosis 硬化
Sclerosis (thickening) of subchondral bone early sign of degeneration
软骨下骨硬化（增厚）是早期退变的标志

Narrowing of upper portion of joint space with early degeneration of articular cartilage
关节间隙上部变窄并伴随关节软骨早期退变

C.Machado
—M.D.

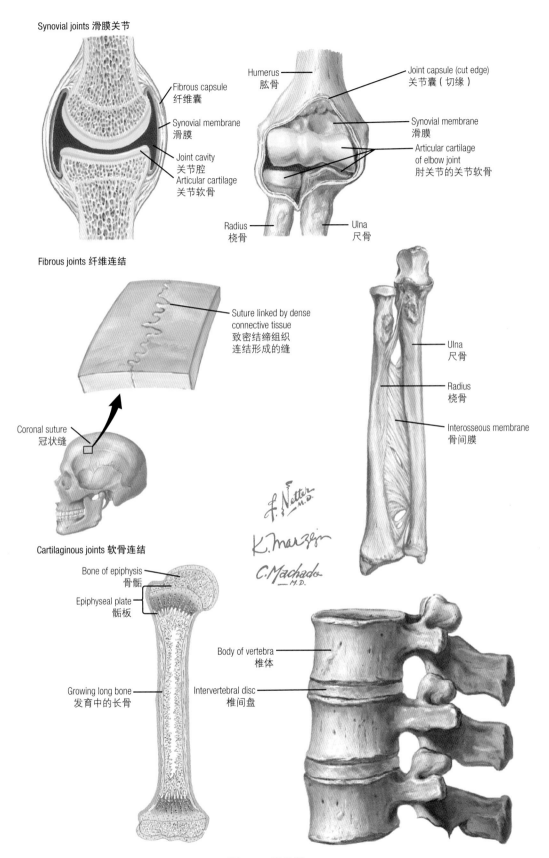

Synovial joints 滑膜关节

Fibrous capsule
纤维囊

Synovial membrane
滑膜

Joint cavity
关节腔
Articular cartilage
关节软骨

Humerus
肱骨

Joint capsule (cut edge)
关节囊（切缘）

Synovial membrane
滑膜

Articular cartilage
of elbow joint
肘关节的关节软骨

Radius
桡骨

Ulna
尺骨

Fibrous joints 纤维连结

Suture linked by dense
connective tissue
致密结缔组织
连结形成的缝

Coronal suture
冠状缝

Ulna
尺骨

Radius
桡骨

Interosseous membrane
骨间膜

Cartilaginous joints 软骨连结

Bone of epiphysis
骨骺

Epiphyseal plate
骺板

Body of vertebra
椎体

Growing long bone
发育中的长骨

Intervertebral disc
椎间盘

图 3.2　骨连结

3.3 骨骼肌

典型的骨骼肌具有一个由肌纤维组成的**肌腹**和一个或多个由致密结缔组织组成的**肌腱**。肌腱通常形似条索状或扁片状（**腱膜**）。肌与骨等结构相连接的位置称为附着点。典型的肌有一个或多个固定的（非移动的）附着点，称为**起点**。运动发生在**止点**处。通常，当肌收缩时，止点会向起点移动（**肌运动**）。但是，如果止点是固定的（被阻止移动），则起点可以向止点移动，该运动称为肌的"反向运动"。肌的名称通常可描述其一个或多个特征，例如其**形状**、**大小**、**纤维方向**、**位置**、**功能**或**附着点**。例如，前臂的旋前方肌是一种可以旋前的四边形肌。胸锁乳突肌是起于胸骨和锁骨并止于颞骨乳突的肌。腹直肌的肌纤维是直的，而腹内斜肌的肌纤维呈斜角方向。肌由运动神经元和感觉神经元支配。运动神经元维持肌的张力并使其收缩。感觉神经元传递本体感觉信息（对肌的张力和空间位置的感知）和疼痛感；例如，由肌纤维撕裂引发的疼痛。

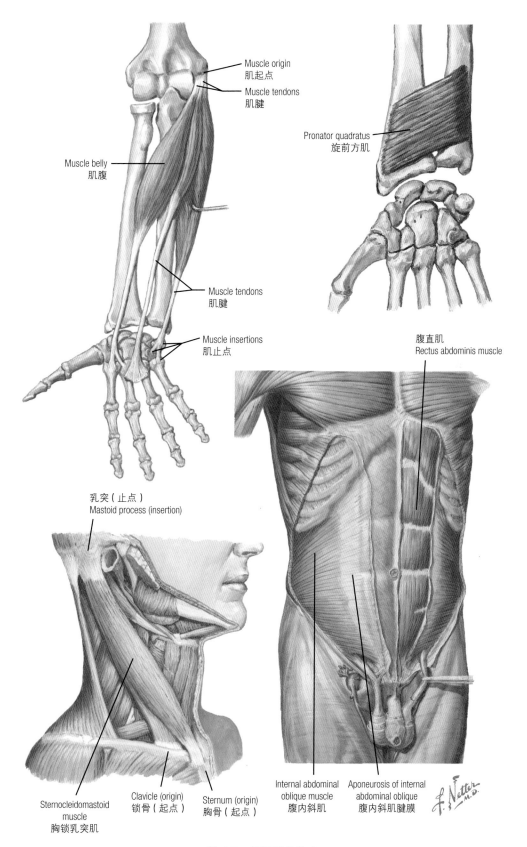

Muscle origin
肌起点

Muscle tendons
肌腱

Muscle belly
肌腹

Muscle tendons
肌腱

Muscle insertions
肌止点

Pronator quadratus
旋前方肌

腹直肌
Rectus abdominis muscle

乳突（止点）
Mastoid process (insertion)

Sternocleidomastoid
muscle
胸锁乳突肌

Clavicle (origin)
锁骨（止点）

Sternum (origin)
胸骨（起点）

Internal abdominal
oblique muscle
腹内斜肌

Aponeurosis of internal
abdominal oblique
腹内斜肌腱膜

图3.3　骨骼肌的特点

3.4 颅

　　颅由许多较小的骨通过称为**缝**的纤维连结相连。婴儿颅骨之间存在称为**囟**的膜状区域，以利于生长。前囟和后囟是其中最大的，通常被称为婴儿头部的"软点"。为使颅腔可随着脑的生长而扩张，缝直到成年才完全闭合。颅的两个基本组成是包围脑的**脑颅**和构成面部框架的**面颅**。脑颅的穹窿状顶部称为**颅盖**，由**额骨**、成对的**顶骨**和**枕骨**组成。这些骨之间的缝称为**冠状缝**、**矢状缝**和**人字缝**，它们在前囟点和后囟点处相交。除额骨和顶骨外，脑颅的外侧部由**颞骨**和**蝶骨**形成。**翼点**是额骨、顶骨、颞骨和蝶骨的交汇点。面颅主要由**额骨**、3 组成对骨（**鼻骨**、**上颌骨**和**颧骨**）和**下颌骨**组成。眶和鼻腔中的其他小骨也被认为是面颅骨的一部分。上列牙的牙槽位于上颌骨内，而下列牙的牙槽位于下颌骨内。下颌骨是一块独立的骨，在**颞下颌关节**（temporomandibular joints, TMJs）处与颅底相关节。下颌骨的主要部分包括下颌体、下颌支、下颌角、冠突和髁突。

临床聚焦

　　颅缝早闭是一种颅骨缝过早闭合的情况。这会影响颅骨和脑的正常发育。最常见的颅缝早闭类型是舟状头，是由于矢状缝过早融合，因而颅骨在前、后部生长过多所致。如果冠状缝过早闭合，颅不能向上扩展，而是向外侧生长，则形成短而宽的头部（平头畸形）。**翼点**是颅骨的一个特别薄弱的区域，在头部外伤时容易骨折，该区域的骨折可能会损伤深面的脑膜中动脉，导致硬膜外血肿（另见 2.4 临床聚焦）。

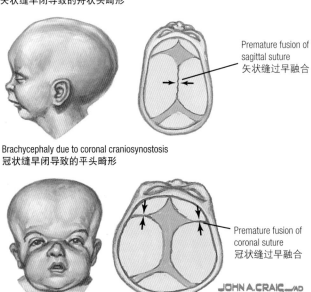

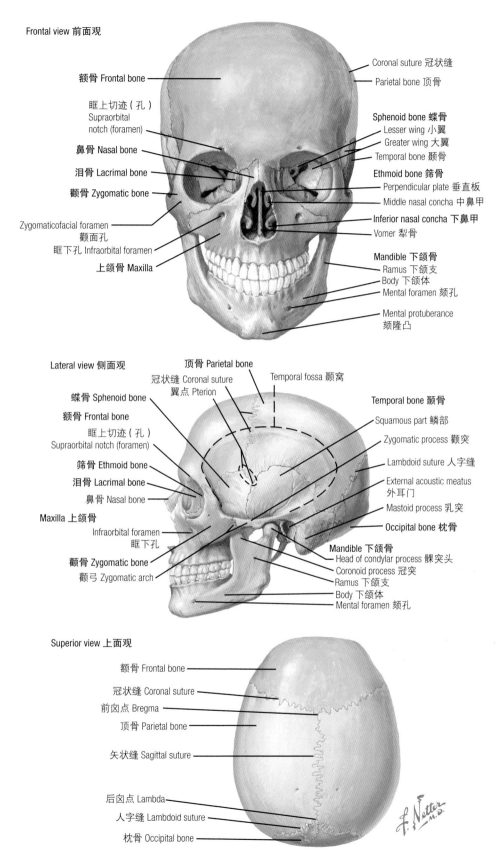

Frontal view 前面观

额骨 Frontal bone

眶上切迹（孔）
Supraorbital
notch (foramen)

鼻骨 Nasal bone

泪骨 Lacrimal bone

颧骨 Zygomatic bone

Zygomaticofacial foramen
颧面孔

眶下孔 Infraorbital foramen

上颌骨 Maxilla

Coronal suture 冠状缝

Parietal bone 顶骨

Sphenoid bone 蝶骨

Lesser wing 小翼

Greater wing 大翼

Temporal bone 颞骨

Ethmoid bone 筛骨

Perpendicular plate 垂直板

Middle nasal concha 中鼻甲

Inferior nasal concha 下鼻甲

Vomer 犁骨

Mandible 下颌骨

Ramus 下颌支

Body 下颌体

Mental foramen 颏孔

Mental protuberance
颏隆凸

Lateral view 侧面观

顶骨 Parietal bone

冠状缝 Coronal suture

翼点 Pterion

Temporal fossa 颞窝

蝶骨 Sphenoid bone

额骨 Frontal bone

眶上切迹（孔）
Supraorbital notch (foramen)

筛骨 Ethmoid bone

泪骨 Lacrimal bone

鼻骨 Nasal bone

Maxilla 上颌骨

Infraorbital foramen
眶下孔

颧骨 Zygomatic bone

颧弓 Zygomatic arch

Temporal bone 颞骨

Squamous part 鳞部

Zygomatic process 颧突

Lambdoid suture 人字缝

External acoustic meatus
外耳门

Mastoid process 乳突

Occipital bone 枕骨

Mandible 下颌骨

Head of condylar process 髁突头

Coronoid process 冠突

Ramus 下颌支

Body 下颌体

Mental foramen 颏孔

Superior view 上面观

额骨 Frontal bone

冠状缝 Coronal suture

前囟点 Bregma

顶骨 Parietal bone

矢状缝 Sagittal suture

后囟点 Lambda

人字缝 Lambdoid suture

枕骨 Occipital bone

图 3.4　颅

3.5 面部浅层肌和头皮

面部表情肌位于面部和颈部的皮下组织内，受**面神经**（CN Ⅶ）终支支配（见 2.13）。大多数表情肌起源于颅骨或筋膜，止于皮肤。主要的表情肌如下：

- **额肌**——可移动头皮、使额头皮肤出现皱纹并提眉。
- **眼轮匝肌**——围绕眼部的环形肌，可闭合眼睑。
- **颧大肌**——提升口角的肌，例如产生微笑。
- **颊肌**——参与鼓腮和咀嚼运动的主要肌。
- **口轮匝肌**——环形肌，可闭口。
- **颈阔肌**——扁肌，可下拉口角并拉紧颈部皮肤。

头皮有五层，可以通过英文单词"SCALP"（头皮）帮助记忆：**皮肤 S**（skin）、**致密结缔组织 C**（connective tissue-dense）、**腱膜 A**（aponeurosis）、**疏松结缔组织 L**（loose connective tissue）和**骨膜 P**（pericranium）。第二层的致密结缔组织包含供应头皮的血管和神经。第三层的腱膜为额肌的肌腱，同时也是颅骨后部枕肌的肌腱；这两块肌的肌腹一起形成枕额肌。面部皮肤和头皮前外侧部分由**三叉神经**支配（另见 2.12）。颈神经的分支支配头皮后部。

临床聚焦

脑神经检查时通过测试面部肌的功能，可以评估面神经是否损伤。通常要求患者完成提眉、闭眼、微笑、鼓腮、撅嘴等动作。面神经损伤时可导致面肌功能缺陷（另见 2.13 临床聚焦）。围绕在头皮动、静脉周围的致密结缔组织可显著阻碍血管收缩；因此，头皮伤口出血量通常会比较大。

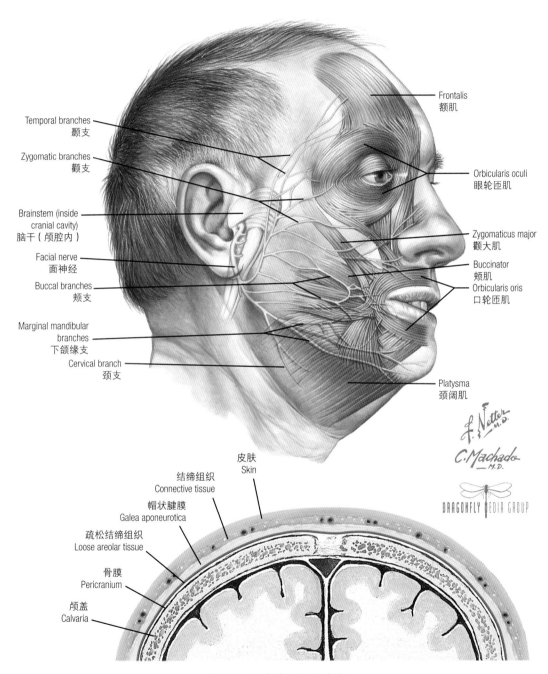

Temporal branches
颞支

Zygomatic branches
颧支

Brainstem (inside
cranial cavity)
脑干（颅腔内）

Facial nerve
面神经

Buccal branches
颊支

Marginal mandibular
branches
下颌缘支

Cervical branch
颈支

Frontalis
额肌

Orbicularis oculi
眼轮匝肌

Zygomaticus major
颧大肌

Buccinator
颊肌

Orbicularis oris
口轮匝肌

Platysma
颈阔肌

皮肤
Skin

结缔组织
Connective tissue

帽状腱膜
Galea aponeurotica

疏松结缔组织
Loose areolar tissue

骨膜
Pericranium

颅盖
Calvaria

图 3.5　面部浅层肌和头皮

3.6　面部深层肌和颞下颌关节

颞下颌关节是下颌骨**髁突**与颞骨**下颌窝**之间形成的关节。关节内有一个**关节盘**，将滑膜腔分成两部分。关节结节标志着关节面的前界。在颞下颌关节处下颌骨可进行四种基本运动：上提、下降、前进（向前移动）和后退（向后移动）。张口时下颌骨髁突向前滑动到关节结节并向下旋转，因而同时涉及下降和前进运动。四块**咀嚼肌**是运动下颌骨的主要肌。咀嚼过程中发生的复杂运动是左右两侧肌交替收缩的结果。

肌	起点	止点	神经支配	主要功能
颞肌	颞窝	下颌骨冠突	CN V₃	上提和向后牵拉下颌骨
咬肌	颧弓	下颌支（外侧面）	CN V₃	上提下颌骨
翼内肌	翼突外侧板（内侧面）	下颌支（内侧面）	CN V₃	上提和前伸下颌骨；侧方研磨
翼外肌	蝶骨；翼突外侧板（外侧面）	颞下颌关节的关节盘和关节囊；下颌颈	CN V₃	前伸下颌骨；侧方研磨

咀嚼肌由三叉神经的下颌支（CN V₃）支配。

临床聚焦

颞下颌关节脱位可发生于张口过大超过了正常范围时，或者结构变化影响了关节稳定性时（例如由于关节炎）。脱位通常向前，此时髁突向前滑动超过了前结节并且无法返回下颌窝。

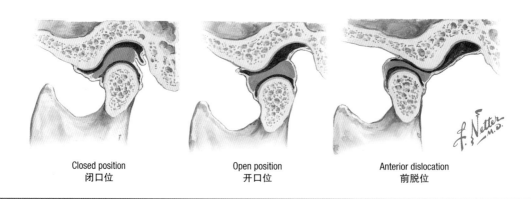

Closed position	Open position	Anterior dislocation
闭口位	开口位	前脱位

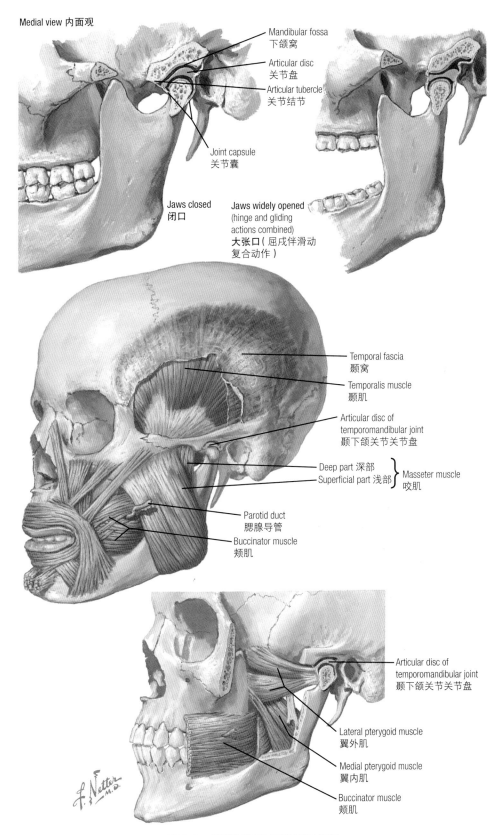

Medial view 内面观

Mandibular fossa
下颌窝

Articular disc
关节盘

Articular tubercle
关节结节

Joint capsule
关节囊

Jaws closed
闭口

Jaws widely opened
(hinge and gliding
actions combined)
大张口 (屈戍伴滑动
复合动作)

Temporal fascia
颞窝

Temporalis muscle
颞肌

Articular disc of
temporomandibular joint
颞下颌关节关节盘

Deep part 深部
Superficial part 浅部 } Masseter muscle
咬肌

Parotid duct
腮腺导管

Buccinator muscle
颊肌

Articular disc of
temporomandibular joint
颞下颌关节关节盘

Lateral pterygoid muscle
翼外肌

Medial pterygoid muscle
翼内肌

Buccinator muscle
颊肌

图 3.6　面部深层肌和颞下颌关节

3.7 面部的血管

供应面部和头皮的动脉主要是颈外动脉的分支；但颈内动脉也有参与。**面动脉**起自颈外动脉，经下颌骨下缘到达面部。**颞浅动脉**是颈外动脉的终支之一，分支到面部的外侧，但主要供应头皮的外侧面。头皮的后部也由颈外动脉通过其枕支供血。**眼动脉**的末端分支（来自颈内动脉）从眼眶穿出后供应前额和头皮的前部。静脉与以上动脉伴行并最终引流到颈外静脉和颈内静脉。面深部由**上颌动脉**供血。上颌动脉从颈外动脉发出后，走行在下颌骨深方，发出分支到咀嚼肌以及包括鼻腔、上腭和牙在内的许多其他结构。

临床聚焦

面部深静脉形成一广泛的静脉丛，称为**翼丛**，与眶、鼻腔和口腔的多条静脉相连。此外，有小静脉连通翼丛和海绵窦。因此，来自面部或鼻腔等区域的感染可以通过静脉系统扩散到颅腔（另见 2.6 临床聚焦）。

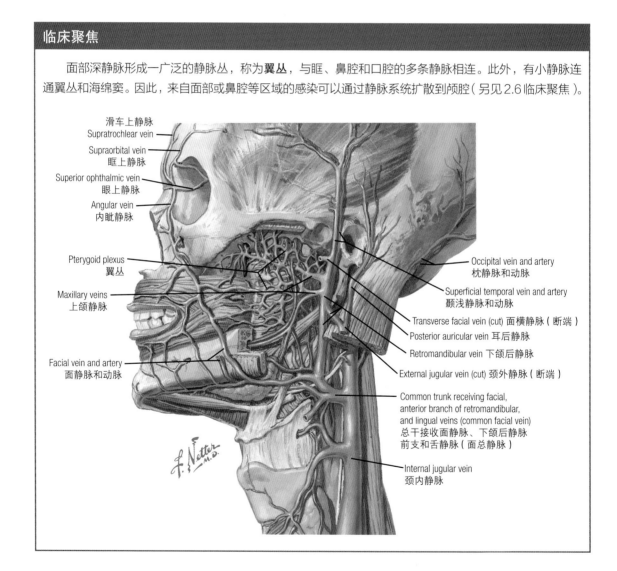

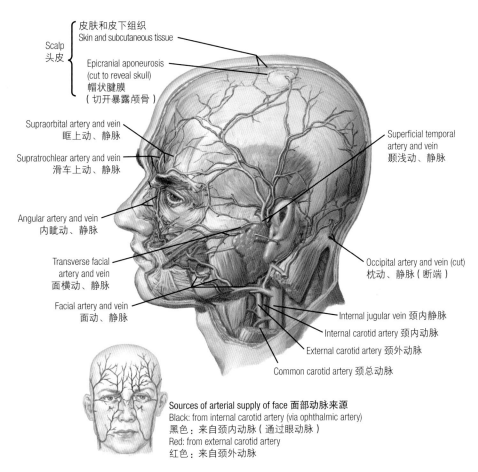

Scalp
头皮

皮肤和皮下组织
Skin and subcutaneous tissue

Epicranial aponeurosis
(cut to reveal skull)
帽状腱膜
（切开暴露颅骨）

Supraorbital artery and vein
眶上动、静脉

Supratrochlear artery and vein
滑车上动、静脉

Superficial temporal
artery and vein
颞浅动、静脉

Angular artery and vein
内眦动、静脉

Transverse facial
artery and vein
面横动、静脉

Facial artery and vein
面动、静脉

Occipital artery and vein (cut)
枕动、静脉（断端）

Internal jugular vein 颈内静脉

Internal carotid artery 颈内动脉

External carotid artery 颈外动脉

Common carotid artery 颈总动脉

Sources of arterial supply of face 面部动脉来源
Black: from internal carotid artery (via ophthalmic artery)
黑色：来自颈内动脉（通过眼动脉）
Red: from external carotid artery
红色：来自颈外动脉

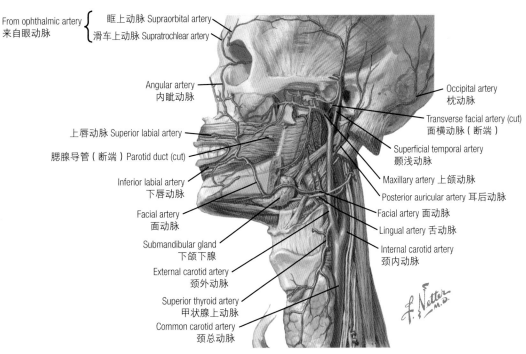

From ophthalmic artery
来自眼动脉

眶上动脉 Supraorbital artery

滑车上动脉 Supratrochlear artery

Angular artery
内眦动脉

Occipital artery
枕动脉

Transverse facial artery (cut)
面横动脉（断端）

上唇动脉 Superior labial artery

腮腺导管（断端）Parotid duct (cut)

Superficial temporal artery
颞浅动脉

Maxillary artery 上颌动脉

Inferior labial artery
下唇动脉

Posterior auricular artery 耳后动脉

Facial artery
面动脉

Facial artery 面动脉

Lingual artery 舌动脉

Submandibular gland
下颌下腺

Internal carotid artery
颈内动脉

External carotid artery
颈外动脉

Superior thyroid artery
甲状腺上动脉

Common carotid artery
颈总动脉

图 3.7　面部的血管

3.8 颈部分区和筋膜

　　颈部可分为多个区和骨筋膜室。颈部的两个分区——颈前三角和颈后三角，部分是基于其与胸锁乳突肌的关系来定义的。**颈前三角**位于胸锁乳突肌的前方，以下颌骨下缘和颈中线为界。**颈后三角**由胸锁乳突肌的后缘、斜方肌的前缘和锁骨界定。在皮下组织深处，颈深筋膜将颈部结构分成多层的骨筋膜室。颈筋膜的最浅层围绕斜方肌和胸锁乳突肌，称为**颈深筋膜浅层**。颈深筋膜中层包括舌骨下肌周围的**舌骨下筋膜**、颈部脏器周围的**气管前筋膜**、咽和食管后方的**颊咽筋膜**。颈深筋膜的深层围绕颈椎和颈部深层肌，通常形成单层的**椎前筋膜**；而在脊柱前方可以看到另一层，称为**翼状筋膜**。成对的**颈动脉鞘**围绕着颈部的主要神经血管。

肌	起点	止点	神经支配	主要功能
胸锁乳突肌	胸骨柄和锁骨的内 1/3 段	颞骨乳突	副神经	使颈侧屈，下颏指向身体的对侧

临床聚焦

　　胸锁乳突肌是颈部的重要体表标志。在胸锁乳突肌上半部的前方可触及**颈动脉搏动**，而胸锁乳突肌后缘可帮助引导**颈丛神经阻滞**的进针位置。咽后间隙是颊咽筋膜后方和翼状筋膜前方的疏松结缔组织区域，从颅底延伸到上纵隔，成为从颈部到纵隔的**感染扩散**途径。

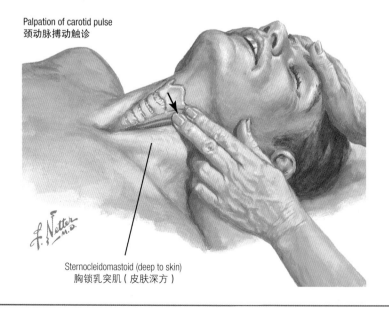

Palpation of carotid pulse
颈动脉搏动触诊

Sternocleidomastoid (deep to skin)
胸锁乳突肌（皮肤深方）

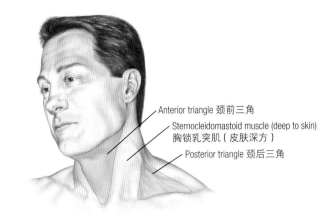

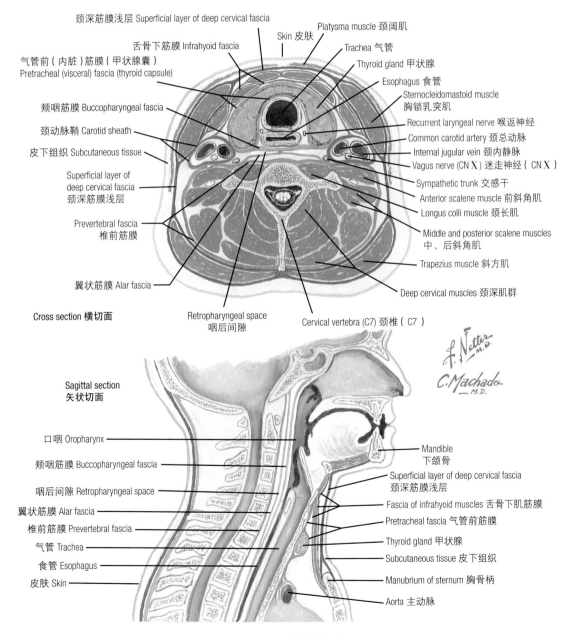

Anterior triangle 颈前三角

Sternocleidomastoid muscle (deep to skin) 胸锁乳突肌（皮肤深方）

Posterior triangle 颈后三角

颈深筋膜浅层 Superficial layer of deep cervical fascia

Skin 皮肤　Platysma muscle 颈阔肌

舌骨下筋膜 Infrahyoid fascia

Trachea 气管

气管前（内脏）筋膜（甲状腺囊）Pretracheal (visceral) fascia (thyroid capsule)

Thyroid gland 甲状腺

Esophagus 食管

颊咽筋膜 Buccopharyngeal fascia

Sternocleidomastoid muscle 胸锁乳突肌

颈动脉鞘 Carotid sheath

Recurrent laryngeal nerve 喉返神经

Common carotid artery 颈总动脉

皮下组织 Subcutaneous tissue

Internal jugular vein 颈内静脉

Vagus nerve (CN X) 迷走神经（CN X）

Superficial layer of deep cervical fascia 颈深筋膜浅层

Sympathetic trunk 交感干

Anterior scalene muscle 前斜角肌

Prevertebral fascia 椎前筋膜

Longus colli muscle 颈长肌

Middle and posterior scalene muscles 中、后斜角肌

翼状筋膜 Alar fascia

Trapezius muscle 斜方肌

Deep cervical muscles 颈深肌群

Cross section 横切面

Retropharyngeal space 咽后间隙

Cervical vertebra (C7) 颈椎（C7）

Sagittal section 矢状切面

口咽 Oropharynx

Mandible 下颌骨

颊咽筋膜 Buccopharyngeal fascia

Superficial layer of deep cervical fascia 颈深筋膜浅层

咽后间隙 Retropharyngeal space

Fascia of infrahyoid muscles 舌骨下肌筋膜

翼状筋膜 Alar fascia

Pretracheal fascia 气管前筋膜

椎前筋膜 Prevertebral fascia

Thyroid gland 甲状腺

气管 Trachea

Subcutaneous tissue 皮下组织

食管 Esophagus

Manubrium of sternum 胸骨柄

皮肤 Skin

Aorta 主动脉

图 3.8　颈部的筋膜和分区

3.9 颈肌

颈前三角包含运动舌骨和喉软骨的肌，特别是**舌骨上肌**和**舌骨下"带"肌**。相反，颈后三角的肌与运动颈椎和辅助呼吸有关。

颈前三角

肌	起点	止点	神经支配	主要功能
舌骨上肌群				
二腹肌，前腹	下颌骨	通过中间肌腱附于舌骨	下颌舌骨肌神经（CN V$_3$）	上提和稳定舌骨；舌骨固定时，下拉下颌骨
二腹肌，后腹	颞骨乳突内侧	通过中间肌腱附于舌骨	面神经	上提和稳定舌骨；舌骨固定时，下拉下颌骨
茎突舌骨肌	茎突	舌骨	面神经	上提舌骨
下颌舌骨肌	下颌骨	中缝；舌骨	下颌舌骨肌神经（CN V$_3$）	上提舌骨、口腔底和舌（例如吞咽过程中）
舌骨下肌群				
胸骨舌骨肌	胸骨柄	舌骨	颈袢	下降舌骨
肩胛舌骨肌	肩胛骨上缘	舌骨	颈袢	下降舌骨
胸骨甲状肌	胸骨柄	甲状软骨	颈袢	下降甲状软骨和喉
甲状舌骨肌	甲状软骨	舌骨	与舌下神经同行的 CI	下降舌骨；舌骨

颈后三角

肌	起点	止点	神经支配	主要功能
前、中、后斜角肌	颈椎的横突	第 1、2 肋	颈神经的前支	颈侧屈，上提第 1、2 肋骨

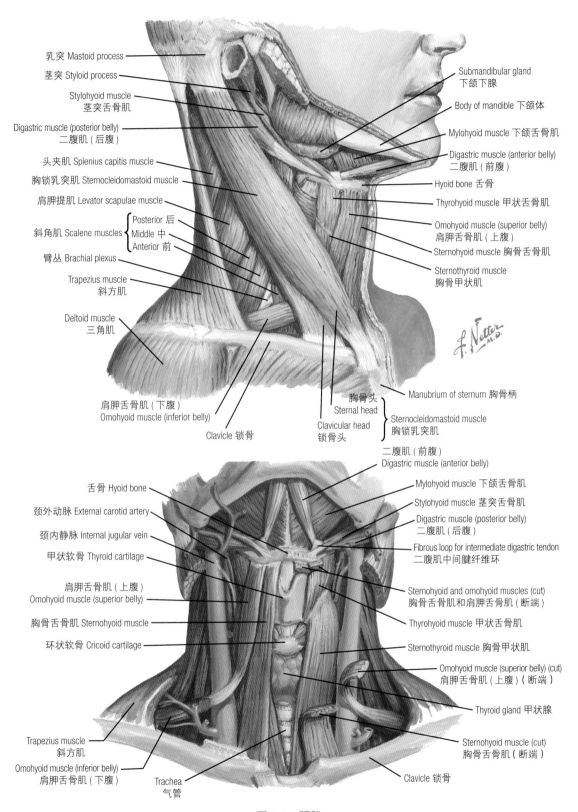

乳突 Mastoid process

茎突 Styloid process

Stylohyoid muscle
茎突舌骨肌

Digastric muscle (posterior belly)
二腹肌（后腹）

头夹肌 Splenius capitis muscle

胸锁乳突肌 Sternocleidomastoid muscle

肩胛提肌 Levator scapulae muscle

斜角肌 Scalene muscles ｛ Posterior 后
Middle 中
Anterior 前

臂丛 Brachial plexus

Trapezius muscle
斜方肌

Deltoid muscle
三角肌

肩胛舌骨肌（下腹）
Omohyoid muscle (inferior belly)

Clavicle 锁骨

Submandibular gland
下颌下腺

Body of mandible 下颌体

Mylohyoid muscle 下颌舌骨肌

Digastric muscle (anterior belly)
二腹肌（前腹）

Hyoid bone 舌骨

Thyrohyoid muscle 甲状舌骨肌

Omohyoid muscle (superior belly)
肩胛舌骨肌（上腹）

Sternohyoid muscle 胸骨舌骨肌

Sternothyroid muscle
胸骨甲状肌

胸骨头
Sternal head

锁骨头
Clavicular head

Manubrium of sternum 胸骨柄

Sternocleidomastoid muscle
胸锁乳突肌

二腹肌（前腹）
Digastric muscle (anterior belly)

舌骨 Hyoid bone

颈外动脉 External carotid artery

颈内静脉 Internal jugular vein

甲状软骨 Thyroid cartilage

肩胛舌骨肌（上腹）
Omohyoid muscle (superior belly)

胸骨舌骨肌 Sternohyoid muscle

环状软骨 Cricoid cartilage

Mylohyoid muscle 下颌舌骨肌

Stylohyoid muscle 茎突舌骨肌

Digastric muscle (posterior belly)
二腹肌（后腹）

Fibrous loop for intermediate digastric tendon
二腹肌中间腱纤维环

Sternohyoid and omohyoid muscles (cut)
胸骨舌骨肌和肩胛舌骨肌（断端）

Thyrohyoid muscle 甲状舌骨肌

Sternothyroid muscle 胸骨甲状肌

Omohyoid muscle (superior belly) (cut)
肩胛舌骨肌（上腹）（断端）

Thyroid gland 甲状腺

Sternohyoid muscle (cut)
胸骨舌骨肌（断端）

Trapezius muscle
斜方肌

Omohyoid muscle (inferior belly)
肩胛舌骨肌（下腹）

Trachea
气管

Clavicle 锁骨

图 3.9　颈肌

3.10 颈部的血管和神经

颈动脉鞘包含经过颈前三角上部的重要神经血管结构。右侧**颈总动脉**起自头臂干，左侧为主动脉弓的分支。二者均在颈部上行并在约平甲状软骨上缘水平分为颈外动脉和颈内动脉。**颈内动脉**在颈部没有任何分支，而它的近端扩张部分（**颈动脉窦**）包含对动脉血压变化敏感的压力感受器。**颈动脉小球**是一种感知血氧含量的化学感受器，也位于颈动脉分叉处附近。**颈外动脉**在上升到头部之前在颈部发出几个分支，主要包括甲状腺上动脉、舌动脉和面动脉。**颈内静脉**接收来自头、颈部血液，在颈动脉鞘内与颈动脉血管毗邻。**迷走神经**是颈动脉鞘内的另一个主要结构，在血管后方走行，并在颈部发出分支到咽、喉和心。颈前三角内还有**舌下神经**，其在二腹肌后腹附近跨越颈动脉血管；**颈袢**位于颈动脉鞘前表面，发出分支支配舌骨下肌群。颈后三角内有**臂丛**的近侧部。臂丛神经在前斜角肌和中斜角肌之间穿行，到达上肢。**副神经**支配胸锁乳突肌，然后穿过颈后三角到达另一支配目标——斜方肌。颈后三角还包含**颈部皮神经**的近侧部分（耳大神经、颈横神经、锁骨上神经和枕小神经）。这些神经是颈丛（C1~C4 前支）的分支，从胸锁乳突肌的后缘浅出并支配皮肤。

Superficial view 浅表观

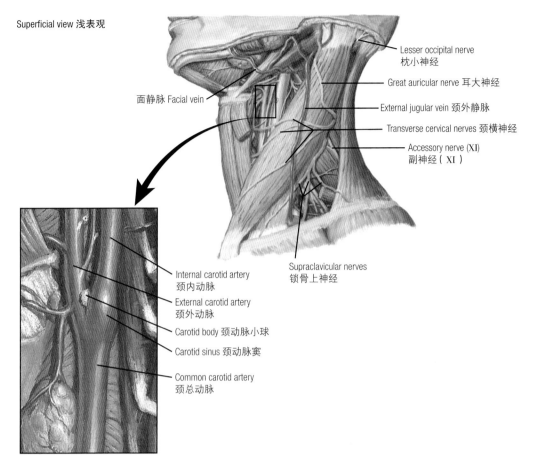

面静脉 Facial vein

Lesser occipital nerve
枕小神经

Great auricular nerve 耳大神经

External jugular vein 颈外静脉

Transverse cervical nerves 颈横神经

Accessory nerve (XI)
副神经（XI）

Internal carotid artery
颈内动脉

External carotid artery
颈外动脉

Carotid body 颈动脉小球

Carotid sinus 颈动脉窦

Common carotid artery
颈总动脉

Supraclavicular nerves
锁骨上神经

Deep view: sternocleidomastoid reflected 深部观：胸锁乳突肌翻起

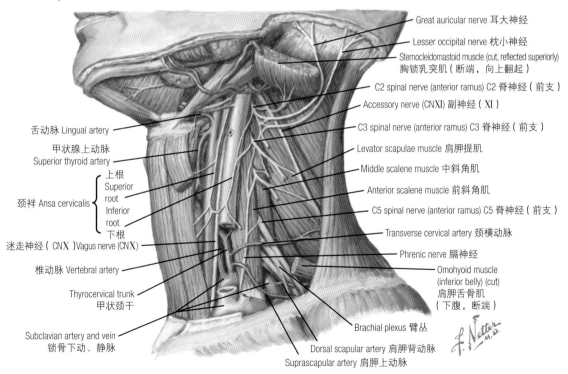

Great auricular nerve 耳大神经

Lesser occipital nerve 枕小神经

Sternocleidomastoid muscle (cut, reflected superiorly)
胸锁乳突肌（断端，向上翻起）

C2 spinal nerve (anterior ramus) C2 脊神经（前支）

Accessory nerve (CNXI) 副神经（XI）

C3 spinal nerve (anterior ramus) C3 脊神经（前支）

Levator scapulae muscle 肩胛提肌

Middle scalene muscle 中斜角肌

Anterior scalene muscle 前斜角肌

C5 spinal nerve (anterior ramus) C5 脊神经（前支）

Transverse cervical artery 颈横动脉

Phrenic nerve 膈神经

Omohyoid muscle
(inferior belly) (cut)
肩胛舌骨肌
（下腹，断端）

Brachial plexus 臂丛

Dorsal scapular artery 肩胛背动脉

Suprascapular artery 肩胛上动脉

舌动脉 Lingual artery

甲状腺上动脉
Superior thyroid artery

上根
Superior
root

颈袢 Ansa cervicalis

Inferior
root
下根

迷走神经（CNX）Vagus nerve (CNX)

椎动脉 Vertebral artery

Thyrocervical trunk
甲状颈干

Subclavian artery and vein
锁骨下动、静脉

图 3.10　颈部的血管和神经

3.11 头颈部的淋巴管和淋巴结

　　头、颈部的淋巴结分为浅群和深群。浅淋巴结分布在多个位置，而深淋巴结位于颈动脉鞘内，邻近颈内静脉。来自头、颈部的所有淋巴最终都通过这些**颈深淋巴结**，经**胸导管**（左侧）或**右淋巴导管**（右侧）进入血液循环。

头颈部的主要淋巴结群

淋巴结	位置
枕淋巴结	颅底后部
耳后（乳突）淋巴结	耳后
耳前（腮腺）淋巴结	耳前
扁桃体（颈内静脉二腹肌）淋巴结	下颌角附近
下颌下淋巴结	沿下颌骨的下缘
颏下淋巴结	口底
颈浅淋巴结	胸锁乳突肌表面，邻近颈外静脉
颈深淋巴结	颈动脉鞘内，邻近颈内静脉
锁骨上淋巴结	锁骨上窝内，锁骨上方

临床聚焦

　　进行头、颈部淋巴结检查可用以鉴别感染、炎症或恶性肿瘤。双侧淋巴结触诊以评估两侧的对称性。头部淋巴结检查通常从后向前，即从枕淋巴结开始，到颏下淋巴结结束。颈部的淋巴结检查通常从上向下触诊。

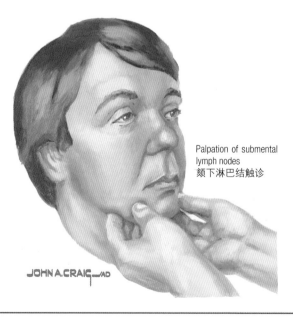

Palpation of submental lymph nodes
颏下淋巴结触诊

JOHN A. CRAIG—MD

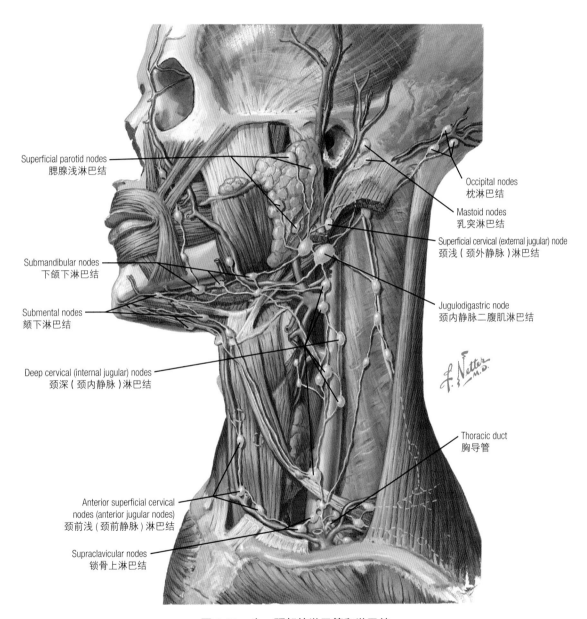

Superficial parotid nodes
腮腺浅淋巴结

Occipital nodes
枕淋巴结

Mastoid nodes
乳突淋巴结

Superficial cervical (external jugular) node
颈浅（颈外静脉）淋巴结

Submandibular nodes
下颌下淋巴结

Submental nodes
颏下淋巴结

Jugulodigastric node
颈内静脉二腹肌淋巴结

Deep cervical (internal jugular) nodes
颈深（颈内静脉）淋巴结

Thoracic duct
胸导管

Anterior superficial cervical
nodes (anterior jugular nodes)
颈前浅（颈前静脉）淋巴结

Supraclavicular nodes
锁骨上淋巴结

图 3.11　头、颈部的淋巴管和淋巴结

3.12 脊柱

脊柱可保护脊髓并支撑头和躯干的重量。脊柱由 33 块椎骨组成，椎骨间或由椎间盘分隔或融合成明确的结构（**骶骨**、**尾骨**）。脊柱并不是直的，其在矢状面上弯曲。

胎儿中存在的主要弯曲（前凹）在成人的胸椎和骶部持续存在。继发性弯曲（前凸）在出生前就开始在颈椎和腰椎区域形成，但在婴儿抬起头并学会站立之前发育并不完全。在形态学上，构成脊柱的椎骨按区域可分为五类：**颈椎**、**胸椎**、**腰椎**、**骶椎**和**尾椎**。典型的椎骨由**椎体**和**椎弓**组成。椎弓由两个**椎弓根**和两个**椎弓板**组成。从椎弓发出多个突起，包括一个中线上的**棘突**、两个**横突**和四个**关节突**，根据关节突相对于椎弓的位置，分为上关节突或下关节突。椎弓与椎体融合形成一个孔称为**椎孔**。连续的椎孔形成一个纵向的管道，称为**椎管**，容纳脊髓。椎管延伸到骶骨的部分称为**骶管**。椎管向上经颅骨的枕骨大孔与颅腔相通。

临床聚焦

单个椎骨形状的改变或施加在脊柱上的力量均可使脊柱发生异常弯曲。胸曲过大称为**脊柱后凸**，这通常是由于骨质疏松症导致椎体前部的骨量减少所致。**脊柱侧凸**是脊柱发生侧向弯曲，当青少年在青春期前经历生长激增时，通常会有明显侧凸。脊柱侧凸的病因通常并不清楚；先天因素是可能的原因之一，例如，椎骨没有以对称方式发育。腰曲过大称为**脊柱前凸**。一个常见的原因是肥胖，因为腹部重量的增加会改变身体重心，从而通过调整姿势进行代偿。孕妇通常在怀孕后期采取脊柱前凸姿态来平衡胎儿的重量。

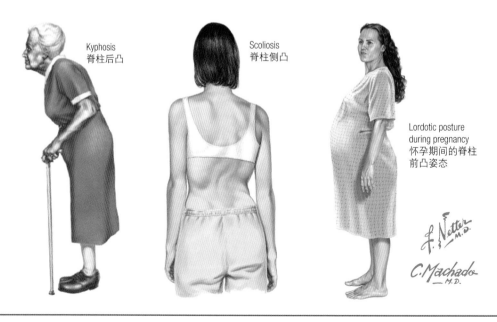

Kyphosis
脊柱后凸

Scoliosis
脊柱侧凸

Lordotic posture
during pregnancy
怀孕期间的脊柱
前凸姿态

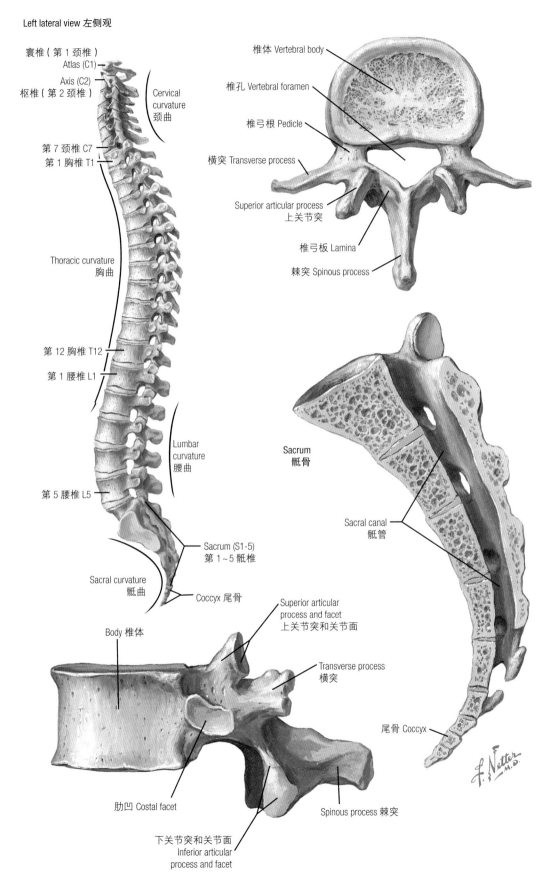

Left lateral view 左侧观

寰椎（第 1 颈椎）
Atlas (C1)

Axis (C2)
枢椎（第 2 颈椎）

Cervical curvature 颈曲

第 7 颈椎 C7
第 1 胸椎 T1

Thoracic curvature 胸曲

第 12 胸椎 T12
第 1 腰椎 L1

Lumbar curvature 腰曲

第 5 腰椎 L5

Sacrum (S1-5) 第 1~5 骶椎

Sacral curvature 骶曲

Coccyx 尾骨

椎体 Vertebral body

椎孔 Vertebral foramen

椎弓根 Pedicle

横突 Transverse process

Superior articular process 上关节突

椎弓板 Lamina

棘突 Spinous process

Sacrum 骶骨

Sacral canal 骶管

尾骨 Coccyx

Body 椎体

Superior articular process and facet 上关节突和关节面

Transverse process 横突

肋凹 Costal facet

下关节突和关节面 Inferior articular process and facet

Spinous process 棘突

图 3.12 脊柱

3.13 椎骨的分区分类

第 1 和第 2 颈椎具有独特的结构特征，以支撑颅骨并便于其运动。**寰椎**（C1）在**寰枕关节**处与颅骨的枕髁相关节；寰枕关节的运动是屈、伸，例如在通过点头动作来表示"是"时。除了有一个称为**齿突的**大的向上的齿状突起外，**枢椎**（C2）看起来更像一个典型的颈椎。齿突在**寰枢关节**处与寰椎前弓相关节，寰枢关节可使头部旋转，例如表示"否"时。典型**颈椎**有**棘突分叉**，并在每个横突上有**横突孔**。除第 7 颈椎外，颈椎横突孔内均有成对的椎动脉走行，向上至脑。**胸椎**上有与肋骨相关节的**肋凹**和长而倾斜的棘突。**腰椎**的特点是有大而坚固的椎体以及短而钝的棘突。

体积大反映了腰椎比颈椎和胸椎支撑更多的重量。在骶区，5 个椎骨融合成单一的结构，称为**骶骨**，其上有**骶前孔**、**骶后孔**，允许脊神经根穿行（另见 2.19）。**尾骨**是一块小骨，通常由 3~4 块尾椎融合而成。

临床聚焦

第 7 颈椎的棘突特别突出，体检时容易触及；因此，第 7 颈椎通常被称为"**隆椎**"。

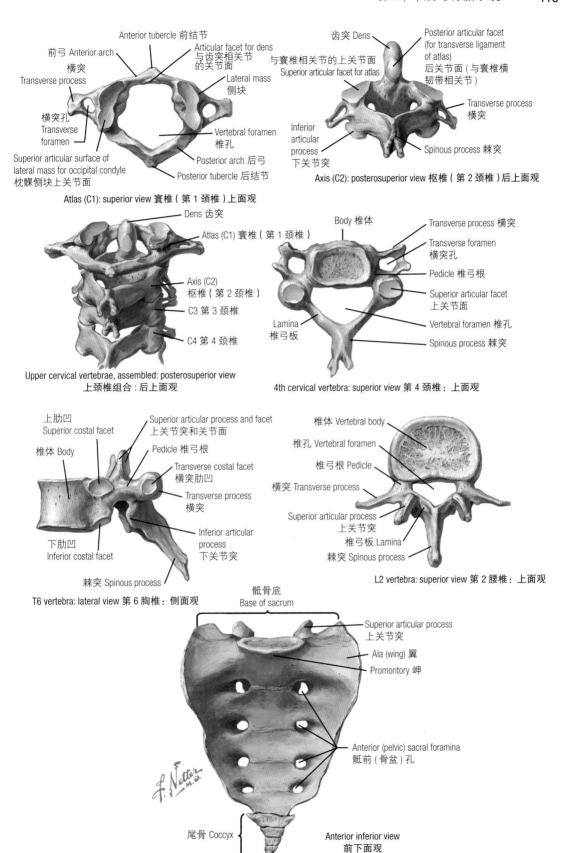

Anterior tubercle 前结节

前弓 Anterior arch

Articular facet for dens 与齿突相关节的关节面

横突 Transverse process

Lateral mass 侧块

横突孔 Transverse foramen

Vertebral foramen 椎孔

Superior articular surface of lateral mass for occipital condyle 枕髁侧块上关节面

Posterior arch 后弓

Posterior tubercle 后结节

Atlas (C1): superior view 寰椎（第1颈椎）上面观

齿突 Dens

与寰椎相关节的上关节面 Superior articular facet for atlas

Posterior articular facet (for transverse ligament of atlas) 后关节面（与寰椎横韧带相关节）

Transverse process 横突

Inferior articular process 下关节突

Spinous process 棘突

Axis (C2): posterosuperior view 枢椎（第2颈椎）后上面观

Dens 齿突

Atlas (C1) 寰椎（第1颈椎）

Axis (C2) 枢椎（第2颈椎）

C3 第3颈椎

C4 第4颈椎

Upper cervical vertebrae, assembled: posterosuperior view 上颈椎组合：后上面观

Body 椎体

Transverse process 横突

Transverse foramen 横突孔

Pedicle 椎弓根

Superior articular facet 上关节面

Lamina 椎弓板

Vertebral foramen 椎孔

Spinous process 棘突

4th cervical vertebra: superior view 第4颈椎：上面观

上肋凹 Superior costal facet

椎体 Body

Superior articular process and facet 上关节突和关节面

Pedicle 椎弓根

Transverse costal facet 横突肋凹

Transverse process 横突

Inferior articular process 下关节突

下肋凹 Inferior costal facet

棘突 Spinous process

T6 vertebra: lateral view 第6胸椎：侧面观

椎体 Vertebral body

椎孔 Vertebral foramen

椎弓根 Pedicle

横突 Transverse process

Superior articular process 上关节突

椎弓板 Lamina

棘突 Spinous process

L2 vertebra: superior view 第2腰椎：上面观

骶骨底 Base of sacrum

Superior articular process 上关节突

Ala (wing) 翼

Promontory 岬

Anterior (pelvic) sacral foramina 骶前（骨盆）孔

尾骨 Coccyx

Anterior inferior view 前下面观

图 3.13 椎骨的分区分类

3.14 脊柱的连结和韧带

脊柱的两种主要连结是椎体之间的软骨连结和关节突之间的滑膜关节。椎间盘在椎体之间提供了牢固而灵活的结合，并充当减震器。**椎间盘**由外层的纤维软骨（**纤维环**）和凝胶状中心（**髓核**）组成。椎弓的关节突形成**滑膜关节**——一个椎骨的上关节突与另一椎骨的下关节突相关节。软骨连结和滑膜关节一起实现脊柱的运动，包括屈、伸、侧屈和旋转。脊柱的骨和关节由韧带支持。**前纵韧带**是椎体前部的连续韧带，对于防止脊柱过伸非常重要。**后纵韧带**为一条较窄的韧带，位于椎体后方相应位置，其限制了脊柱的屈曲。椎弓的组成部分也通过韧带连接：**棘上韧带**和**棘间韧带**分别连接棘突的尖端和主体，而**黄韧带**则连接相邻的椎板。这三种韧带都可以防止脊柱过屈。

临床聚焦

椎间盘突出或**破裂**是腰背痛的常见原因。此时，纤维环撕裂（例如，由于外伤或退行性变化），髓核由撕裂处突出。通常，突出发生在缺乏前、后纵韧带支撑的后外侧。脱出的髓核可能会压迫脊神经根或脊髓，引起背痛。椎间盘突出最常见于腰部；大约 95% 发生在第 4 和第 5 腰椎或第 5 腰椎和第 1 骶椎之间。

医生需要进行椎管内检查和操作的原因有很多，包括获取脑脊液样本（**腰椎穿刺**）和麻醉（例如**硬膜外麻醉**）。下腰部是一个常用区域，此处椎管内无脊髓，且棘突之间存在间隙，因此有利于进针。脊柱弯曲后可加宽这些间隙；因此，在定位患者时可考虑到这一点。

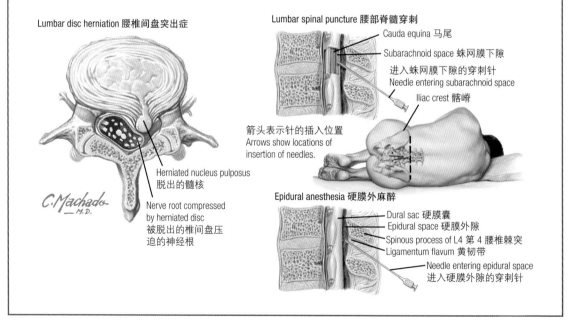

Lumbar disc herniation 腰椎间盘突出症

Herniated nucleus pulposus
脱出的髓核

Nerve root compressed by herniated disc
被脱出的椎间盘压迫的神经根

Lumbar spinal puncture 腰部脊髓穿刺

Cauda equina 马尾

Subarachnoid space 蛛网膜下隙

进入蛛网膜下隙的穿刺针
Needle entering subarachnoid space

Iliac crest 髂嵴

箭头表示针的插入位置
Arrows show locations of insertion of needles.

Epidural anesthesia 硬膜外麻醉

Dural sac 硬膜囊

Epidural space 硬膜外隙

Spinous process of L4 第 4 腰椎棘突

Ligamentum flavum 黄韧带

Needle entering epidural space
进入硬膜外隙的穿刺针

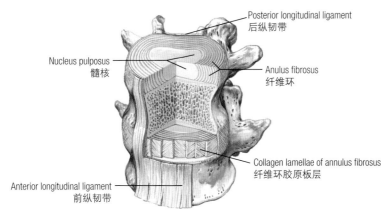

Intervertebral disc composed of central nuclear zone of collagen and hydrated proteoglycans surrounded by concentric lamellae of collagen fibers
椎间盘是由胶原和水合蛋白聚糖组成的中央核区以及外周围以胶原纤维形成的同心圆板层组成

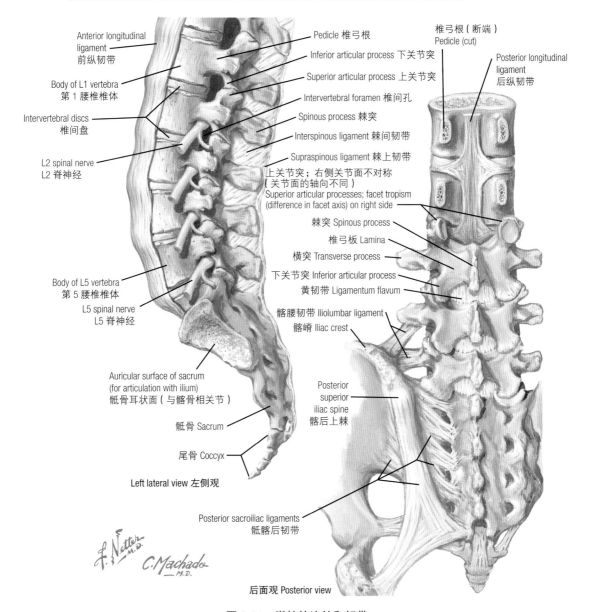

图 3.14　脊柱的连结和韧带

3.15 背肌

背肌根据产生运动的不同分为背外肌或背内肌。**背外肌**尽管位于背部，但可引起肢体运动和呼吸运动。而**背内肌**可运动脊柱并维持姿势。运动肩部和上臂的背外肌通常由脊神经前支支配，斜方肌除外，其由脑神经支配。上后锯肌和下后锯肌被认为是辅助呼吸肌，尽管它们的功能尚不完全清楚。背内肌有许多，从浅到深分为三层。浅层由运动头部和颈椎的两块**夹肌**组成。中层为**竖脊肌**，是使脊柱后伸和侧屈的主要肌。深层背内肌群统称为**横突棘肌**，因为它们的肌纤维连于横突和棘突之间。横突棘肌可后伸和稳定脊柱，对维持姿势非常重要。所有的背内肌均由脊神经后支支配（另见图 2.20），并接受来自肋间后动脉的血液供应（另见图 2.5）。

背外肌

肌	起点	止点	神经支配	主要功能
斜方肌	枕骨，第 7 颈椎至第 12 胸椎的棘突	锁骨外 1/3，肩峰，肩胛冈	副神经	上提、向脊柱靠拢、外旋、下降肩胛骨
背阔肌	第 7 胸椎至第 5 腰椎的棘突，髂嵴，骶骨	肱骨结节间沟	胸背神经	后伸、内收、内旋肱骨
肩胛提肌	第 1~4 颈椎横突	肩胛骨上角	肩胛背神经	上提、内旋肩胛骨
大、小菱形肌	第 7 颈椎至第 5 胸椎的棘突	肩胛骨内侧缘	肩胛背神经	向脊柱靠拢、内旋肩胛骨

背内肌

肌	起点	止点	神经支配	主要功能
头夹肌及颈夹肌	第 7 颈椎至第 6 胸椎棘突	头夹肌：枕骨和乳突 颈夹肌：第 1~3 颈椎横突	脊神经后支	双侧收缩，后伸头和颈；单侧收缩，旋转头，向同侧屈颈
竖脊肌	骶骨、髂嵴、腰椎和骶椎的棘突	椎骨的棘突和横突、肋、颅骨	脊神经后支	双侧收缩，后伸头和躯干；单侧收缩，侧屈躯干；对于调控对抗重力的屈曲也很重要

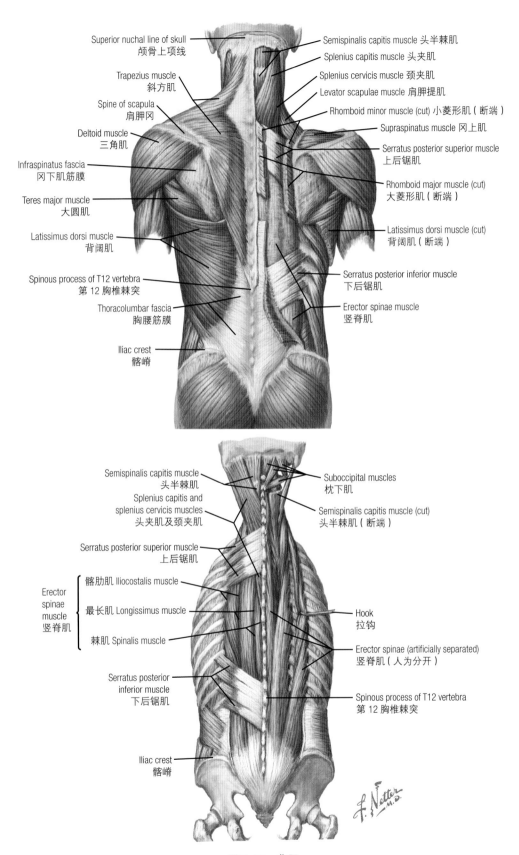

Superior nuchal line of skull 颅骨上项线

Semispinalis capitis muscle 头半棘肌

Splenius capitis muscle 头夹肌

Trapezius muscle 斜方肌

Splenius cervicis muscle 颈夹肌

Levator scapulae muscle 肩胛提肌

Spine of scapula 肩胛冈

Rhomboid minor muscle (cut) 小菱形肌（断端）

Deltoid muscle 三角肌

Supraspinatus muscle 冈上肌

Infraspinatus fascia 冈下肌筋膜

Serratus posterior superior muscle 上后锯肌

Teres major muscle 大圆肌

Rhomboid major muscle (cut) 大菱形肌（断端）

Latissimus dorsi muscle 背阔肌

Latissimus dorsi muscle (cut) 背阔肌（断端）

Spinous process of T12 vertebra 第 12 胸椎棘突

Serratus posterior inferior muscle 下后锯肌

Thoracolumbar fascia 胸腰筋膜

Erector spinae muscle 竖脊肌

Iliac crest 髂嵴

Semispinalis capitis muscle 头半棘肌

Suboccipital muscles 枕下肌

Splenius capitis and splenius cervicis muscles 头夹肌及颈夹肌

Semispinalis capitis muscle (cut) 头半棘肌（断端）

Serratus posterior superior muscle 上后锯肌

Erector spinae muscle 竖脊肌

髂肋肌 Iliocostalis muscle

最长肌 Longissimus muscle

Hook 拉钩

棘肌 Spinalis muscle

Erector spinae (artificially separated) 竖脊肌（人为分开）

Serratus posterior inferior muscle 下后锯肌

Spinous process of T12 vertebra 第 12 胸椎棘突

Iliac crest 髂嵴

图 3.15　背肌

3.16 肩部的骨学

上肢通过**上肢带骨**与中轴骨相连，上肢带骨包括**锁骨**和**肩胛骨**。肩部的第 3 块骨为**肱骨**，属于上臂骨。肩部的运动是三个关节之间的协同作用。**胸锁关节**和**肩锁关节**促进锁骨的滑动和旋转运动，从而使肩胛骨同时发生抵靠胸壁运动。肩胛骨在肩胸交界的运动是上提、下降、外移（向外滑动）、向脊柱靠拢（向内滑动）、旋内和旋外（旋转根据下角移动的方向定义）。强壮的**喙锁韧带**很重要，其通过固定锁骨和肩胛骨并承受肢体的部分重量来支持这些关节。**盂肱（肩）关节**是肱骨头和肩胛骨关节盂之间的球窝关节。**盂唇**（纤维软骨环）可加深关节窝以更有效地固定肱骨。此关节结构允许肱骨有很大的运动范围，特别是屈、伸、展、收、旋内和旋外（另见图 1.4）。肩关节的纤维囊由 3 组**盂肱韧带**加固。肩关节周围有许多滑膜囊，可减轻该区域的各种骨、韧带和肌腱之间的摩擦。

临床聚焦

肩部顶端受力可能会破坏肩锁关节的韧带，从而发生一种称为"**分离肩**"的损伤。在完全分离中，因为韧带完整性的丧失，锁骨不再承受肢体的重量，导致肩胛骨和锁骨广泛分离。当肱骨头由其正常的关节窝位置脱出时，则发生**肩关节脱位**，肩关节脱位时会出现明显的肩部正常轮廓丧失，肩关节通常发生向前的脱位。

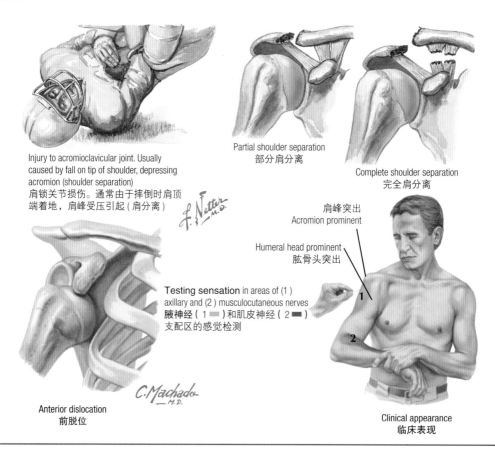

Injury to acromioclavicular joint. Usually caused by fall on tip of shoulder, depressing acromion (shoulder separation)
肩锁关节损伤。通常由于摔倒时肩顶端着地，肩峰受压引起（肩分离）

Partial shoulder separation
部分肩分离

Complete shoulder separation
完全肩分离

肩峰突出
Acromion prominent

Humeral head prominent
肱骨头突出

Testing sensation in areas of (1) axillary and (2) musculocutaneous nerves
腋神经（1 ▇）和肌皮神经（2 ▇）支配区的感觉检测

Anterior dislocation
前脱位

Clinical appearance
临床表现

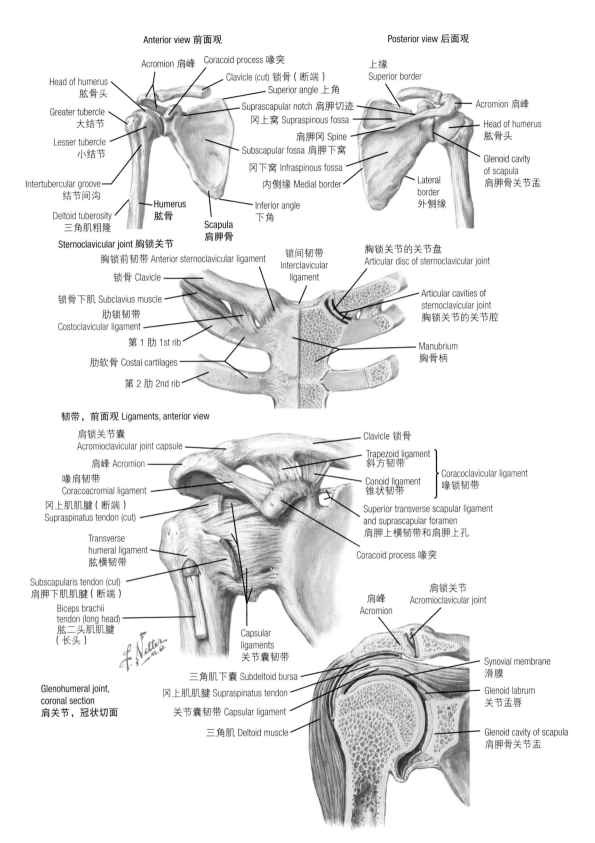

Anterior view 前面观

Acromion 肩峰
Coracoid process 喙突
Head of humerus 肱骨头
Clavicle (cut) 锁骨（断端）
Greater tubercle 大结节
Superior angle 上角
Lesser tubercle 小结节
Suprascapular notch 肩胛切迹
冈上窝 Supraspinous fossa
肩胛冈 Spine
Subscapular fossa 肩胛下窝
Intertubercular groove 结节间沟
冈下窝 Infraspinous fossa
内侧缘 Medial border
Humerus 肱骨
Deltoid tuberosity 三角肌粗隆
Inferior angle 下角
Scapula 肩胛骨

Posterior view 后面观

上缘 Superior border
Acromion 肩峰
Head of humerus 肱骨头
Glenoid cavity of scapula 肩胛骨关节盂
Lateral border 外侧缘

Sternoclavicular joint 胸锁关节

胸锁前韧带 Anterior sternoclavicular ligament
锁间韧带 Interclavicular ligament
胸锁关节的关节盘 Articular disc of sternoclavicular joint
锁骨 Clavicle
锁骨下肌 Subclavius muscle
肋锁韧带 Costoclavicular ligament
Articular cavities of sternoclavicular joint 胸锁关节的关节腔
第 1 肋 1st rib
肋软骨 Costal cartilages
Manubrium 胸骨柄
第 2 肋 2nd rib

韧带，前面观 Ligaments, anterior view

肩锁关节囊 Acromioclavicular joint capsule
Clavicle 锁骨
肩峰 Acromion
Trapezoid ligament 斜方韧带
喙肩韧带 Coracoacromial ligament
Conoid ligament 锥状韧带
Coracoclavicular ligament 喙锁韧带
冈上肌肌腱（断端）Supraspinatus tendon (cut)
Superior transverse scapular ligament and suprascapular foramen 肩胛上横韧带和肩胛上孔
Transverse humeral ligament 肱横韧带
Coracoid process 喙突
Subscapularis tendon (cut) 肩胛下肌肌腱（断端）
Biceps brachii tendon (long head) 肱二头肌肌腱（长头）
f. Netter M.D.

肩峰 Acromion
肩锁关节 Acromioclavicular joint

Capsular ligaments 关节囊韧带

Synovial membrane 滑膜
三角肌下囊 Subdeltoid bursa
冈上肌肌腱 Supraspinatus tendon
Glenoid labrum 关节盂唇
关节囊韧带 Capsular ligament
三角肌 Deltoid muscle
Glenoid cavity of scapula 肩胛骨关节盂

Glenohumeral joint, coronal section 肩关节，冠状切面

图 3.16　肩关节的骨学

3.17　肩部肌：肱骨部

　　肩部肌可运动肱骨或肩胛骨，对上肢带肌和肩关节的稳定非常重要。运动肱骨的肌包括四块**肩袖肌**——肩胛下肌、冈上肌、冈下肌和小圆肌。这些肌从三个方向围绕肱骨头，从而形成"袖带"，有助于将肱骨固定在相对较浅的关节盂窝中。

运动肱骨的肌（另见图3.18）

肌	起点	止点	神经支配	主要功能
三角肌	肩胛冈，肩峰，锁骨外1/3	肱骨三角肌粗隆	腋神经	在肩关节处外展上臂；前部肌纤维可屈上臂，后部肌纤维可伸上臂
胸大肌	锁骨，胸骨，上6对肋软骨	肱骨前侧（结间沟的外侧唇）	胸内侧神经和胸外侧神经	在肩关节处使上臂前屈、内收、旋内
肩胛下肌	肩胛下窝	肱骨小结节	上、下肩胛下神经	在肩关节处使上臂内收、旋内
冈上肌	冈上窝	肱骨大结节（上部）	肩胛上神经	在肩关节处使上臂外展；负责外展的起动
冈下肌	冈下窝	肱骨大结节（中部）	肩胛上神经	在肩关节处使上臂旋外
小圆肌	肩胛骨外侧缘（上部）	肱骨大结节（下部）	腋神经	在肩关节处使上臂旋外
大圆肌	肩胛骨外侧缘（下部）	肱骨前侧（结间沟内侧唇）	下肩胛下神经	在肩关节处使上臂后伸、内收和旋内

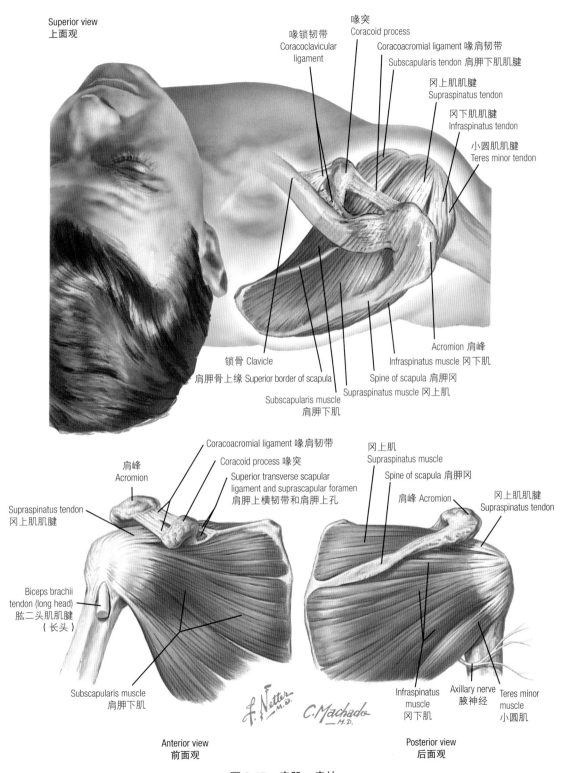

图 3.17 肩肌：肩袖

3.18 肩部肌：肩胛骨部

运动肩胛骨的肌可以调整其位置，从而有利于肢体位置的改变。这些肌中部分是背外肌，这里不再赘述（另见图 3.15）。还有位于胸前部和外侧部的两块肌——**前锯肌**和**胸小肌**，止于肩胛骨。前锯肌对保持肩胛骨贴于胸壁特别重要。

运动肩胛骨的肌（另见 3.15）

肌	起点	止点	神经支配	主要功能
前锯肌	第 1~8 肋	肩胛骨的内侧缘（前侧）	胸长神经	向前拉和外旋肩胛骨；对保持肩胛骨贴于胸壁很重要
胸小肌	第 3~5 肋	肩胛骨喙突	胸内侧神经	拉肩胛骨向下并协助拉肩胛骨向前

临床聚焦

需要肩做重复性动作的人（如棒球投手、木匠）有可能发生**滑囊炎**和**肩袖损伤**。滑囊炎是指由于过度使用关节而引起的肩关节周围滑膜囊的炎症。治疗方法包括休息关节和采取干预措施以减少肿胀（如冰敷、抗炎药物）。滑膜囊的完整性丧失或者年龄相关的退化会减弱肩袖的肌腱。冈上肌肌腱的风险尤其大，因为它在两个骨性结构——肩峰和肱骨头之间穿过，因此可能与骨发生摩擦并最终撕裂。

臂外展引起肱骨大结节对肩峰的反复撞击，导致冈上肌肌腱退化和发炎，滑膜囊继发性炎症，以致臂外展时引发疼痛。冈上肌肌腱的钙化沉积可能发展为急性钙化性肌腱炎，并可出现突然的剧烈疼痛。

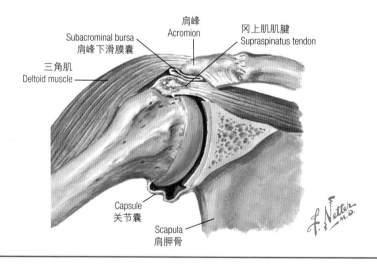

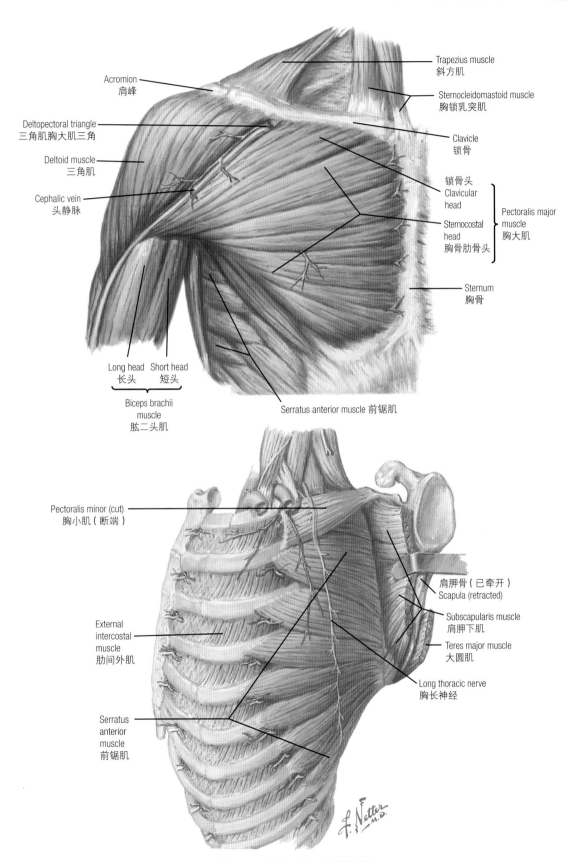

图 3.18　肩肌：前、外侧面观

3.19 肩部和腋窝的血管

肩部的血液供应来自锁骨下动脉和腋动脉的分支。由于这些动脉位于肩部前方，所以供应肩部后方的分支必须走行在肌与肌之间或肩胛骨的边缘才能到达。由肱骨、大圆肌、小圆肌和肱三头肌长头围成的**四边孔**就是这样一个血管和神经通行的例子。供应肩部的**锁骨下动脉**的主要分支是肩胛上动脉和肩胛背动脉。**肩胛上动脉**在进入冈上窝时越过肩胛横韧带，主要供应冈上肌和冈下肌。**肩胛背动脉**沿肩胛骨内侧缘走行，向肩的后部发出分支。锁骨下动脉经过第1肋的下缘时移行为腋动脉。根据其与胸小肌的关系，腋动脉可分为三段。

- **第一段**（胸小肌的近侧段）有一个分支
  - 胸上动脉，供应胸壁
- **第二段**（胸小肌深方）有**两个**分支
  - 胸肩峰干发出四个分支到肩部
  - 胸外侧动脉沿胸壁外侧走行
- **第三段**（胸小肌的远侧段）有三个分支
  - 旋肱前动脉，绕过肱骨的前方
  - 旋肱后动脉，穿越四边孔至肱骨后方
  - 肩胛下动脉，分为旋肩胛动脉和胸背动脉

肩胛上动脉、肩胛背动脉和旋肩胛动脉的分支之间的吻合为肩部提供了侧支循环，辅以旋肱动脉和胸肩峰干之间的小血管连接。静脉伴随着动脉，最终注入上腔静脉。

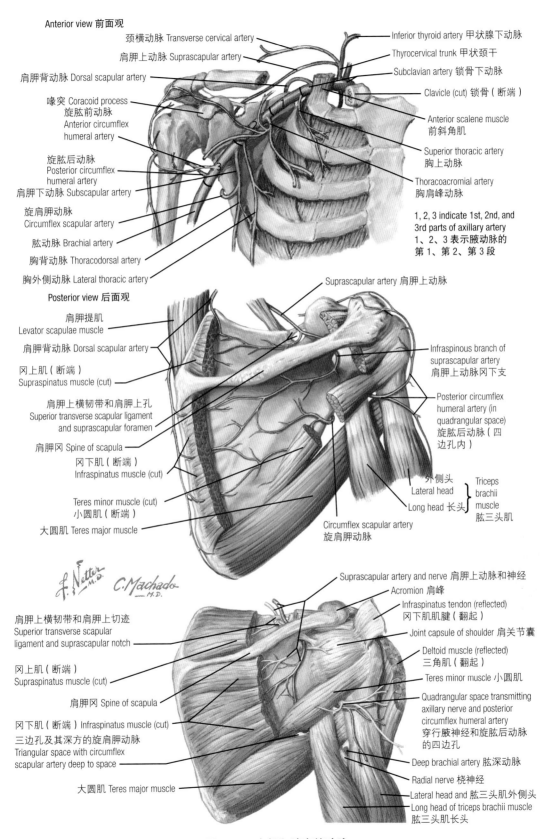

Anterior view 前面观

颈横动脉 Transverse cervical artery

肩胛上动脉 Suprascapular artery

肩胛背动脉 Dorsal scapular artery

喙突 Coracoid process
旋肱前动脉
Anterior circumflex
humeral artery

旋肱后动脉
Posterior circumflex
humeral artery
肩胛下动脉 Subscapular artery

旋肩胛动脉
Circumflex scapular artery

肱动脉 Brachial artery

胸背动脉 Thoracodorsal artery

胸外侧动脉 Lateral thoracic artery

Inferior thyroid artery 甲状腺下动脉

Thyrocervical trunk 甲状颈干

Subclavian artery 锁骨下动脉

Clavicle (cut) 锁骨（断端）

Anterior scalene muscle
前斜角肌

Superior thoracic artery
胸上动脉

Thoracoacromial artery
胸肩峰动脉

1, 2, 3 indicate 1st, 2nd, and
3rd parts of axillary artery
1、2、3 表示腋动脉的
第1、第2、第3段

Posterior view 后面观

肩胛提肌
Levator scapulae muscle

肩胛背动脉 Dorsal scapular artery

冈上肌（断端）
Supraspinatus muscle (cut)

肩胛上横韧带和肩胛上孔
Superior transverse scapular ligament
and suprascapular foramen

肩胛冈 Spine of scapula

冈下肌（断端）
Infraspinatus muscle (cut)

Teres minor muscle (cut)
小圆肌（断端）

大圆肌 Teres major muscle

Suprascapular artery 肩胛上动脉

Infraspinous branch of
suprascapular artery
肩胛上动脉冈下支

Posterior circumflex
humeral artery (in
quadrangular space)
旋肱后动脉（四
边孔内）

外侧头
Lateral head

长头 Long head

Triceps
brachii
muscle
肱三头肌

Circumflex scapular artery
旋肩胛动脉

肩胛上横韧带和肩胛上切迹
Superior transverse scapular
ligament and suprascapular notch

冈上肌（断端）
Supraspinatus muscle (cut)

肩胛冈 Spine of scapula

冈下肌（断端）Infraspinatus muscle (cut)
三边孔及其深方的旋肩胛动脉
Triangular space with circumflex
scapular artery deep to space

大圆肌 Teres major muscle

Suprascapular artery and nerve 肩胛上动脉和神经

Acromion 肩峰

Infraspinatus tendon (reflected)
冈下肌肌腱（翻起）

Joint capsule of shoulder 肩关节囊

Deltoid muscle (reflected)
三角肌（翻起）

Teres minor muscle 小圆肌

Quadrangular space transmitting
axillary nerve and posterior
circumflex humeral artery
穿行腋神经和旋肱后动脉
的四边孔

Deep brachial artery 肱深动脉

Radial nerve 桡神经

Lateral head and 肱三头肌外侧头

Long head of triceps brachii muscle
肱三头肌长头

图 3.19　肩部和腋窝的动脉

3.20 肩部和腋窝的神经

　　支配肩肌的神经是**臂丛神经**的分支，臂丛神经是由 C5~T1 脊神经的前支形成的。臂丛神经的分支相互缠绕，产生五种不同描述的分支：根（支）、干、股、束和终支。在腋窝中，神经丛的束围绕着腋鞘内的腋动脉；束的命名是根据其与动脉的关系（即，内侧束在动脉的内侧）。

神经	主要支配结构
神经根的分支	
肩胛背神经（C5）	菱形肌，肩胛提肌
胸长神经（C5,C6,C7）	前锯肌
神经干的分支	
肩胛上神经（上干）	冈上肌、冈下肌
神经束的分支	
胸外侧神经（外侧束）	胸大肌
肌皮神经（外侧束）	臂前部肌，前臂外侧皮肤
正中神经（外侧束和内侧束）	前臂和手的前部肌，手部皮肤
胸内侧神经（内侧束）	胸大肌，胸小肌
臂内侧皮神经（内侧束）	臂内侧皮肤
前臂内侧皮神经（内侧束）	前臂内侧皮肤
尺神经（内侧束）	前臂和手的前部肌，手部皮肤
上肩胛下神经（后束）	肩胛下肌
胸背神经（后束）	背阔肌
下肩胛下神经（后束）	肩胛下肌，大圆肌
腋神经（后束）	三角肌，小圆肌，肩部皮肤
桡神经（后束）	臂和前臂后部的肌；臂、前臂和手后部的皮肤

临床聚焦

　　肩胛上神经和腋神经分别要经过狭小的解剖空间——肩胛上切迹和四边孔（另见图 3.19），因此可能在这些位置受压而导致功能缺失。

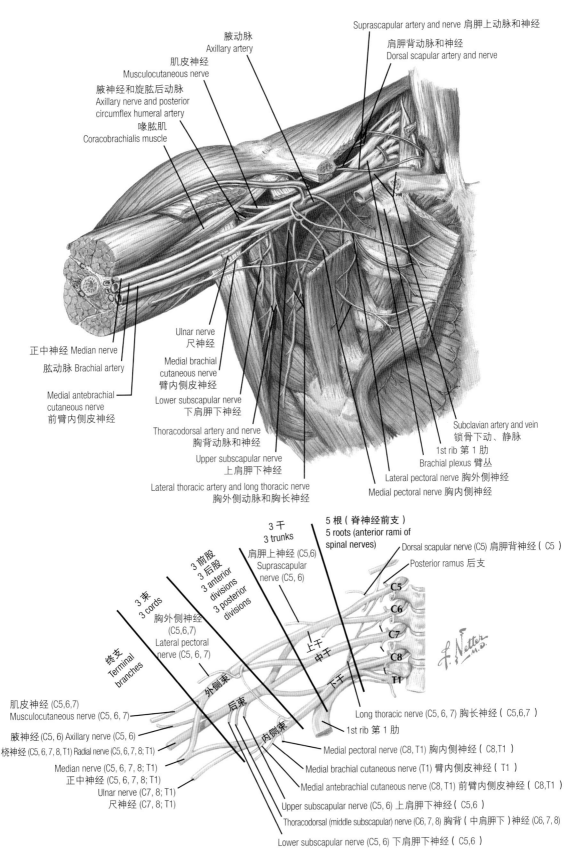

腋动脉
Axillary artery

肌皮神经
Musculocutaneous nerve

腋神经和旋肱后动脉
Axillary nerve and posterior
circumflex humeral artery

喙肱肌
Coracobrachialis muscle

Suprascapular artery and nerve 肩胛上动脉和神经

肩胛背动脉和神经
Dorsal scapular artery and nerve

正中神经 Median nerve

肱动脉 Brachial artery

Medial antebrachial
cutaneous nerve
前臂内侧皮神经

Ulnar nerve
尺神经

Medial brachial
cutaneous nerve
臂内侧皮神经

Lower subscapular nerve
下肩胛下神经

Thoracodorsal artery and nerve
胸背动脉和神经

Upper subscapular nerve
上肩胛下神经

Lateral thoracic artery and long thoracic nerve
胸外侧动脉和胸长神经

Subclavian artery and vein
锁骨下动、静脉

1st rib 第 1 肋

Brachial plexus 臂丛

Lateral pectoral nerve 胸外侧神经

Medial pectoral nerve 胸内侧神经

5 根（脊神经前支）
5 roots (anterior rami of
spinal nerves)

3 干
3 trunks

肩胛上神经 (C5,6)
Suprascapular
nerve (C5, 6)

3 前股
3 后股
3 anterior
divisions
3 posterior
divisions

3 束
3 cords

胸外侧神经
(C5,6,7)
Lateral pectoral
nerve (C5, 6, 7)

终支
Terminal
branches

外侧束

后束

内侧束

上干
中干

下干

Dorsal scapular nerve (C5) 肩胛背神经（C5）

Posterior ramus 后支

C5

C6

C7

C8

T1

Long thoracic nerve (C5, 6, 7) 胸长神经（C5,6,7）

1st rib 第 1 肋

Medial pectoral nerve (C8, T1) 胸内侧神经（C8,T1）

Medial brachial cutaneous nerve (T1) 臂内侧皮神经（T1）

Medial antebrachial cutaneous nerve (C8, T1) 前臂内侧皮神经（C8,T1）

Upper subscapular nerve (C5, 6) 上肩胛下神经（C5,6）

Thoracodorsal (middle subscapular) nerve (C6, 7, 8) 胸背（中肩胛下）神经（C6,7,8）

Lower subscapular nerve (C5, 6) 下肩胛下神经（C5,6）

肌皮神经 (C5,6,7)
Musculocutaneous nerve (C5, 6, 7)

腋神经 (C5, 6) Axillary nerve (C5, 6)

桡神经 (C5, 6, 7, 8, T1) Radial nerve (C5, 6, 7, 8; T1)

Median nerve (C5, 6, 7, 8; T1)
正中神经 (C5, 6, 7, 8; T1)

Ulnar nerve (C7, 8; T1)
尺神经 (C7, 8; T1)

图 3.20　肩部和腋窝的神经

3.21 臂和肘关节的骨学

　　肱骨为上臂的骨，在肩部与肩胛骨相关节，在肘部与桡骨和尺骨相关节。近端有**大、小结节**，作为肩袖肌的附着部位。**解剖颈**是肱骨头和颈之间的结合部，而**外科颈**为肱骨颈和干之间的过渡处。肱骨干中部的骨性标志包括供三角肌附着的**三角肌粗隆**和供桡神经走行的**桡神经沟**。远端的上髁是可触摸及的体表标志，前臂肌多从此处发出。**肘关节**是一个屈戌关节，由两个关节组成：在肱骨**滑车**和尺骨**滑车切迹**之间牢固的**肱尺关节**，以及在**肱骨小头**和**桡骨头**之间不太稳定的**肱桡关节**。纤维囊围绕着关节，同时侧**副韧带**在关节内侧和外侧为屈伸运动提供了支撑。肘部还包含第三个关节，即在桡骨头和尺骨桡切迹之间，形成了由**环状韧带**固定在一起的**桡尺近侧关节**。桡骨头在环状韧带内转动，产生了前臂的旋前和旋后运动（另见 3.25 ）。

临床聚焦

　　桡骨头半脱位（radial head subluxation, RHS）是指桡骨头部分或全部滑出环状韧带，导致韧带撕裂或嵌顿在桡骨和肱骨之间的一种情况。当牵拉幼童伸直的前臂时，RHS 最常发生。**肘关节脱位**通常发生在摔倒时手伸直着地或机动车事故中。肘关节后脱位是最常见的，并且很容易通过鹰嘴移位引起的明显隆起而识别。

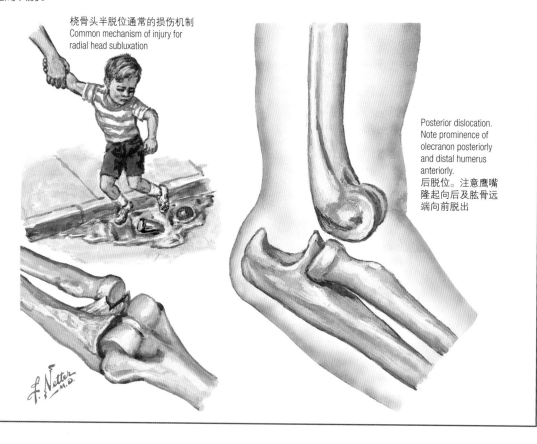

桡骨头半脱位通常的损伤机制
Common mechanism of injury for
radial head subluxation

Posterior dislocation.
Note prominence of
olecranon posteriorly
and distal humerus
anteriorly.
后脱位。注意鹰嘴
隆起向后及肱骨远
端向前脱出

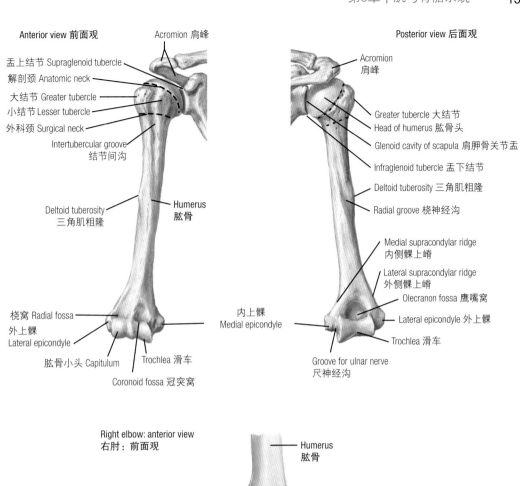

Anterior view 前面观

Acromion 肩峰

盂上结节 Supraglenoid tubercle
解剖颈 Anatomic neck
大结节 Greater tubercle
小结节 Lesser tubercle
外科颈 Surgical neck
Intertubercular groove
结节间沟

Deltoid tuberosity
三角肌粗隆

Humerus
肱骨

桡窝 Radial fossa
外上髁
Lateral epicondyle
肱骨小头 Capitulum
Trochlea 滑车
Coronoid fossa 冠突窝

内上髁
Medial epicondyle

Posterior view 后面观

Acromion
肩峰

Greater tubercle 大结节
Head of humerus 肱骨头
Glenoid cavity of scapula 肩胛骨关节盂
Infraglenoid tubercle 盂下结节
Deltoid tuberosity 三角肌粗隆
Radial groove 桡神经沟

Medial supracondylar ridge
内侧髁上嵴
Lateral supracondylar ridge
外侧髁上嵴
Olecranon fossa 鹰嘴窝
Lateral epicondyle 外上髁
Trochlea 滑车

Groove for ulnar nerve
尺神经沟

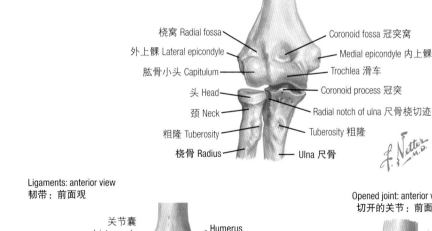

Right elbow: anterior view
右肘：前面观

Humerus
肱骨

桡窝 Radial fossa
外上髁 Lateral epicondyle
肱骨小头 Capitulum
头 Head
颈 Neck
粗隆 Tuberosity
桡骨 Radius

Coronoid fossa 冠突窝
Medial epicondyle 内上髁
Trochlea 滑车
Coronoid process 冠突
Radial notch of ulna 尺骨桡切迹
Tuberosity 粗隆
Ulna 尺骨

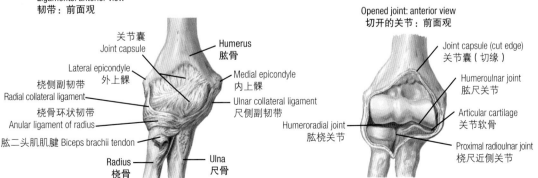

Ligaments: anterior view
韧带：前面观

关节囊
Joint capsule
Lateral epicondyle
外上髁
桡侧副韧带
Radial collateral ligament
桡骨环状韧带
Anular ligament of radius
肱二头肌肌腱 Biceps brachii tendon
Radius
桡骨

Humerus
肱骨
Medial epicondyle
内上髁
Ulnar collateral ligament
尺侧副韧带
Ulna
尺骨

Opened joint: anterior view
切开的关节：前面观

Joint capsule (cut edge)
关节囊（切缘）
Humeroulnar joint
肱尺关节
Articular cartilage
关节软骨
Humeroradial joint
肱桡关节
Proximal radioulnar joint
桡尺近侧关节

图 3.21　臂和肘关节骨学

3.22 臂肌

臂部包括由深筋膜形成的肌间隔分隔成的两个肌群。**前（屈肌）群**包含三块肌，主要功能是屈臂或前臂。**肱二头肌**是最浅层的肌，顾名思义其有两个头（长头和短头）。**喙肱肌**是一块较短的肌，止于肱骨干中部；因此它只作用于肩关节。第三块**肱肌**是前臂最强的屈肌。臂肌后群包含**肱三头肌**，其有长头、外侧头和内侧头三个头。长头是唯一一个同时跨越肩关节和肘关节的头，因此它可以伸臂和前臂。外侧头和内侧头在肘关节处可以伸前臂。

臂肌前群

肌	起点	止点	神经支配	主要功能
肱二头肌	短头：肩胛骨的喙突 长头：肩胛骨盂上结节	桡骨粗隆，通过肱二头肌腱膜止于前臂筋膜	肌皮神经	前臂旋后，屈肘关节
喙肱肌	肩胛骨的喙突	肱骨内侧面（中段）	肌皮神经	内收和屈肩关节
肱肌	肱骨前面远侧半	尺骨粗隆	肌皮神经	屈肘

臂肌后群

肌	起点	止点	神经支配	主要功能
肱三头肌	长头：肩胛骨盂下结节 外侧头：肱骨后面桡神经沟上方 内侧头：肱骨后面桡神经沟下方	尺骨鹰嘴	桡神经	伸肘关节

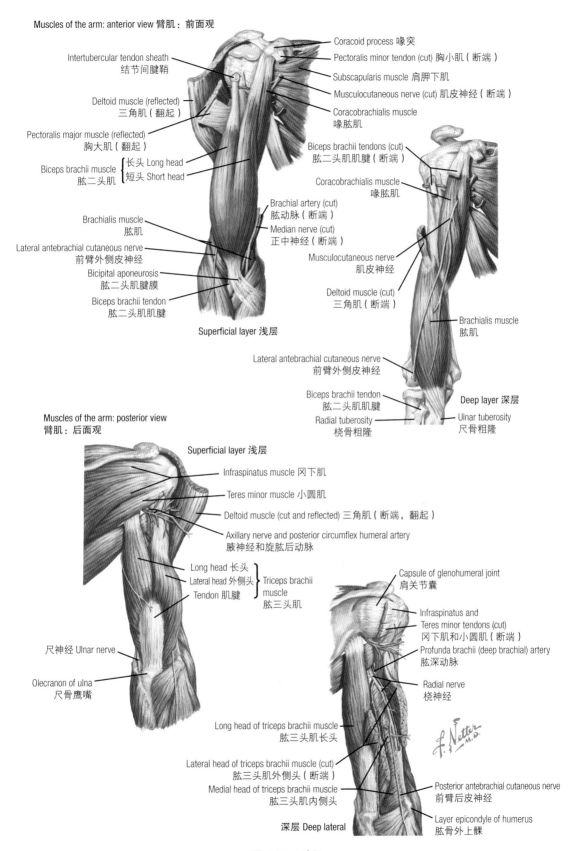

Muscles of the arm: anterior view 臂肌：前面观

Intertubercular tendon sheath
结节间腱鞘

Deltoid muscle (reflected)
三角肌（翻起）

Pectoralis major muscle (reflected)
胸大肌（翻起）

Biceps brachii muscle
肱二头肌 { 长头 Long head
短头 Short head }

Brachialis muscle
肱肌

Lateral antebrachial cutaneous nerve
前臂外侧皮神经

Bicipital aponeurosis
肱二头肌腱膜

Biceps brachii tendon
肱二头肌肌腱

Superficial layer 浅层

Coracoid process 喙突

Pectoralis minor tendon (cut) 胸小肌（断端）

Subscapularis muscle 肩胛下肌

Musculocutaneous nerve (cut) 肌皮神经（断端）

Coracobrachialis muscle
喙肱肌

Biceps brachii tendons (cut)
肱二头肌肌腱（断端）

Coracobrachialis muscle
喙肱肌

Brachial artery (cut)
肱动脉（断端）

Median nerve (cut)
正中神经（断端）

Musculocutaneous nerve
肌皮神经

Deltoid muscle (cut)
三角肌（断端）

Brachialis muscle
肱肌

Lateral antebrachial cutaneous nerve
前臂外侧皮神经

Biceps brachii tendon
肱二头肌肌腱

Radial tuberosity
桡骨粗隆

Deep layer 深层

Ulnar tuberosity
尺骨粗隆

Muscles of the arm: posterior view
臂肌：后面观

Superficial layer 浅层

Infraspinatus muscle 冈下肌

Teres minor muscle 小圆肌

Deltoid muscle (cut and reflected) 三角肌（断端，翻起）

Axillary nerve and posterior circumflex humeral artery
腋神经和旋肱后动脉

Long head 长头
Lateral head 外侧头 } Triceps brachii
Tendon 肌腱 muscle
肱三头肌

尺神经 Ulnar nerve

Olecranon of ulna
尺骨鹰嘴

Capsule of glenohumeral joint
肩关节囊

Infraspinatus and
Teres minor tendons (cut)
冈下肌和小圆肌（断端）

Profunda brachii (deep brachial) artery
肱深动脉

Radial nerve
桡神经

Long head of triceps brachii muscle
肱三头肌长头

Lateral head of triceps brachii muscle (cut)
肱三头肌外侧头（断端）

Medial head of triceps brachii muscle
肱三头肌内侧头

Posterior antebrachial cutaneous nerve
前臂后皮神经

Layer epicondyle of humerus
肱骨外上髁

深层 Deep lateral

图 3.22　臂肌

3.23 臂的血管

　　臂的主要动脉是**肱动脉**，它是腋动脉离开腋窝后的延续。肱动脉的第一个大的分支是**肱深动脉**，它与桡神经一起绕过肱骨，主要供应臂后部。前群肌由肱动脉的肌支供血。在肘窝（肘前面），肱动脉分为**桡动脉**和**尺动脉**。多个分支将这两条动脉与肱动脉连接起来，在肘关节周围提供侧支循环。伴随着主要动脉的静脉（如肱静脉）常常成对存在，被称为伴行静脉。臂部的两条主要浅静脉是**头静脉**（外侧）和**贵要静脉**（内侧）。**肘正中静脉**在肘窝处连接头静脉和贵要静脉。

临床聚焦

　　测量血压的一种方法是利用血压计。这种设备的袖带被充入空气，以挤压肱动脉并减少血流。然后缓慢释放空气，最终动脉内的压力大于袖带内的压力。这时血流恢复，产生一种声音（收缩压测量）。当声音消失时，设备上的测量值表示舒张压。肘正中静脉通常在肘窝处明显易见，常被用来进行**静脉穿刺**。

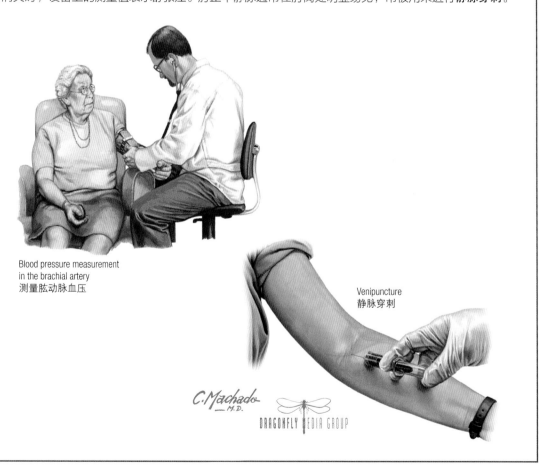

Blood pressure measurement
in the brachial artery
测量肱动脉血压

Venipuncture
静脉穿刺

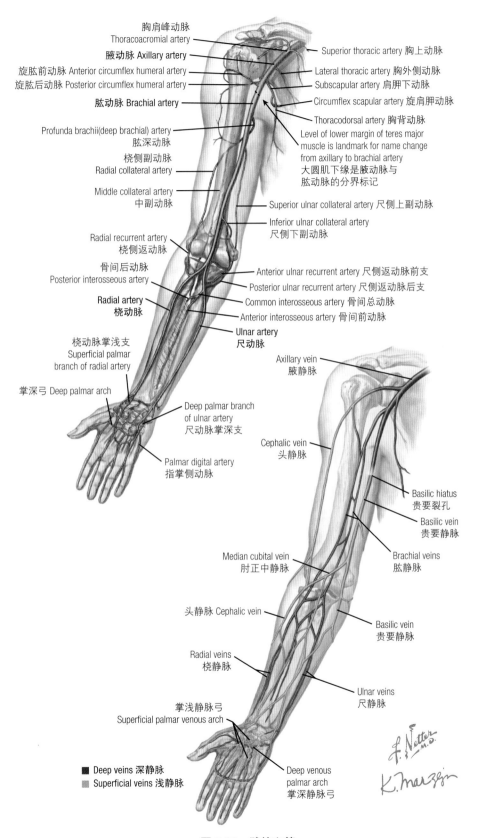

胸肩峰动脉
Thoracoacromial artery

Superior thoracic artery 胸上动脉

腋动脉 Axillary artery

Lateral thoracic artery 胸外侧动脉

旋肱前动脉 Anterior circumflex humeral artery

Subscapular artery 肩胛下动脉

旋肱后动脉 Posterior circumflex humeral artery

Circumflex scapular artery 旋肩胛动脉

肱动脉 Brachial artery

Thoracodorsal artery 胸背动脉

Profunda brachii(deep brachial) artery
肱深动脉

Level of lower margin of teres major
muscle is landmark for name change
from axillary to brachial artery
大圆肌下缘是腋动脉与
肱动脉的分界标记

桡侧副动脉
Radial collateral artery

Middle collateral artery
中副动脉

Superior ulnar collateral artery 尺侧上副动脉

Inferior ulnar collateral artery
尺侧下副动脉

Radial recurrent artery
桡侧返动脉

骨间后动脉
Posterior interosseous artery

Anterior ulnar recurrent artery 尺侧返动脉前支

Posterior ulnar recurrent artery 尺侧返动脉后支

Common interosseous artery 骨间总动脉

**Radial artery
桡动脉**

Anterior interosseous artery 骨间前动脉

**Ulnar artery
尺动脉**

桡动脉掌浅支
Superficial palmar
branch of radial artery

Axillary vein
腋静脉

掌深弓 Deep palmar arch

Deep palmar branch
of ulnar artery
尺动脉掌深支

Cephalic vein
头静脉

Basilic hiatus
贵要裂孔

Basilic vein
贵要静脉

Palmar digital artery
指掌侧动脉

Brachial veins
肱静脉

Median cubital vein
肘正中静脉

头静脉 Cephalic vein

Basilic vein
贵要静脉

Radial veins
桡静脉

Ulnar veins
尺静脉

掌浅静脉弓
Superficial palmar venous arch

■ Deep veins 深静脉
■ Superficial veins 浅静脉

Deep venous
palmar arch
掌深静脉弓

图 3.23　臂的血管

3.24 臂的神经

臂的前群肌由**肌皮神经**支配。该神经来自臂丛的外侧束，穿喙肱肌，之后走行在肱二头肌和肱肌之间。肌皮神经在肘窝肱二头肌肌腱的外侧浅出，并在此改名为**前臂外侧皮神经**，支配前臂前外侧的皮肤。臂后群肌的肱三头肌，由**桡神经**支配。桡神经起自臂丛的后束，在肱骨后面的桡神经沟内走行。除发出肌支支配肱三头肌外，桡神经还发出皮支支配臂后部的皮肤。**正中神经和尺神经**也走行于臂部，但在到达前臂之前没有发出分支。值得注意的是，尺神经走行于肱骨内上髁的后面，在该处尺神经可能受压于骨面。

临床聚焦

桡神经在上臂容易受到压迫，因其在桡神经沟内紧贴着肱骨（**星期六夜麻痹**）。随后前臂伸肌的神经支配丧失，呈现一种称为"垂腕"的临床症状。**肱骨干骨折**可能会损伤神经及与其伴行的肱深动脉。尺神经可以短暂地被压迫在肱骨内上髁，发生疼痛和肘部远端的酸麻（"磕到麻筋"）。如果神经在该位置被卡住或长期受压，上述感觉也会长期存在（**肘管综合征**）。

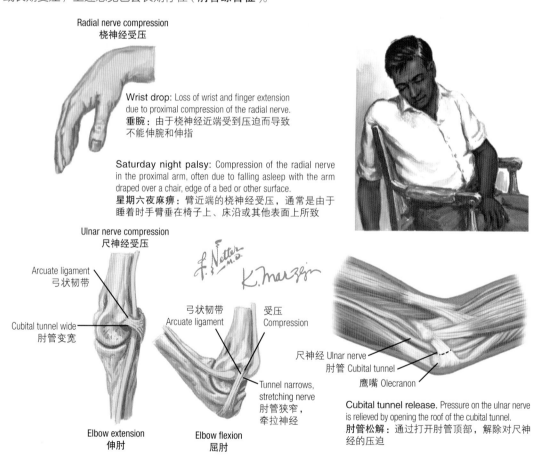

Radial nerve compression
桡神经受压

Wrist drop: Loss of wrist and finger extension due to proximal compression of the radial nerve.
垂腕：由于桡神经近端受到压迫而导致不能伸腕和伸指

Saturday night palsy: Compression of the radial nerve in the proximal arm, often due to falling asleep with the arm draped over a chair, edge of a bed or other surface.
星期六夜麻痹：臂近端的桡神经受压，通常是由于睡着时手臂垂在椅子上、床沿或其他表面上所致

Ulnar nerve compression
尺神经受压

Arcuate ligament
弓状韧带

Cubital tunnel wide
肘管变宽

弓状韧带
Arcuate ligament

受压
Compression

Tunnel narrows, stretching nerve
肘管狭窄，牵拉神经

Elbow extension
伸肘

Elbow flexion
屈肘

尺神经 Ulnar nerve
肘管 Cubital tunnel
鹰嘴 Olecranon

Cubital tunnel release. Pressure on the ulnar nerve is relieved by opening the roof of the cubital tunnel.
肘管松解：通过打开肘管顶部，解除对尺神经的压迫

Musculocutaneous nerve: anterior view
肌皮神经：前面观

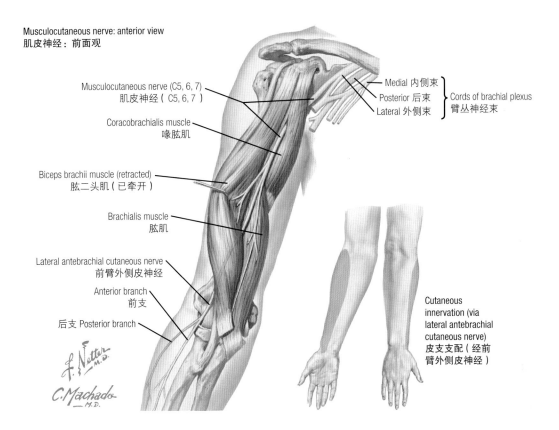

Musculocutaneous nerve (C5, 6, 7)
肌皮神经（C5、6、7）

Coracobrachialis muscle
喙肱肌

Biceps brachii muscle (retracted)
肱二头肌（已牵开）

Brachialis muscle
肱肌

Lateral antebrachial cutaneous nerve
前臂外侧皮神经

Anterior branch
前支

后支 Posterior branch

Medial 内侧束
Posterior 后束
Lateral 外侧束

Cords of brachial plexus
臂丛神经束

Cutaneous innervation (via lateral antebrachial cutaneous nerve)
皮支支配（经前臂外侧皮神经）

Radial nerve: posterior view 桡神经：后面观

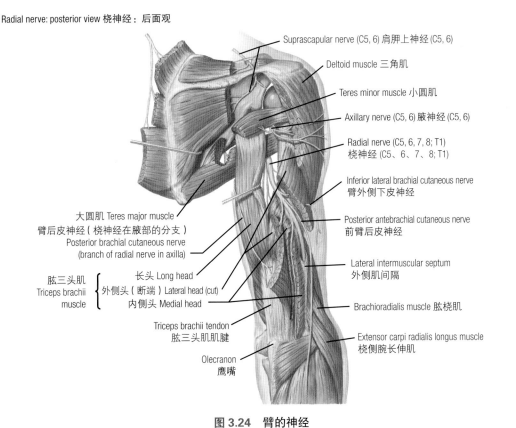

Suprascapular nerve (C5, 6) 肩胛上神经 (C5, 6)

Deltoid muscle 三角肌

Teres minor muscle 小圆肌

Axillary nerve (C5, 6) 腋神经 (C5, 6)

Radial nerve (C5, 6, 7, 8; T1)
桡神经 (C5、6、7、8; T1)

Inferior lateral brachial cutaneous nerve
臂外侧下皮神经

Posterior antebrachial cutaneous nerve
前臂后皮神经

Lateral intermuscular septum
外侧肌间隔

Brachioradialis muscle 肱桡肌

Extensor carpi radialis longus muscle
桡侧腕长伸肌

大圆肌 Teres major muscle

臂后皮神经（桡神经在腋部的分支）
Posterior brachial cutaneous nerve
(branch of radial nerve in axilla)

肱三头肌
Triceps brachii
muscle

长头 Long head
外侧头（断端）Lateral head (cut)
内侧头 Medial head

Triceps brachii tendon
肱三头肌肌腱

Olecranon
鹰嘴

图 3.24　臂的神经

3.25　前臂、腕和手的骨学

　　前臂骨包括**尺骨**（内侧）和**桡骨**（外侧），二者通过骨间膜连接。尺骨近端有与肱骨相关节的**滑车切迹**；与桡骨相关节的**桡切迹**；以及作为肌附着部位的**冠突**、**尺骨粗隆**和**鹰嘴**。尺骨的远端有尺骨头和茎突。桡骨上的标志包括近端的**桡骨头**、**桡骨颈**和**桡骨粗隆**，以及远端的**桡骨茎突**和**腕关节面**。腕部的骨被称为**腕骨**，它们排成两列。从外侧到内侧，近侧列包括**手舟骨**、**月状骨**、**三角骨**和**豌豆骨**，而远侧列由**大多角骨**、**小多角骨**、**头状骨**和**钩骨**组成。钩骨因其前部有一个**钩状突起**，故而得名。手的骨包括**掌骨**和**指骨**。请注意，拇指只有 2 节指骨（近节和远节），而其余四指有 3 节。腕关节（**桡腕关节**）是桡骨远端与手舟骨和月状骨之间的关节；一个纤维软骨关节盘将其他近端腕骨与尺骨头分开。腕关节允许做四种主要运动：屈、伸、展和收（另见图 1.4 ）。在腕部，**桡尺远侧关节**与桡尺近侧关节协同运动，使前臂旋前和旋后。在旋前过程中，桡骨旋转并与尺骨交叉。旋后是相反的运动，使肢体回到解剖学位置。许多韧带支持着腕关节，包括掌侧和背侧**桡腕韧带**以及**桡侧和尺侧副韧带**。**腕掌关节**（CMC）位于远侧列腕骨和掌骨之间。对于第 2~5 指来说，在这些关节处会发生小的滑动。拇指的 CMC 有一个独特的"马鞍"形状，允许完成屈、伸、收、展运动。掌骨和近节指骨之间的关节（**掌指关节或 MCP 关节**）也可做屈、伸、收、展运动。相比之下，**指间关节**（IP）是典型的屈戌关节，只允许做屈、伸运动。

临床聚焦

　　腕部摔伤通常因**摔倒时手伸直着地**所致。骨质疏松症的老年患者特别容易发生**骨折**，而桡骨最常受伤。桡骨远端骨折，碎片向背侧移位，称为柯雷氏骨折（ Colles 骨折）。在此类损伤中，通常易发生骨折的另一块骨是手舟骨。

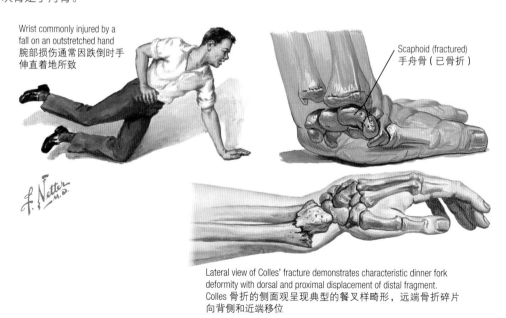

Wrist commonly injured by a fall on an outstretched hand
腕部损伤通常因跌倒时手伸直着地所致

Scaphoid (fractured)
手舟骨（已骨折）

Lateral view of Colles' fracture demonstrates characteristic dinner fork deformity with dorsal and proximal displacement of distal fragment.
Colles 骨折的侧面观呈现典型的餐叉样畸形，远端骨折碎片向背侧和近端移位

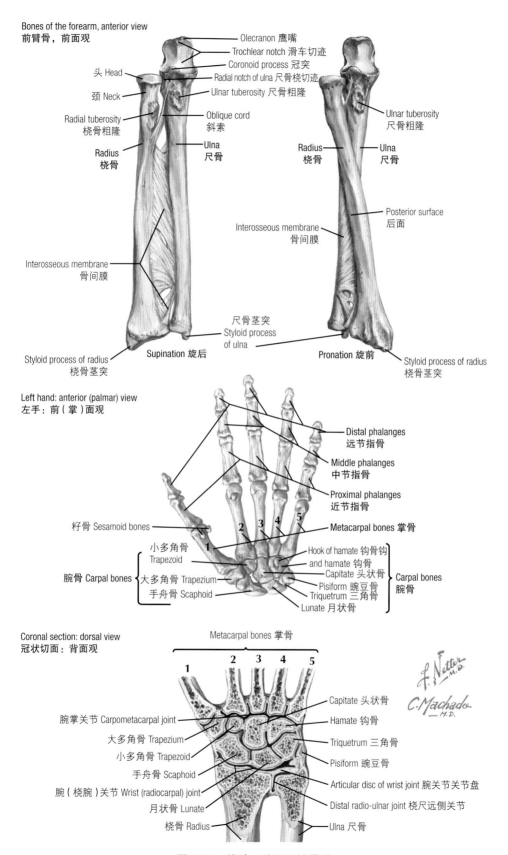

图 3.25　前臂、腕和手的骨学

3.26 前臂肌：前群

与臂类似，前臂肌被肌间隔分隔成前、后两群。**前群**包含屈肌和旋前肌，分三层排列。有**四块浅层肌**，**一块中层肌**和**三块深层肌**。所有这些肌，除了尺侧腕屈肌和指深屈肌尺侧半是由**尺神经**支配外，其余均由**正中神经**支配。值得注意的是，指屈肌肌腱止点有独特的排布。由于指浅屈层肌腱止于中节指骨，它必须分叉成两部分，以允许指深屈肌肌腱通过止于远节指骨（另见 3.28）。

肌	起点	止点	神经支配	主要功能
浅层肌				
旋前圆肌	肱骨内上髁	桡骨干，中段	正中神经	前臂旋前
桡侧腕屈肌	肱骨内上髁	第 2 掌骨	正中神经	屈和外展腕关节
掌长肌	肱骨内上髁	掌腱膜	正中神经	屈腕关节
尺侧腕屈肌	肱骨内上髁，尺骨	豌豆骨，钩骨，第 5 掌骨	尺神经	屈和内收腕关节
中间肌				
指浅屈肌	肱骨内上髁，桡骨	第 2~5 指中节指骨	正中神经	屈第 2~5 指腕掌关节和近侧指间关节
深层肌				
拇长屈肌	桡骨（前面），骨间膜	拇指远节指骨	正中神经（前骨间支）	屈拇指腕掌关节和指间关节
指深屈肌	尺骨（前面），骨间膜	第 2~5 指远节指骨	正中神经（外侧半），尺神经（内侧半）	屈第 2~5 指腕掌关节和指间关节
旋前方肌	尺骨干，远侧段	桡骨干，远侧段	正中神经（前骨间支）	前臂旋前

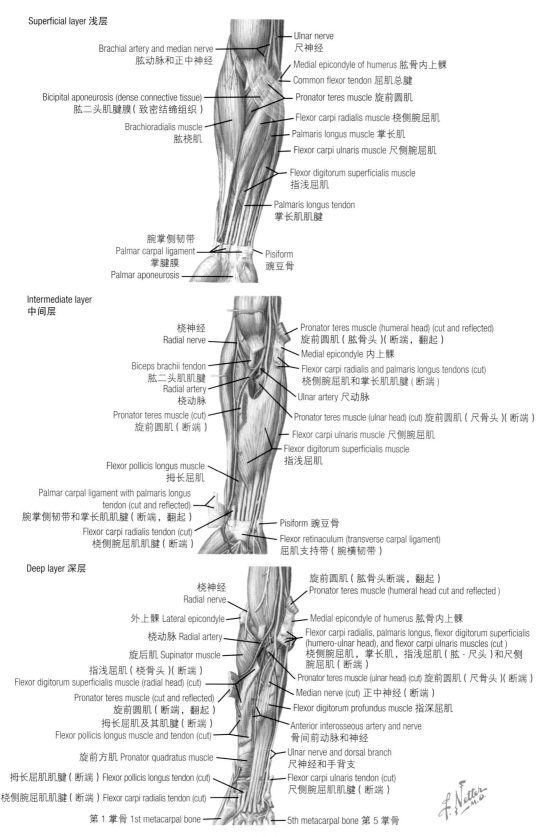

Superficial layer 浅层

Brachial artery and median nerve 肱动脉和正中神经

Bicipital aponeurosis (dense connective tissue) 肱二头肌腱膜（致密结缔组织）

Brachioradialis muscle 肱桡肌

腕掌侧韧带 Palmar carpal ligament 掌腱膜 Palmar aponeurosis

Ulnar nerve 尺神经

Medial epicondyle of humerus 肱骨内上髁

Common flexor tendon 屈肌总腱

Pronator teres muscle 旋前圆肌

Flexor carpi radialis muscle 桡侧腕屈肌

Palmaris longus muscle 掌长肌

Flexor carpi ulnaris muscle 尺侧腕屈肌

Flexor digitorum superficialis muscle 指浅屈肌

Palmaris longus tendon 掌长肌肌腱

Pisiform 豌豆骨

Intermediate layer 中间层

桡神经 Radial nerve

Biceps brachii tendon 肱二头肌肌腱

Radial artery 桡动脉

Pronator teres muscle (cut) 旋前圆肌（断端）

Flexor pollicis longus muscle 拇长屈肌

Palmar carpal ligament with palmaris longus tendon (cut and reflected) 腕掌侧韧带和掌长肌肌腱（断端，翻起）

Flexor carpi radialis tendon (cut) 桡侧腕屈肌肌腱（断端）

Pronator teres muscle (humeral head) (cut and reflected) 旋前圆肌（肱骨头）（断端，翻起）

Medial epicondyle 内上髁

Flexor carpi radialis and palmaris longus tendons (cut) 桡侧腕屈肌和掌长肌肌腱（断端）

Ulnar artery 尺动脉

Pronator teres muscle (ulnar head) (cut) 旋前圆肌（尺骨头）（断端）

Flexor carpi ulnaris muscle 尺侧腕屈肌

Flexor digitorum superficialis muscle 指浅屈肌

Pisiform 豌豆骨

Flexor retinaculum (transverse carpal ligament) 屈肌支持带（腕横韧带）

Deep layer 深层

桡神经 Radial nerve

外上髁 Lateral epicondyle

桡动脉 Radial artery

旋后肌 Supinator muscle

指浅屈肌（桡骨头）（断端）
Flexor digitorum superficialis muscle (radial head) (cut)

Pronator teres muscle (cut and reflected) 旋前圆肌（断端，翻起）

拇长屈肌及其肌腱（断端）
Flexor pollicis longus muscle and tendon (cut)

旋前方肌 Pronator quadratus muscle

拇长屈肌肌腱（断端）Flexor pollicis longus tendon (cut)

桡侧腕屈肌肌腱（断端）Flexor carpi radialis tendon (cut)

第 1 掌骨 1st metacarpal bone

旋前圆肌（肱骨头断端，翻起）
Pronator teres muscle (humeral head cut and reflected)

Medial epicondyle of humerus 肱骨内上髁

Flexor carpi radialis, palmaris longus, flexor digitorum superficialis (humero-ulnar head), and flexor carpi ulnaris muscles (cut)
桡侧腕屈肌，掌长肌，指浅屈肌（肱 - 尺头）和尺侧腕屈肌（断端）

Pronator teres muscle (ulnar head) (cut) 旋前圆肌（尺骨头）（断端）

Median nerve (cut) 正中神经（断端）

Flexor digitorum profundus muscle 指深屈肌

Anterior interosseous artery and nerve 骨间前动脉和神经

Ulnar nerve and dorsal branch 尺神经和手背支

Flexor carpi ulnaris tendon (cut) 尺侧腕屈肌肌腱（断端）

5th metacarpal bone 第 5 掌骨

图 3.26　前臂肌：前群

3.27 前臂肌：后群

后群的肌分为两层：**六块浅层肌**和**五块深层肌**。所有的肌都是由**桡神经**支配的。有一块肌可能会引起混淆，那就是肱桡肌。虽然它位于后群，但它绕过前臂的外侧，止于桡骨的前外侧，从而能够屈前臂而不是伸前臂。与屈指肌肌腱相似，伸指肌肌腱在指骨上有一个独特的附着形式。每条肌腱都有**中央束**和**外侧束**，分别止于中节和远节指骨。纤维状的**伸肌腱膜**环绕着肌腱，作为手肌的附着部位。

肌	起点	止点	神经支配	主要功能
浅层肌				
肱桡肌	外侧髁上嵴	桡骨，远端	桡神经	屈肘关节
桡侧腕长伸肌	外侧髁上嵴	第 2 掌骨	桡神经	伸和外展腕关节
桡侧腕短伸肌	肱骨外上髁	第 3 掌骨	桡神经	伸和外展腕关节
指伸肌	肱骨外上髁	通过指伸肌腱膜止于第 2~5 指	桡神经	伸腕关节，伸第 2~5 指掌指节和近侧指间关节
小指伸肌	肱骨外上髁	通过指伸肌腱膜止于第 5 指	桡神经	伸小指掌指关节和近侧指间关节
尺侧腕长伸肌	肱骨外上髁	第 5 掌骨	桡神经	伸和内收腕关节
深层肌				
旋后肌	肱骨外上髁	桡骨近侧 1/3 处	桡神经	前臂旋后
拇长展肌	尺骨、桡骨和骨间膜后面	第 1 掌骨	桡神经	外展拇指
拇短伸肌	桡骨和骨间膜后面	拇指近节指骨	桡神经	伸拇指腕掌关节
拇长伸肌	尺骨和骨间膜后面	拇指远节指骨	桡神经	伸拇指掌指关节和近侧指间关节
示指伸肌	尺骨和骨间膜后面	通过伸肌腱膜止于第 2 指	桡神经	伸示指掌指关节和近侧指间关节

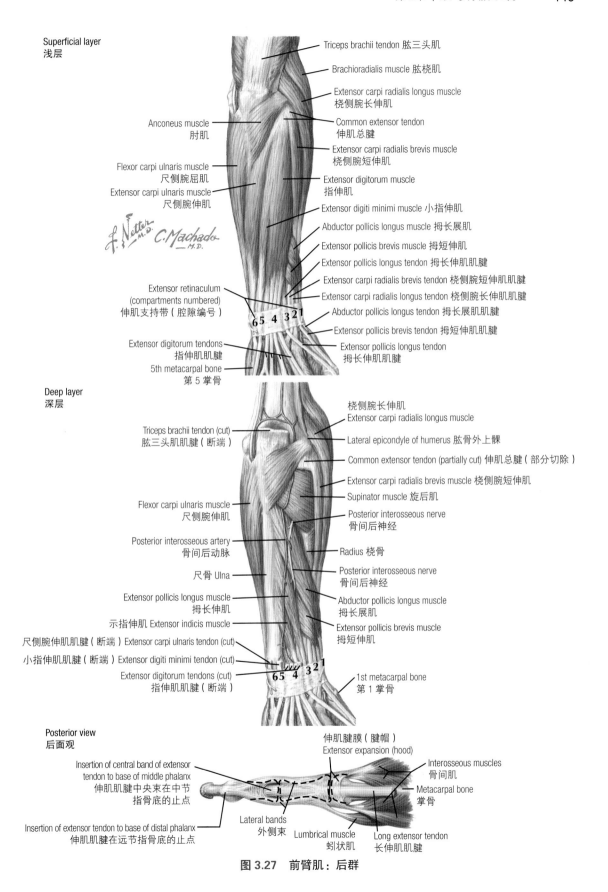

Superficial layer
浅层

Triceps brachii tendon 肱三头肌

Brachioradialis muscle 肱桡肌

Extensor carpi radialis longus muscle
桡侧腕长伸肌

Common extensor tendon
伸肌总腱

Extensor carpi radialis brevis muscle
桡侧腕短伸肌

Extensor digitorum muscle
指伸肌

Extensor digiti minimi muscle 小指伸肌

Abductor pollicis longus muscle 拇长展肌

Extensor pollicis brevis muscle 拇短伸肌

Extensor pollicis longus tendon 拇长伸肌肌腱

Extensor carpi radialis brevis tendon 桡侧腕短伸肌肌腱

Extensor carpi radialis longus tendon 桡侧腕长伸肌肌腱

Abductor pollicis longus tendon 拇长展肌肌腱

Extensor pollicis brevis tendon 拇短伸肌肌腱

Extensor pollicis longus tendon
拇长伸肌肌腱

Anconeus muscle
肘肌

Flexor carpi ulnaris muscle
尺侧腕屈肌

Extensor carpi ulnaris muscle
尺侧腕伸肌

Extensor retinaculum
(compartments numbered)
伸肌支持带（腔隙编号）

Extensor digitorum tendons
指伸肌肌腱

5th metacarpal bone
第5掌骨

6 5 4 3 2 1

Deep layer
深层

桡侧腕长伸肌
Extensor carpi radialis longus muscle

Lateral epicondyle of humerus 肱骨外上髁

Common extensor tendon (partially cut) 伸肌总腱（部分切除）

Extensor carpi radialis brevis muscle 桡侧腕短伸肌

Supinator muscle 旋后肌

Posterior interosseous nerve
骨间后神经

Radius 桡骨

Posterior interosseous nerve
骨间后神经

Abductor pollicis longus muscle
拇长展肌

Extensor pollicis brevis muscle
拇短伸肌

Triceps brachii tendon (cut)
肱三头肌肌腱（断端）

Flexor carpi ulnaris muscle
尺侧腕伸肌

Posterior interosseous artery
骨间后动脉

尺骨 Ulna

Extensor pollicis longus muscle
拇长伸肌

示指伸肌 Extensor indicis muscle

尺侧腕伸肌肌腱（断端）Extensor carpi ulnaris tendon (cut)

小指伸肌肌腱（断端）Extensor digiti minimi tendon (cut)

Extensor digitorum tendons (cut)
指伸肌肌腱（断端）

6 5 4 3 2 1

1st metacarpal bone
第1掌骨

Posterior view
后面观

伸肌腱膜（腱帽）
Extensor expansion (hood)

Interosseous muscles
骨间肌

Metacarpal bone
掌骨

Long extensor tendon
长伸肌肌腱

Lumbrical muscle
蚓状肌

Lateral bands
外侧束

Insertion of central band of extensor
tendon to base of middle phalanx
伸肌肌腱中央束在中节
指骨底的止点

Insertion of extensor tendon to base of distal phalanx
伸肌肌腱在远节指骨底的止点

图3.27　前臂肌：后群

3.28 腕管和解剖学鼻烟壶

　　腕管是前臂结构进入手部所通过的空间，是由**屈肌支持带**（一条较厚的结缔组织带）在四块腕骨之间延伸形成。在腕管内，内侧四指的屈肌肌腱被一个共同的**屈肌总腱鞘**所包裹，以减小运动时的摩擦；在远端以**手指滑膜腱鞘**做补充。拇长屈肌肌腱在腕管内有自己的滑膜腱鞘，并延伸到拇指。**纤维腱鞘**围绕着滑膜腱鞘，在肌收缩时将肌腱固定于骨上。除了屈肌肌腱，**正中神经**也穿过腕管。

　　解剖学鼻烟壶是腕部桡侧一个三角形的凹陷。由一侧的拇短伸肌及拇长展肌肌腱及对侧的拇长伸肌肌腱围成。鼻烟壶的底主要由**手舟骨**构成。**桡动脉**穿过鼻烟壶，桡神经的皮支穿过鼻烟壶的表面。

临床聚焦

　　腕或手指的反复屈曲可引起腕管内的炎症和肿胀，这可能会压迫正中神经（**腕管综合征**）。此时患者的手指，除了不接受正中神经感觉支配的小指外，其余手指常有疼痛、刺痛或麻木的感觉。正中神经掌皮支于腕管的近端发出，因此在这种情况下，手掌的感觉不受影响。鼻烟壶的触痛提示有**手舟骨骨折**，并可能损伤桡动脉（另见 3.25 ）。

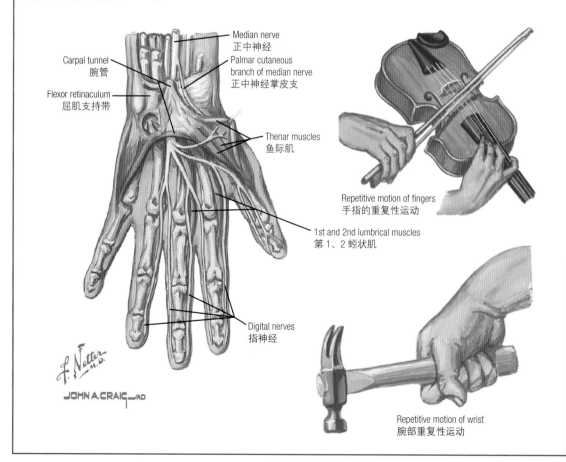

Median nerve
正中神经

Carpal tunnel
腕管

Palmar cutaneous branch of median nerve
正中神经掌皮支

Flexor retinaculum
屈肌支持带

Thenar muscles
鱼际肌

1st and 2nd lumbrical muscles
第 1、2 蚓状肌

Digital nerves
指神经

Repetitive motion of fingers
手指的重复性运动

Repetitive motion of wrist
腕部重复性运动

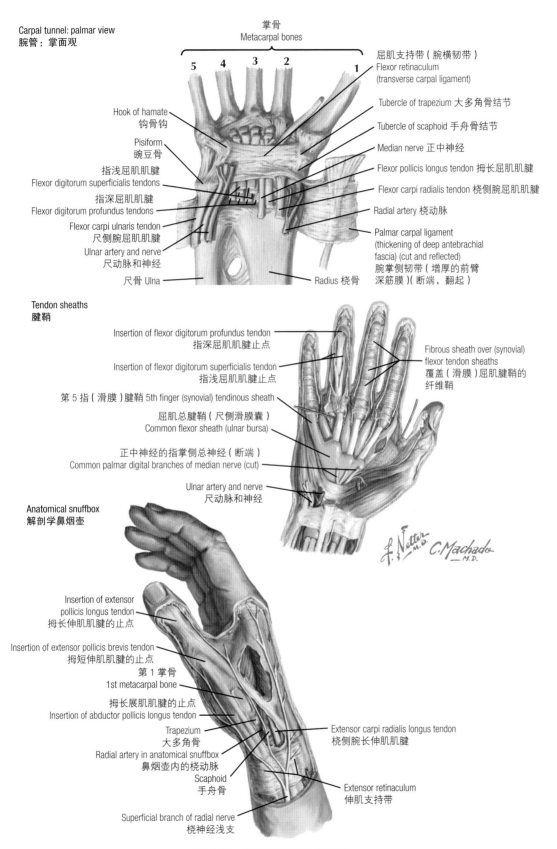

Carpal tunnel: palmar view
腕管：掌面观

掌骨
Metacarpal bones

屈肌支持带（腕横韧带）
Flexor retinaculum
(transverse carpal ligament)

Hook of hamate
钩骨钩

Tubercle of trapezium 大多角骨结节

Tubercle of scaphoid 手舟骨结节

Pisiform
豌豆骨

Median nerve 正中神经

指浅屈肌肌腱
Flexor digitorum superficialis tendons

Flexor pollicis longus tendon 拇长屈肌肌腱

指深屈肌肌腱
Flexor digitorum profundus tendons

Flexor carpi radialis tendon 桡侧腕屈肌肌腱

Flexor carpi ulnaris tendon
尺侧腕屈肌肌腱

Radial artery 桡动脉

Ulnar artery and nerve
尺动脉和神经

Palmar carpal ligament
(thickening of deep antebrachial
fascia) (cut and reflected)
腕掌侧韧带（增厚的前臂
深筋膜）（断端，翻起）

尺骨 Ulna

Radius 桡骨

Tendon sheaths
腱鞘

Insertion of flexor digitorum profundus tendon
指深屈肌肌腱止点

Fibrous sheath over (synovial)
flexor tendon sheaths
覆盖（滑膜）屈肌腱鞘的
纤维鞘

Insertion of flexor digitorum superficialis tendon
指浅屈肌肌腱止点

第5指（滑膜）腱鞘 5th finger (synovial) tendinous sheath

屈肌总腱鞘（尺侧滑膜囊）
Common flexor sheath (ulnar bursa)

正中神经的指掌侧总神经（断端）
Common palmar digital branches of median nerve (cut)

Ulnar artery and nerve
尺动脉和神经

Anatomical snuffbox
解剖学鼻烟壶

Insertion of extensor
pollicis longus tendon
拇长伸肌肌腱的止点

Insertion of extensor pollicis brevis tendon
拇短伸肌肌腱的止点

第1掌骨
1st metacarpal bone

拇长展肌肌腱的止点
Insertion of abductor pollicis longus tendon

Trapezium
大多角骨

Extensor carpi radialis longus tendon
桡侧腕长伸肌肌腱

Radial artery in anatomical snuffbox
鼻烟壶内的桡动脉

Scaphoid
手舟骨

Extensor retinaculum
伸肌支持带

Superficial branch of radial nerve
桡神经浅支

图 3.28　腕管和解剖学鼻烟壶

3.29 前臂的血管和神经

桡动脉和**尺动脉**为前臂供血。桡动脉在**肱桡肌**深方走行，至腕部变得表浅，此处可以触及桡动脉搏动从而可感知脉搏。在肘窝的远端，尺动脉发出了**骨间总动脉**，随后分为**骨间前动脉**和**骨间后动脉**。骨间后动脉通过骨间膜的近端进入前臂的后部，它是前臂后部的主要血供来源。桡动脉和尺动脉都在手部以**动脉弓**的形式终止行程。

前臂的主要神经是正中神经、尺神经和桡神经。**正中神经**穿过肘窝后，在旋前圆肌的两个头之间穿过，在远端走行于指浅屈肌深方，其支配除了尺侧腕屈肌和指深屈肌内侧半（由**尺神经**支配）之外的所有前臂前群肌。正中神经和尺神经均在腕部近端发出皮支，支配手部皮肤。**桡神经**经肱骨外上髁的前方进入前臂，在前臂桡神经发出**浅支**和**深支**。浅支是皮支，支配手背的皮肤；深支支配全部的前臂后群肌。

临床聚焦

在旋前圆肌的两个头之间可能压迫正中神经（**旋前圆肌综合征**），产生疼痛、感觉丧失和肌无力。掌面感觉缺失是旋前圆肌综合征区别于腕管综合征（另见 3.28）的症状，因为掌皮支在腕管的近端发出。

Pronator syndrome
旋前圆肌综合征

旋前时可加重感觉异常
Paresthesia increases
during pronation

疼痛位置
Pain location

旋前圆肌产生的压迫
Compression by pronator teres muscle

Pronation against
resistance causes
increased pain
对抗旋前动作
导致疼痛加重

JOHN A. CRAIG—AD

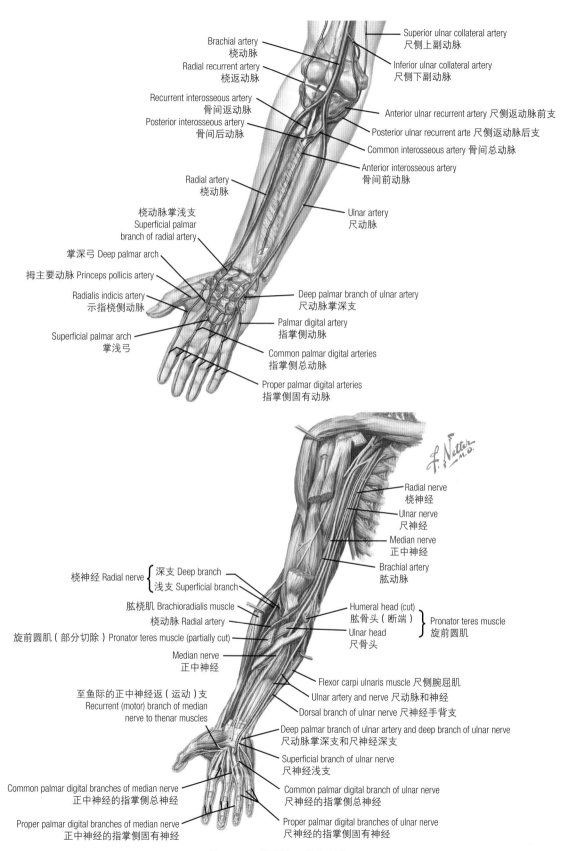

Brachial artery
桡动脉

Radial recurrent artery
桡返动脉

Recurrent interosseous artery
骨间返动脉

Posterior interosseous artery
骨间后动脉

Radial artery
桡动脉

桡动脉掌浅支
Superficial palmar
branch of radial artery

掌深弓 Deep palmar arch

拇主要动脉 Princeps pollicis artery

Radialis indicis artery
示指桡侧动脉

Superficial palmar arch
掌浅弓

Superior ulnar collateral artery
尺侧上副动脉

Inferior ulnar collateral artery
尺侧下副动脉

Anterior ulnar recurrent artery 尺侧返动脉前支

Posterior ulnar recurrent arte 尺侧返动脉后支

Common interosseous artery 骨间总动脉

Anterior interosseous artery
骨间前动脉

Ulnar artery
尺动脉

Deep palmar branch of ulnar artery
尺动脉掌深支

Palmar digital artery
指掌侧动脉

Common palmar digital arteries
指掌侧总动脉

Proper palmar digital arteries
指掌侧固有动脉

Radial nerve
桡神经

Ulnar nerve
尺神经

Median nerve
正中神经

Brachial artery
肱动脉

桡神经 Radial nerve { 深支 Deep branch
浅支 Superficial branch

肱桡肌 Brachioradialis muscle

桡动脉 Radial artery

旋前圆肌（部分切除）Pronator teres muscle (partially cut)

Median nerve
正中神经

至鱼际的正中神经返（运动）支
Recurrent (motor) branch of median
nerve to thenar muscles

Humeral head (cut)
肱骨头（断端）
Pronator teres muscle
旋前圆肌
Ulnar head
尺骨头

Flexor carpi ulnaris muscle 尺侧腕屈肌
Ulnar artery and nerve 尺动脉和神经
Dorsal branch of ulnar nerve 尺神经手背支
Deep palmar branch of ulnar artery and deep branch of ulnar nerve
尺动脉掌深支和尺神经深支
Superficial branch of ulnar nerve
尺神经浅支

Common palmar digital branches of median nerve
正中神经的指掌侧总神经

Proper palmar digital branches of median nerve
正中神经的指掌侧固有神经

Common palmar digital branch of ulnar nerve
尺神经的指掌侧总神经

Proper palmar digital branches of ulnar nerve
尺神经的指掌侧固有神经

图 3.29　前臂的血管和神经

3.30 手肌

　　手的固有肌可分为4群：鱼际肌、小鱼际肌、骨间肌和蚓状肌。手部方向性术语的参考点是第3指（即：内侧是指靠近第3指，而外侧是指远离第3指）。**鱼际肌**作用于拇指（单词"pollicis"和"thenar"均指拇指）。拇指根部的肌性隆起为**鱼际**，它包含四块鱼际肌中的三块。第4块鱼际肌是**拇收肌**，位于手掌的深部。**小鱼际肌**可以运动小指，共有三块肌，并构成**小鱼际**。**骨间掌侧肌**和**骨间背侧肌**位于掌骨之间，功能是内收（掌侧肌）和外展（背侧肌）手指。**蚓状肌**是小肌，其止于伸肌腱膜，因此有助于屈掌指关节和伸指间关节。

肌	起点	止点	神经支配	主要功能
鱼际肌				
拇短屈肌	屈肌支持带，大多角骨	拇指近节指骨	正中神经（返支）	屈拇指
拇短展肌	屈肌支持带，外侧腕骨	拇指近节指骨	正中神经（返支）	外展拇指
拇对掌肌	屈肌支持带，外侧腕骨	第1掌骨	正中神经（返支）	拇指对掌
拇收肌	第3掌骨，头状骨	拇指近节指骨	尺神经（深支）	内收拇指
小鱼际肌				
小指短屈肌	屈肌支持带，钩骨	小指近节指骨	尺神经（深支）	屈小指
小指展肌	豌豆骨	小指近节指骨	尺神经（深支）	外展小指
小指对掌肌	屈肌支持带，钩骨	第5掌骨	尺神经（深支）	小指对掌
骨间肌				
骨间背侧肌	掌骨	伸肌腱膜及第2~4指近节指骨	尺神经（深支）	外展第2~4指
骨间掌侧肌	掌骨	伸肌腱膜及第2、4和5指近节指骨	尺神经（深支）	内收第2、4、5指
蚓状肌				
外侧2块蚓状肌	示指和中指的指深屈肌肌腱	示指和中指的伸肌腱膜	正中神经	屈掌指关节，伸指间关节
内侧2块蚓状肌	中指、环指和小指的指深屈肌肌腱	环指和小指的伸肌腱膜	尺神经（深支）	屈掌指关节，伸指间关节

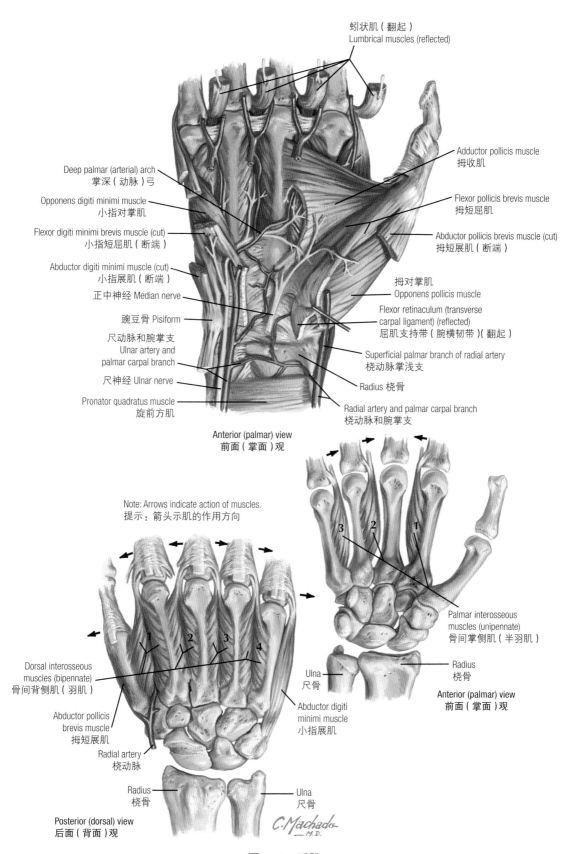

蚓状肌（翻起）
Lumbrical muscles (reflected)

Adductor pollicis muscle
拇收肌

Deep palmar (arterial) arch
掌深（动脉）弓

Opponens digiti minimi muscle
小指对掌肌

Flexor digiti minimi brevis muscle (cut)
小指短屈肌（断端）

Abductor digiti minimi muscle (cut)
小指展肌（断端）

正中神经 Median nerve

豌豆骨 Pisiform

尺动脉和腕掌支
Ulnar artery and
palmar carpal branch

尺神经 Ulnar nerve

Pronator quadratus muscle
旋前方肌

Flexor pollicis brevis muscle
拇短屈肌

Abductor pollicis brevis muscle (cut)
拇短展肌（断端）

拇对掌肌
Opponens pollicis muscle

Flexor retinaculum (transverse
carpal ligament) (reflected)
屈肌支持带（腕横韧带）（翻起）

Superficial palmar branch of radial artery
桡动脉掌浅支

Radius 桡骨

Radial artery and palmar carpal branch
桡动脉和腕掌支

Anterior (palmar) view
前面（掌面）观

Note: Arrows indicate action of muscles.
提示：箭头示肌的作用方向

Palmar interosseous
muscles (unipennate)
骨间掌侧肌（半羽肌）

Radius
桡骨

Ulna
尺骨

Anterior (palmar) view
前面（掌面）观

Dorsal interosseous
muscles (bipennate)
骨间背侧肌（羽肌）

Abductor pollicis
brevis muscle
拇短展肌

Radial artery
桡动脉

Radius
桡骨

Abductor digiti
minimi muscle
小指展肌

Ulna
尺骨

Posterior (dorsal) view
后面（背面）观

C. Machado
M.D.

图 3.30　手肌

3.31 手的血管和神经

供应手的动脉形成两个血管弓，有充分的连接以确保侧支血流。**尺动脉**发出**掌浅弓**，通过**指掌侧总动脉**和**指掌侧固有动脉**向手指供血。**桡动脉**发出**掌浅支**，组成掌浅弓的外侧。在腕部，桡动脉穿过解剖学鼻烟壶，发出分支在手背形成**腕背侧动脉弓**。之后，桡动脉发出分支到拇指和示指（分别为**拇主要动脉**和**示指桡侧动脉**），随即延续为**掌深弓**。尺动脉和掌深弓之间通过尺动脉的掌支和掌深支连通。

支配手部的神经主要是正中神经和尺神经，还有一小部分来自桡神经。**正中神经**通过腕管进入手部，发出一**返支**支配鱼际肌。正中神经还发出分支支配外侧两块蚓状肌，然后分为**指掌侧总神经**和**指掌侧固有神经**，支配手掌远端和外侧 3 个半指的皮肤。**尺神经**由豌豆骨外侧经过腕关节，然后分支为浅支和深支。**浅支**发出指掌侧总神经和指掌侧固有神经支配内侧 1 个半指的皮肤。**深支**为运动分支，支配小鱼际肌、骨间肌、内侧两块蚓状肌和拇收肌。

临床聚焦

不同个体之间的皮肤神经支配变化较大，但是有些区域的皮肤固定地接受某一特定神经的支配。这些区域被称为**独立支配区**，可以被用来检查神经的完整性。正中神经的独立支配区是示指的指垫；尺神经的独立支配区是小指的指垫；桡神经的独立支配区是第 1 骨间背侧肌的皮肤。**手部皮节**也是需要记住的，因为皮节常用来评估脊神经的功能。C6 对应拇指的皮节，C7 对应示指和中指的皮节、C8 对应环指和小指的皮节。

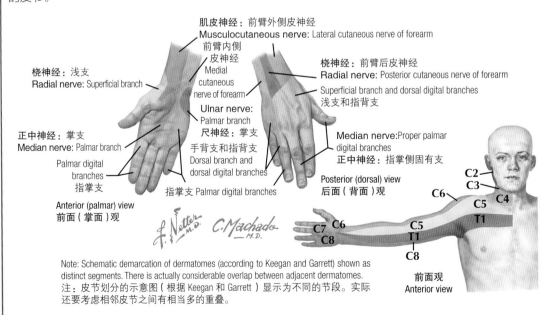

肌皮神经：前臂外侧皮神经
Musculocutaneous nerve: Lateral cutaneous nerve of forearm

桡神经：浅支
Radial nerve: Superficial branch

前臂内侧皮神经
Medial cutaneous nerve of forearm

桡神经：前臂后皮神经
Radial nerve: Posterior cutaneous nerve of forearm

Superficial branch and dorsal digital branches
浅支和指背支

Ulnar nerve: Palmar branch
尺神经：掌支

正中神经：掌支
Median nerve: Palmar branch

Palmar digital branches
指掌支

手背支和指背支
Dorsal branch and dorsal digital branches

Median nerve: Proper palmar digital branches

正中神经：指掌侧固有支

指掌支 Palmar digital branches

Posterior (dorsal) view
后面（背面）观

Anterior (palmar) view
前面（掌面）观

Note: Schematic demarcation of dermatomes (according to Keegan and Garrett) shown as distinct segments. There is actually considerable overlap between adjacent dermatomes.
注：皮节划分的示意图（根据 Keegan 和 Garrett）显示为不同的节段。实际还要考虑相邻皮节之间有相当多的重叠。

C2　C3　C4　C5　C6　T1

C7　C6　C8　C5　T1　C8

前面观
Anterior view

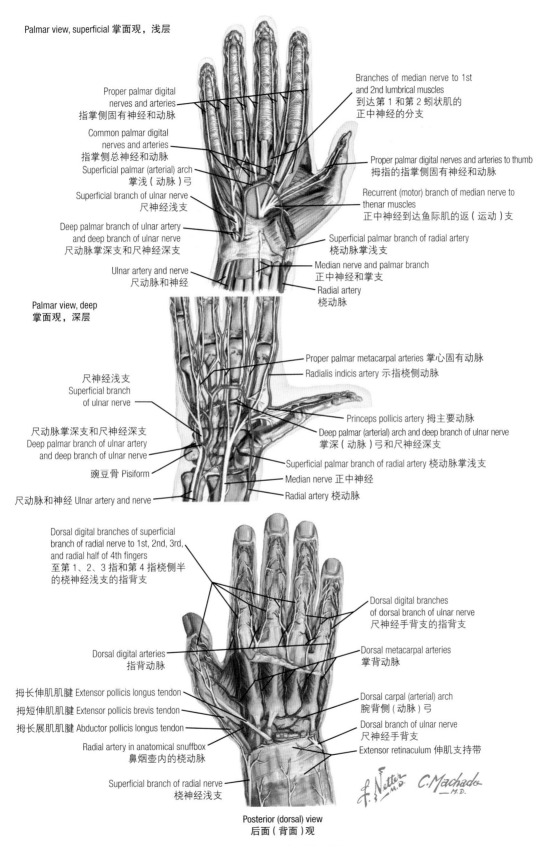

Palmar view, superficial 掌面观，浅层

Proper palmar digital
nerves and arteries
指掌侧固有神经和动脉

Common palmar digital
nerves and arteries
指掌侧总神经和动脉

Superficial palmar (arterial) arch
掌浅（动脉）弓

Superficial branch of ulnar nerve
尺神经浅支

Deep palmar branch of ulnar artery
and deep branch of ulnar nerve
尺动脉掌深支和尺神经深支

Ulnar artery and nerve
尺动脉和神经

Branches of median nerve to 1st
and 2nd lumbrical muscles
到达第1和第2蚓状肌的
正中神经的分支

Proper palmar digital nerves and arteries to thumb
拇指的指掌侧固有神经和动脉

Recurrent (motor) branch of median nerve to
thenar muscles
正中神经到达鱼际肌的返（运动）支

Superficial palmar branch of radial artery
桡动脉掌浅支

Median nerve and palmar branch
正中神经和掌支

Radial artery
桡动脉

Palmar view, deep
掌面观，深层

尺神经浅支
Superficial branch
of ulnar nerve

尺动脉掌深支和尺神经深支
Deep palmar branch of ulnar artery
and deep branch of ulnar nerve

豌豆骨 Pisiform

尺动脉和神经 Ulnar artery and nerve

Proper palmar metacarpal arteries 掌心固有动脉

Radialis indicis artery 示指桡侧动脉

Princeps pollicis artery 拇主要动脉

Deep palmar (arterial) arch and deep branch of ulnar nerve
掌深（动脉）弓和尺神经深支

Superficial palmar branch of radial artery 桡动脉掌浅支

Median nerve 正中神经

Radial artery 桡动脉

Dorsal digital branches of superficial
branch of radial nerve to 1st, 2nd, 3rd,
and radial half of 4th fingers
至第1、2、3指和第4指桡侧半
的桡神经浅支的指背支

Dorsal digital arteries
指背动脉

拇长伸肌肌腱 Extensor pollicis longus tendon

拇短伸肌肌腱 Extensor pollicis brevis tendon

拇长展肌肌腱 Abductor pollicis longus tendon

Radial artery in anatomical snuffbox
鼻烟壶内的桡动脉

Superficial branch of radial nerve
桡神经浅支

Dorsal digital branches
of dorsal branch of ulnar nerve
尺神经手背支的指背支

Dorsal metacarpal arteries
掌背动脉

Dorsal carpal (arterial) arch
腕背侧（动脉）弓

Dorsal branch of ulnar nerve
尺神经手背支

Extensor retinaculum 伸肌支持带

Posterior (dorsal) view
后面（背面）观

图 3.31　手的血管和神经

3.32 躯干的骨学和筋膜

与躯干有关的骨骼结构包括**脊柱**、**胸廓**和**骨盆**。脊柱和胸廓将在其他章节描述（另见 3.12 和 5.11 ）。骨盆由两块**髋骨**和**骶骨**组成。每块髋骨又由三块骨（髂骨、坐骨、耻骨）融合而成，骨盆上的许多结构的命名都能够反映该情况（如髂嵴、坐骨棘）。有三个连结将髋骨和骶骨连接起来。在骨盆前面**耻骨联合**处，有一个纤维软骨盘连接两侧髋骨。在骨盆后方，骶骨在**骶髂关节**处与两块髋骨相关节。**髂嵴**是一重要的可触及的体表标志，连接于**髂前上棘**（ASIS）和**髂后上棘**（PSIS）之间。**髋臼**为容纳股骨头的深窝（另见 3.38 ）。其他作为躯干肌附着点的特征结构包括**耻骨嵴**、**耻骨结节**和**耻骨肌线**。

像人体的其他区域一样，躯干被覆皮肤，并有浅筋膜覆盖深层肌筋膜。由于脂肪易于堆积在下腹部，此处可以见一层更致密的膜性筋膜。这两层浅筋膜分别称为 Camper 筋膜（浅层脂肪层）和 Scarpa 筋膜（膜性层）。Scarpa 筋膜延伸到会阴部，但并不延续至股部，其在腹股沟处与股部深筋膜融合。

临床聚焦

Scarpa 筋膜延伸进入会阴的连续性具有临床意义。会阴的创伤可以导致尿道断裂或勃起组织撕裂。在此类损伤中，尿液和血液可向上扩散到 Scarpa 筋膜深方的腹壁。不同的是，由于 Scarpa 筋膜与股部深筋膜融合，液体不能扩散至股部。

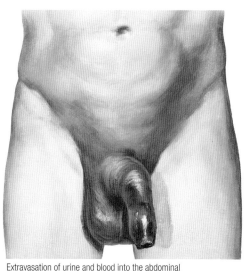

Extravasation of urine and blood into the abdominal wall deep to Scarpa's fascia
尿液和血液外渗至 Scarpa 筋膜深方的腹壁

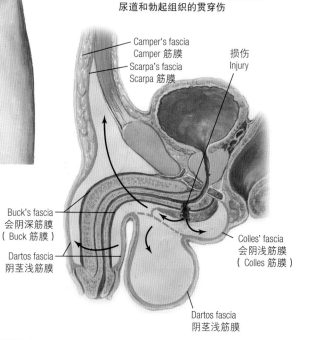

Perforation of urethra and erectile tissue
尿道和勃起组织的贯穿伤

Camper's fascia
Camper 筋膜

Scarpa's fascia
Scarpa 筋膜

损伤
Injury

Buck's fascia
会阴深筋膜
（ Buck 筋膜）

Dartos fascia
阴茎浅筋膜

Colles' fascia
会阴浅筋膜
（ Colles 筋膜）

Dartos fascia
阴茎浅筋膜

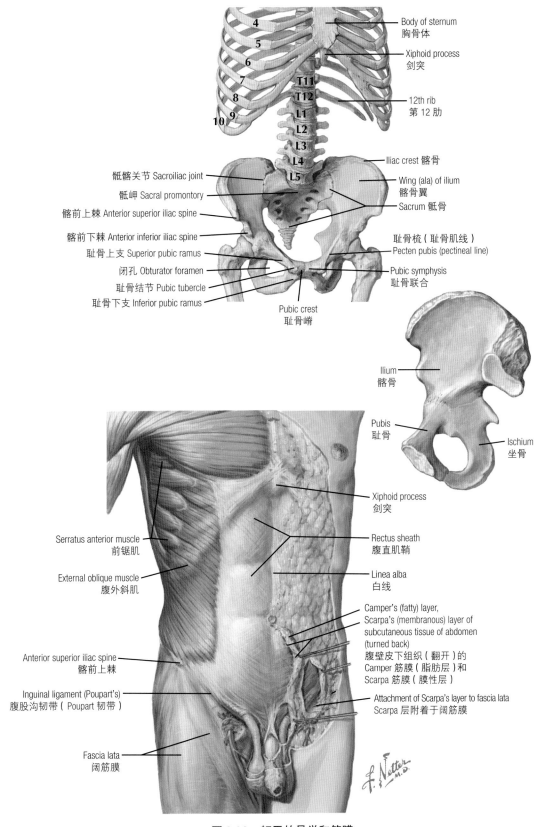

图 3.32　躯干的骨学和筋膜

3.33 躯干肌

躯干的前外侧由三层肌组成。在胸部，肋分隔了肌纤维，这些分层的肌称为肋间肌（另见5.11）。在腹部，这三层肌是**腹外斜肌**、**腹内斜肌**和**腹横肌**。这三块肌的纤维相互走行方向不同，这增加了腹壁强度。成对的**腹直肌**在胸廓下缘和骨盆之间形成一个支撑结构。每块腹直肌都由一个三层肌腱形成的腱鞘所包围；在中线上，腱鞘汇集在一起，形成**白线**。鞘的结构以**弓状线**为界有所差异——弓状线为所有三层肌的腱膜经过腹直肌前部时，在脐下方腹直肌鞘后壁形成的一个标志性结构。在弓状线的上方，腹内斜肌肌腱分成前后两层包裹腹直肌，因此只有腹外斜肌和部分腹内斜肌的腱膜构成腹直肌鞘的前层；腹内斜肌其余部分和腹横肌的腱膜构成腹直肌鞘的后层。腹后壁的主要肌有**腰大肌**、**腰小肌**、**髂肌**和**腰方肌**。腰大肌和髂肌主要在髋关节处屈大腿，如果下肢固定，它们也可以屈躯干。腰方肌使躯干侧屈并固定第12肋。

肌	起点	止点	神经支配	主要功能
腹外斜肌	下位肋	白线，耻骨结节，髂嵴	T7~T12 脊神经前支	屈和旋转躯干，增加腹压和支撑腹腔内容物
腹内斜肌	胸腰筋膜，髂嵴，腹股沟韧带	下位肋骨，白线，耻骨	T7~T12、L1 脊神经前支	屈和旋转躯干，增加腹压和支撑腹腔内容物
腹横肌	胸腰筋膜，髂嵴，腹股沟韧带	白线，耻骨	T7~T12、L1 脊神经前支	增加腹压和支撑腹腔内容物
腹直肌	耻骨联合，耻骨嵴	肋缘，剑突	T7~T12 脊神经前支	屈躯干，增加腹压和支撑腹腔内容物
腰大肌	腰椎	股骨小转子	L1~L3 脊神经前支	屈髋关节
髂肌	髂窝	股骨小转子	股神经	屈髋关节
腰方肌	髂嵴	第 12 肋	T12~L4 脊神经前支	侧屈躯干，固定第 12 肋

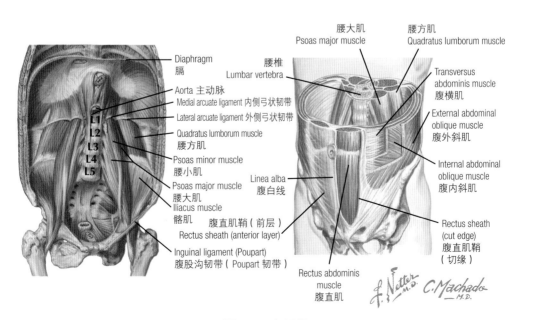

Transverse section superior to arcuate line
弓状线以上横切面

腹外斜肌腱膜
Aponeurosis of external oblique muscle

Aponeurosis of internal oblique muscle
腹内斜肌腱膜

腹横肌腱膜
Aponeurosis of transversus abdominis muscle

腹直肌鞘前层
Anterior layer of rectus sheath

腹直肌
Rectus abdominis muscle

白线
Linea alba

皮肤
Skin

腹内斜肌
Internal oblique muscle

腹横肌
Transversus abdominis muscle

腹外斜肌
External oblique muscle

Peritoneum
腹膜

Extraperitoneal fascia
腹膜外筋膜

Posterior layer of rectus sheath
腹直肌鞘后层

Transversalis fascia
腹横筋膜

Falciform ligament
镰状韧带

Subcutaneous tissue (fatty layer)
皮下组织（脂肪层）

Transverse section inferior to arcuate line
弓状线以下横切面

腹外斜肌腱膜
Aponeurosis of external oblique muscle

腹内斜肌腱膜
Aponeurosis of internal oblique muscle

腹横肌腱膜
Aponeurosis of transversus abdominis muscle

腹直肌鞘前层
Anterior layer of rectus sheath

腹直肌
Rectus abdominis muscle

腹内斜肌
Internal oblique muscle

腹横肌
Transversus abdominis muscle

腹外斜肌
External oblique muscle

Median umbilical ligament in median umbilical fold
脐正中襞内的脐正中韧带

Medial umbilical ligament and fold
脐内侧韧带和脐内侧襞

Diaphragm
膈

Aorta 主动脉

Medial arcuate ligament 内侧弓状韧带

Lateral arcuate ligament 外侧弓状韧带

Quadratus lumborum muscle
腰方肌

Psoas minor muscle
腰小肌

Psoas major muscle
腰大肌

Iliacus muscle
髂肌

Rectus sheath (anterior layer)
腹直肌鞘（前层）

Inguinal ligament (Poupart)
腹股沟韧带（Poupart 韧带）

腰大肌
Psoas major muscle

腰方肌
Quadratus lumborum muscle

腰椎
Lumbar vertebra

Transversus abdominis muscle
腹横肌

External abdominal oblique muscle
腹外斜肌

Internal abdominal oblique muscle
腹内斜肌

Rectus sheath (cut edge)
腹直肌鞘（切缘）

Linea alba
腹白线

Rectus abdominis muscle
腹直肌

图 3.33　躯干肌

3.34 躯干的血管

躯干肌和皮肤主要接受环绕体壁的节段性动脉供血。在躯干上部，这些动脉被称为**肋间动脉**，其沿着肋下缘走行（另见 5.11）。**肋间后动脉**起源于胸主动脉，供应躯干的后部和外侧部。**肋间前动脉**起源于胸廓内动脉，向躯干的前部输送血液。在主动脉或胸廓内动脉闭塞的情况下，肋间前动脉和肋间后动脉可以形成吻合连接，以保证血流不间断。从腹主动脉发出的节段性动脉被称为**腰动脉**。这些动脉供应腹后壁，然后围绕躯干为各层肌提供营养。**腹壁上动脉**和**腹壁下腹动脉**补充了节段性动脉的血液供应，它们在腹直肌深方的腹直肌鞘内走行。这些动脉供应腹直肌，以及邻近的皮肤和肌组织。血液通过浅、深静脉进行回流。**胸腹壁静脉**将皮肤和皮下组织的血液向上回流到腋静脉，向下回流到股静脉。**肋间静脉**和**腰静脉**与动脉伴行，主要回流到奇静脉系和下腔静脉（另见 4.12、6.12）。

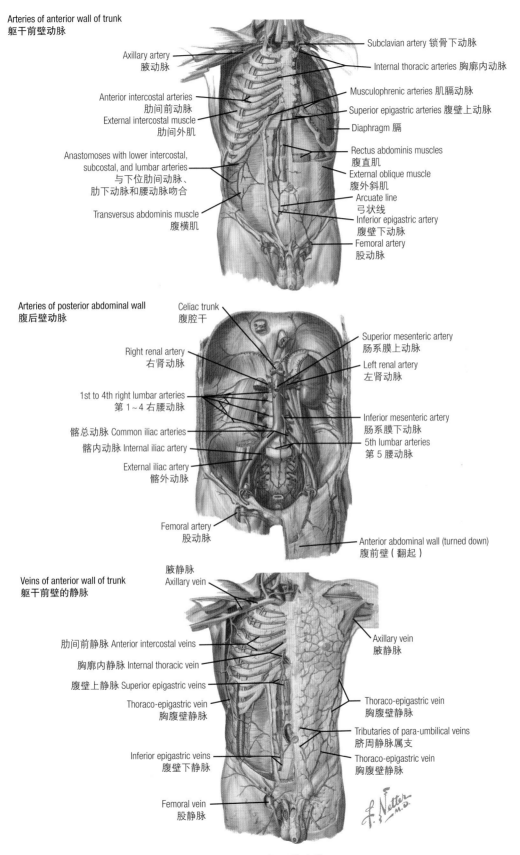

Arteries of anterior wall of trunk
躯干前壁动脉

Axillary artery
腋动脉

Anterior intercostal arteries
肋间前动脉

External intercostal muscle
肋间外肌

Anastomoses with lower intercostal,
subcostal, and lumbar arteries
与下位肋间动脉、
肋下动脉和腰动脉吻合

Transversus abdominis muscle
腹横肌

Subclavian artery 锁骨下动脉

Internal thoracic arteries 胸廓内动脉

Musculophrenic arteries 肌膈动脉

Superior epigastric arteries 腹壁上动脉

Diaphragm 膈

Rectus abdominis muscles
腹直肌

External oblique muscle
腹外斜肌

Arcuate line
弓状线

Inferior epigastric artery
腹壁下动脉

Femoral artery
股动脉

Arteries of posterior abdominal wall
腹后壁动脉

Celiac trunk
腹腔干

Right renal artery
右肾动脉

1st to 4th right lumbar arteries
第1~4右腰动脉

髂总动脉 Common iliac arteries

髂内动脉 Internal iliac artery

External iliac artery
髂外动脉

Femoral artery
股动脉

Superior mesenteric artery
肠系膜上动脉

Left renal artery
左肾动脉

Inferior mesenteric artery
肠系膜下动脉

5th lumbar arteries
第5腰动脉

Anterior abdominal wall (turned down)
腹前壁（翻起）

Veins of anterior wall of trunk
躯干前壁的静脉

腋静脉
Axillary vein

肋间前静脉 Anterior intercostal veins

胸廓内静脉 Internal thoracic vein

腹壁上静脉 Superior epigastric veins

Thoraco-epigastric vein
胸腹壁静脉

Inferior epigastric veins
腹壁下静脉

Femoral vein
股静脉

Axillary vein
腋静脉

Thoraco-epigastric vein
胸腹壁静脉

Tributaries of para-umbilical veins
脐周静脉属支

Thoraco-epigastric vein
胸腹壁静脉

图 3.34　躯干的血管

3.35 躯干的神经

　　躯干的皮肤和肌组织接受胸神经和腰神经的支配。前外侧部分由 T1~T11 脊神经的前支（**肋间神经**）、**肋下神经**（T12）和**髂腹下神经**（L1）支配。当前支从后向前绕过体壁走行时，发出外侧皮支，最后终于前皮支。注意 T7 脊神经的皮节大约平剑突水平，T10 平脐，而 L1 脊神经皮节分布于耻骨周围。腹后壁肌接受**腰丛**分支的支配，腰丛神经由 L1~L4 脊神经的前支组成。这些神经在腰大肌的内部交融，然后发出各种分支，到达躯干、骨盆或下肢。腰大肌和腰方肌直接接受腰丛的肌支，而髂肌则由股神经支配。

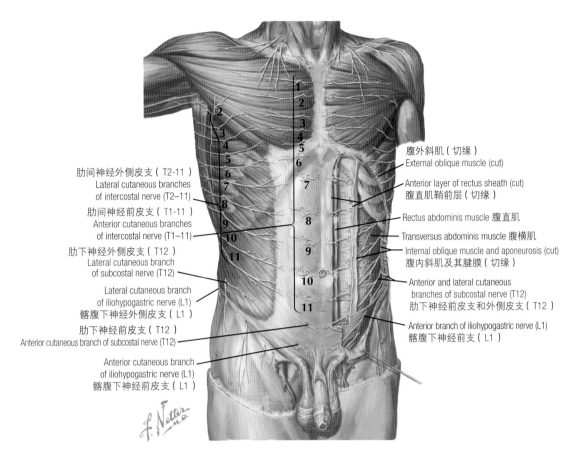

肋间神经外侧皮支（T2-11）
Lateral cutaneous branches
of intercostal nerve (T2–11)

肋间神经前皮支（T1-11）
Anterior cutaneous branches
of intercostal nerve (T1–11)

肋下神经外侧皮支（T12）
Lateral cutaneous branch
of subcostal nerve (T12)

Lateral cutaneous branch
of iliohypogastric nerve (L1)
髂腹下神经外侧皮支（L1）

肋下神经前皮支（T12）
Anterior cutaneous branch of subcostal nerve (T12)

Anterior cutaneous branch
of iliohypogastric nerve (L1)
髂腹下神经前皮支（L1）

腹外斜肌（切缘）
External oblique muscle (cut)

Anterior layer of rectus sheath (cut)
腹直肌鞘前层（切缘）

Rectus abdominis muscle 腹直肌

Transversus abdominis muscle 腹横肌

Internal oblique muscle and aponeurosis (cut)
腹内斜肌及其腱膜（切缘）

Anterior and lateral cutaneous
branches of subcostal nerve (T12)
肋下神经前皮支和外侧皮支（T12）

Anterior branch of iliohypogastric nerve (L1)
髂腹下神经前支（L1）

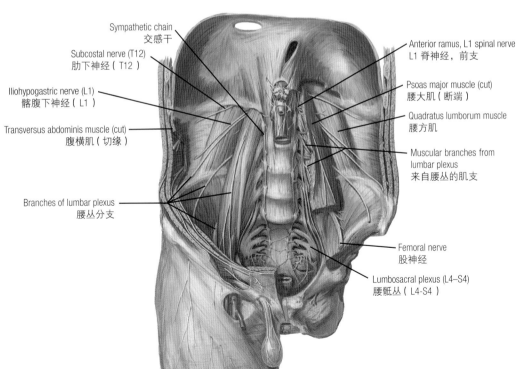

Sympathetic chain
交感干

Subcostal nerve (T12)
肋下神经（T12）

Iliohypogastric nerve (L1)
髂腹下神经（L1）

Transversus abdominis muscle (cut)
腹横肌（切缘）

Branches of lumbar plexus
腰丛分支

Anterior ramus, L1 spinal nerve
L1 脊神经，前支

Psoas major muscle (cut)
腰大肌（断端）

Quadratus lumborum muscle
腰方肌

Muscular branches from
lumbar plexus
来自腰丛的肌支

Femoral nerve
股神经

Lumbosacral plexus (L4–S4)
腰骶丛（L4-S4）

图 3.35　躯干的神经

3.36 腹股沟区

　　腹股沟区（腹股沟）为腹壁的下部，与股部相邻。其主要特征性结构是腹股沟韧带和腹股沟管。**腹股沟韧带**属于腹外斜肌腱膜的一部分，位于**髂前上棘**和**耻骨结节**之间（另见 3.32 ）。韧带的下缘向内折叠，从而形成一个"槽"，构成腹股沟管的底部。**腹股沟管**是一个穿过腹壁的通道，允许睾丸在发育过程中下降到阴囊。女性同男性一样都会形成腹股沟管，但是卵巢仍然位于骨盆中，不会穿越腹股沟管。从腹腔进入腹股沟管的入口是**腹股沟管深环**，为一个腹横筋膜的袖状开口，类似于手套上手指的开口。对于男性，精索（另见 9.11 ）在穿越腹股沟管时被该筋膜所包绕；对于女性，腹股沟管内走行的是子宫圆韧带（另见图 9.4 ）。腹股沟管的末端是位于耻骨结节外上方的**腹股沟管浅环**。

临床聚焦

　　腹股沟疝是指腹腔的内容物，如脂肪或者肠袢，经腹壁向外的突出。根据与腹壁下血管的关系，腹股沟疝可分两种类型。最常见的类型是**腹股沟斜疝**，疝囊通过腹股沟深环突出，与睾丸下降的路线相同。斜疝在腹壁下血管的外侧面，被环绕精索相同的筋膜所包绕。疝囊突出于腹壁下血管内侧的称为**腹股沟直疝**。这种类型的疝通过一个叫做腹股沟（海氏）三角的区域突出，最常见的原因是腹壁薄弱，如衰老或肥胖。

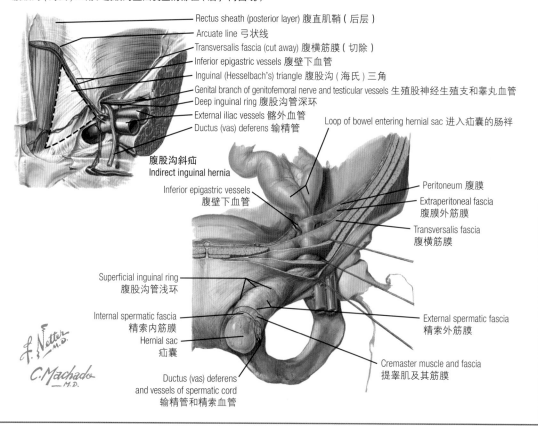

Inguinal (Hesselbach's) triangle: site of a direct inguinal hernia (posterior, internal view)
腹股沟（海氏）三角：腹股沟直疝发生的部位（后，内面观）

- Rectus sheath (posterior layer) 腹直肌鞘（后层）
- Arcuate line 弓状线
- Transversalis fascia (cut away) 腹横筋膜（切除）
- Inferior epigastric vessels 腹壁下血管
- Inguinal (Hesselbach's) triangle 腹股沟（海氏）三角
- Genital branch of genitofemoral nerve and testicular vessels 生殖股神经生殖支和睾丸血管
- Deep inguinal ring 腹股沟管深环
- External iliac vessels 髂外血管
- Ductus (vas) deferens 输精管

Loop of bowel entering hernial sac 进入疝囊的肠袢

腹股沟斜疝
Indirect inguinal hernia

Inferior epigastric vessels
腹壁下血管

Peritoneum 腹膜
Extraperitoneal fascia 腹膜外筋膜
Transversalis fascia 腹横筋膜

Superficial inguinal ring
腹股沟管浅环

Internal spermatic fascia
精索内筋膜
Hernial sac
疝囊

External spermatic fascia
精索外筋膜

Cremaster muscle and fascia
提睾肌及其筋膜

Ductus (vas) deferens
and vessels of spermatic cord
输精管和精索血管

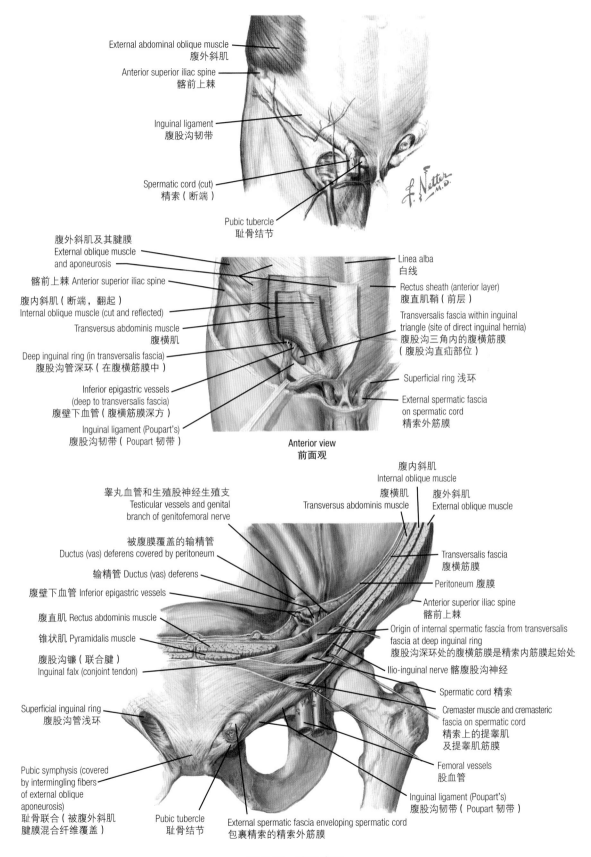

External abdominal oblique muscle
腹外斜肌

Anterior superior iliac spine
髂前上棘

Inguinal ligament
腹股沟韧带

Spermatic cord (cut)
精索（断端）

Pubic tubercle
耻骨结节

腹外斜肌及其腱膜
External oblique muscle
and aponeurosis

髂前上棘 Anterior superior iliac spine

腹内斜肌（断端，翻起）
Internal oblique muscle (cut and reflected)

Transversus abdominis muscle
腹横肌

Deep inguinal ring (in transversalis fascia)
腹股沟管深环（在腹横筋膜中）

Inferior epigastric vessels
(deep to transversalis fascia)
腹壁下血管（腹横筋膜深方）

Inguinal ligament (Poupart's)
腹股沟韧带（Poupart 韧带）

Linea alba
白线

Rectus sheath (anterior layer)
腹直肌鞘（前层）

Transversalis fascia within inguinal
triangle (site of direct inguinal hernia)
腹股沟三角内的腹横筋膜
（腹股沟直疝部位）

Superficial ring 浅环

External spermatic fascia
on spermatic cord
精索外筋膜

**Anterior view
前面观**

睾丸血管和生殖股神经生殖支
Testicular vessels and genital
branch of genitofemoral nerve

被腹膜覆盖的输精管
Ductus (vas) deferens covered by peritoneum

输精管 Ductus (vas) deferens

腹壁下血管 Inferior epigastric vessels

腹直肌 Rectus abdominis muscle

锥状肌 Pyramidalis muscle

腹股沟镰（联合腱）
Inguinal falx (conjoint tendon)

Superficial inguinal ring
腹股沟管浅环

Pubic symphysis (covered
by intermingling fibers
of external oblique
aponeurosis)
耻骨联合（被腹外斜肌
腱膜混合纤维覆盖）

Pubic tubercle
耻骨结节

External spermatic fascia enveloping spermatic cord
包裹精索的精索外筋膜

腹内斜肌
Internal oblique muscle

腹横肌
Transversus abdominis muscle

腹外斜肌
External oblique muscle

Transversalis fascia
腹横筋膜

Peritoneum 腹膜

Anterior superior iliac spine
髂前上棘

Origin of internal spermatic fascia from transversalis
fascia at deep inguinal ring
腹股沟深环处的腹横筋膜是精索内筋膜起始处

Ilio-inguinal nerve 髂腹股沟神经

Spermatic cord 精索

Cremaster muscle and cremasteric
fascia on spermatic cord
精索上的提睾肌
及提睾肌筋膜

Femoral vessels
股血管

Inguinal ligament (Poupart's)
腹股沟韧带（Poupart 韧带）

图 3.36　腹股沟区

3.37 股和髋的骨学

　　股骨是参与髋关节和膝关节组成的大腿骨。股骨近端为**股骨头**，其上有一小凹陷称为**股骨头凹**；有作为肌附着部位的**大转子**和**小转子**；以及转子间的**转子间嵴**和**转子间线**。除一称为**粗线**的嵴外，股骨干后表面无特殊的结构。股骨远端有**外侧髁**和**内侧髁**以及与髌骨相关节的关节面。**髋关节**是一球窝滑膜关节，可以进行屈、伸、收、展、旋内和旋外等运动（另见图 1.4）。该关节由**股骨头**和髋臼的月状面组成。月状面两缘之间为髋臼切迹，其内有髋臼横韧带跨过。纤维软骨环称为**髋臼唇**，可加深髋臼，帮助固定股骨头。**股骨头韧带**连结股骨头凹和髋臼，其内有血管将血液输送至股骨头。支持髋关节的韧带主要有 3 条，由其所连结的骨命名（**髂股韧带、耻股韧带**和**坐股韧带**）。韧带螺旋形包绕髋关节，因此它们在屈曲时更松弛，而在后伸时更紧张，故可防止股骨过伸。此功能在站立时非常重要，站立时身体的重量主要指向髋关节后方，导致大腿后伸。韧带收紧可抵抗这种情况，有助于保持直立姿势且不会出现明显的肌肉疲劳。

临床聚焦

　　髋关节脱位主要由外伤和先天性疾病所引起。机动车事故是常见的髋关节外伤的原因，如膝与仪表盘碰撞，股骨可能被推出关节窝。**髋关节发育不良**（developmental dysplasia of the hip, DDH）是髋臼没有正常发育从而导致股骨易脱位的先天性疾病。此病在孕期处于臀位的婴儿中常见，因此种体位会影响髋关节的正常发育。**髋关节骨折**常发生于老年人，骨折好发部位为股骨颈或沿转子间线处。股骨颈骨折常破坏供应股骨头的动脉，使股骨头面临坏死的风险。

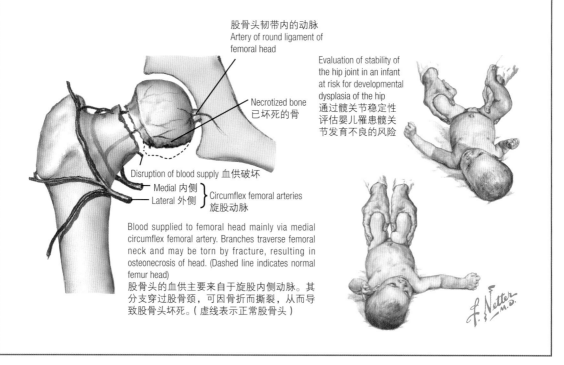

股骨头韧带内的动脉
Artery of round ligament of femoral head

Necrotized bone
已坏死的骨

Disruption of blood supply 血供破坏
Medial 内侧
Lateral 外侧 } Circumflex femoral arteries 旋股动脉

Blood supplied to femoral head mainly via medial circumflex femoral artery. Branches traverse femoral neck and may be torn by fracture, resulting in osteonecrosis of head. (Dashed line indicates normal femur head)
股骨头的血供主要来自于旋股内侧动脉。其分支穿过股骨颈，可因骨折而撕裂，从而导致股骨头坏死。（虚线表示正常股骨头）

Evaluation of stability of the hip joint in an infant at risk for developmental dysplasia of the hip
通过髋关节稳定性评估婴儿罹患髋关节发育不良的风险

f. Netter M.D.

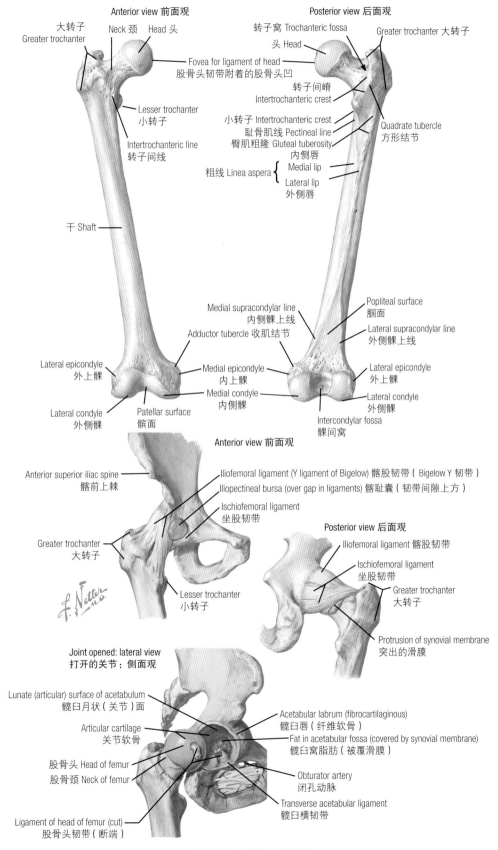

Anterior view 前面观

大转子 Greater trochanter

Neck 颈　Head 头

Fovea for ligament of head
股骨头韧带附着的股骨头凹

Lesser trochanter
小转子

Intertrochanteric line
转子间线

干 Shaft

Lateral epicondyle
外上髁

Lateral condyle
外侧髁

Patellar surface
髌面

Medial epicondyle
内上髁

Medial condyle
内侧髁

Posterior view 后面观

转子窝 Trochanteric fossa

头 Head

Greater trochanter 大转子

转子间嵴
Intertrochanteric crest

小转子 Intertrochanteric crest
耻骨肌线 Pectineal line
臀肌粗隆 Gluteal tuberosity

粗线 Linea aspera { 内侧唇 Medial lip
Lateral lip 外侧唇

Quadrate tubercle
方形结节

Medial supracondylar line
内侧髁上线

Adductor tubercle 收肌结节

Popliteal surface
腘面

Lateral supracondylar line
外侧髁上线

Lateral epicondyle
外上髁

Lateral condyle
外侧髁

Intercondylar fossa
髁间窝

Anterior view 前面观

Anterior superior iliac spine
髂前上棘

Iliofemoral ligament (Y ligament of Bigelow) 髂股韧带（Bigelow Y 韧带）
Iliopectineal bursa (over gap in ligaments) 髂耻囊（韧带间隙上方）

Ischiofemoral ligament
坐股韧带

Greater trochanter
大转子

Lesser trochanter
小转子

Posterior view 后面观

Iliofemoral ligament 髂股韧带

Ischiofemoral ligament
坐股韧带

Greater trochanter
大转子

Protrusion of synovial membrane
突出的滑膜

Joint opened: lateral view
打开的关节：侧面观

Lunate (articular) surface of acetabulum
髋臼月状（关节）面

Articular cartilage
关节软骨

股骨头 Head of femur

股骨颈 Neck of femur

Ligament of head of femur (cut)
股骨头韧带（断端）

Acetabular labrum (fibrocartilaginous)
髋臼唇（纤维软骨）

Fat in acetabular fossa (covered by synovial membrane)
髋臼窝脂肪（被覆滑膜）

Obturator artery
闭孔动脉

Transverse acetabular ligament
髋臼横韧带

图 3.37　股和髋的骨学

3.38 臀区的骨学

骨盆的后外侧面为臀区提供支撑，且有许多供肌附着的标志性结构。髂骨臀肌面有几条嵴（**臀线**）将臀肌的起点分开。骶骨后表面和**骶结节韧带**为臀大肌的起始部位。**骶结节韧带**也非常重要，能够抵消身体作用在骶骨上的重量，有助于防止骶骨在骶髂关节中向前旋转。此外，与**骶棘韧带**一起和坐骨大切迹共同围成**坐骨大孔**，此孔为相关结构在盆腔和臀区之间穿行的通道。梨状肌填充了坐骨大孔的大部分，因此血管和神经通过梨状肌上孔和下孔穿行。

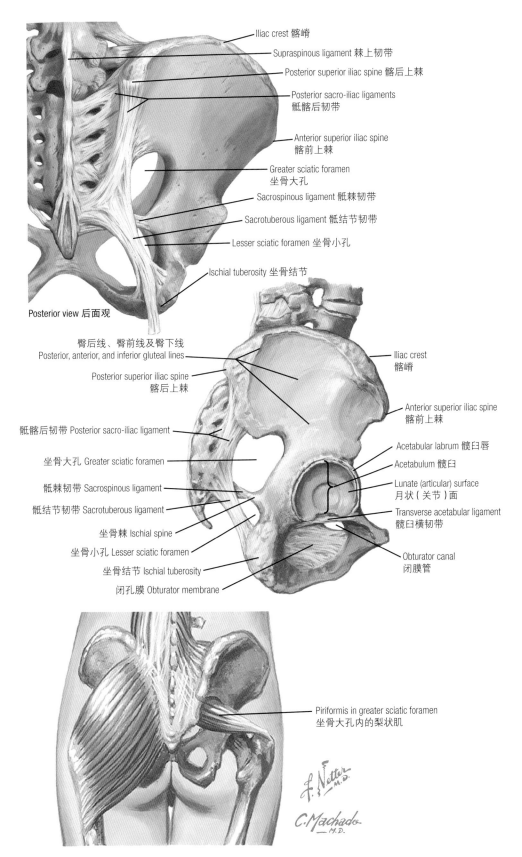

Iliac crest 髂嵴

Supraspinous ligament 棘上韧带

Posterior superior iliac spine 髂后上棘

Posterior sacro-iliac ligaments
骶髂后韧带

Anterior superior iliac spine
髂前上棘

Greater sciatic foramen
坐骨大孔

Sacrospinous ligament 骶棘韧带

Sacrotuberous ligament 骶结节韧带

Lesser sciatic foramen 坐骨小孔

Ischial tuberosity 坐骨结节

Posterior view 后面观

臀后线、臀前线及臀下线
Posterior, anterior, and inferior gluteal lines

Posterior superior iliac spine
髂后上棘

Iliac crest
髂嵴

Anterior superior iliac spine
髂前上棘

骶髂后韧带 Posterior sacro-iliac ligament

坐骨大孔 Greater sciatic foramen

骶棘韧带 Sacrospinous ligament

骶结节韧带 Sacrotuberous ligament

坐骨棘 Ischial spine

坐骨小孔 Lesser sciatic foramen

坐骨结节 Ischial tuberosity

闭孔膜 Obturator membrane

Acetabular labrum 髋臼唇

Acetabulum 髋臼

Lunate (articular) surface
月状（关节）面

Transverse acetabular ligament
髋臼横韧带

Obturator canal
闭膜管

Piriformis in greater sciatic foramen
坐骨大孔内的梨状肌

图 3.38　臀区的骨学

3.39 股部和臀区的肌

　　大腿深筋膜（**阔筋膜**）像长筒袜一样包绕大腿，且有肌间隔将大腿肌分为三群。**前群**主要包含屈髋和伸膝的肌，这些肌主要受股神经支配。**内侧群**主要包含使髋关节内收的肌。除了耻骨肌是由股神经支配外，其他内收肌主要由闭孔神经支配。

大腿前群肌

肌	起点	止点	神经支配	主要功能
缝匠肌	髂前上棘（ASIS）	胫骨近端前内侧	股神经	使髋关节屈、展和旋外；在膝关节屈 小腿
髂腰肌	腰椎（腰大肌），髂窝（髂肌）	股骨小转子	L1~L3 脊神经前支（腰大肌），股神经（髂肌）	在髋关节屈大腿
股四头肌				
股直肌	髂前下棘 (AIIS)	经髌韧带止于胫骨粗隆	股神经	在髋关节屈大腿，在膝关节伸小腿
股外侧肌	粗线	胫骨粗隆	股神经	在膝关节伸小腿
股内侧肌	粗线	胫骨粗隆	股神经	在膝关节伸小腿
股中间肌	股骨前 / 外侧面	胫骨粗隆	股神经	在膝关节伸小腿

大腿内侧群肌

肌	起点	止点	神经支配	主要功能
耻骨肌	耻骨上支	股骨近端后内侧	股神经	在髋关节内收和屈大腿
长收肌	耻骨体	粗线	闭孔神经	在髋关节内收大腿
短收肌	耻骨体和下支	粗线	闭孔神经	在髋关节内收大腿
大收肌	坐骨耻骨支，坐骨结节	粗线（内收肌部分），收肌结节（腘绳肌部分）	闭孔神经（内收肌部分），坐骨神经的分支胫神经（腘绳肌部分）	在髋关节内收大腿，腘绳肌部分还可伸大腿
股薄肌	耻骨体和下支	胫骨近端前内侧	闭孔神经	在髋关节内收大腿，在膝关节屈小腿

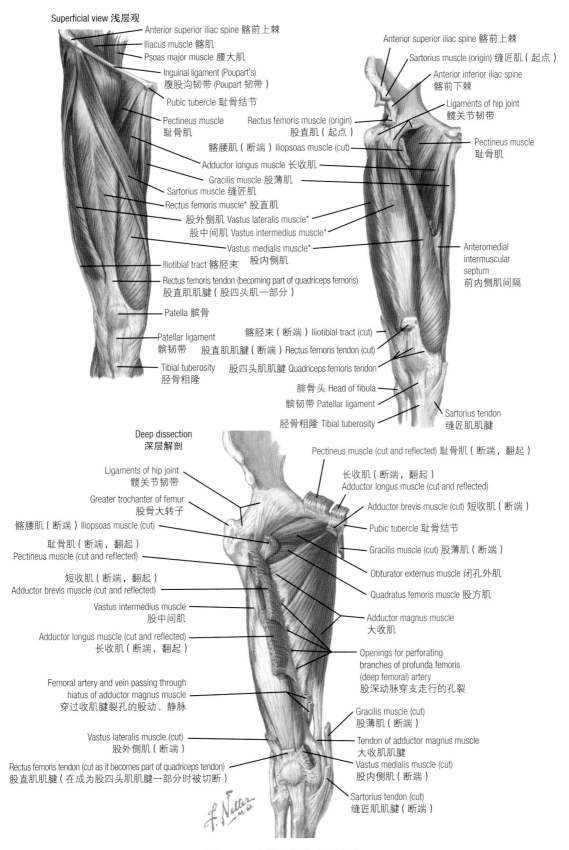

Superficial view 浅层观

Anterior superior iliac spine 髂前上棘
Iliacus muscle 髂肌
Psoas major muscle 腰大肌
Inguinal ligament (Poupart's)
腹股沟韧带（Poupart 韧带）
Pubic tubercle 耻骨结节
Pectineus muscle
耻骨肌
Rectus femoris muscle (origin)
股直肌（起点）
髂腰肌（断端）Iliopsoas muscle (cut)
Adductor longus muscle 长收肌
Gracilis muscle 股薄肌
Sartorius muscle 缝匠肌
Rectus femoris muscle* 股直肌
股外侧肌 Vastus lateralis muscle*
股中间肌 Vastus intermedius muscle*
Vastus medialis muscle*
股内侧肌
Iliotibial tract 髂胫束
Rectus femoris tendon (becoming part of quadriceps femoris)
股直肌肌腱（股四头肌一部分）
Patella 髌骨
Patellar ligament
髌韧带
Tibial tuberosity
胫骨粗隆

Anterior superior iliac spine 髂前上棘
Sartorius muscle (origin) 缝匠肌（起点）
Anterior inferior iliac spine
髂前下棘
Ligaments of hip joint
髋关节韧带
Pectineus muscle
耻骨肌
Anteromedial
intermuscular
septum
前内侧肌间隔
髂胫束（断端）Iliotibial tract (cut)
股直肌肌腱（断端）Rectus femoris tendon (cut)
股四头肌肌腱 Quadriceps femoris tendon
腓骨头 Head of fibula
髌韧带 Patellar ligament
胫骨粗隆 Tibial tuberosity
Sartorius tendon
缝匠肌肌腱

Deep dissection
深层解剖

Ligaments of hip joint
髋关节韧带
Greater trochanter of femur
股骨大转子
髂腰肌（断端）Iliopsoas muscle (cut)
耻骨肌（断端，翻起）
Pectineus muscle (cut and reflected)
短收肌（断端，翻起）
Adductor brevis muscle (cut and reflected)
Vastus intermedius muscle
股中间肌
Adductor longus muscle (cut and reflected)
长收肌（断端，翻起）
Femoral artery and vein passing through
hiatus of adductor magnus muscle
穿过收肌腱裂孔的股动、静脉
Vastus lateralis muscle (cut)
股外侧肌（断端）
Rectus femoris tendon (cut as it becomes part of quadriceps tendon)
股直肌肌腱（在成为股四头肌肌腱一部分时被切断）

Pectineus muscle (cut and reflected) 耻骨肌（断端，翻起）
长收肌（断端，翻起）
Adductor longus muscle (cut and reflected)
Adductor brevis muscle (cut) 短收肌（断端）
Pubic tubercle 耻骨结节
Gracilis muscle (cut) 股薄肌（断端）
Obturator externus muscle 闭孔外肌
Quadratus femoris muscle 股方肌
Adductor magnus muscle
大收肌
Openings for perforating
branches of profunda femoris
(deep femoral) artery
股深动脉穿支走行的孔裂
Gracilis muscle (cut)
股薄肌（断端）
Tendon of adductor magnus muscle
大收肌肌腱
Vastus medialis muscle (cut)
股内侧肌（断端）
Sartorius tendon (cut)
缝匠肌肌腱（断端）

图 3.39　大腿前群和内侧群肌
*属于股四头肌

3.40 股部和臀区的肌

　　大腿后群肌主要包括伸髋和屈膝的肌。后群4块肌中的3块被称为"**腘绳肌**"，是同时作用于髋、膝关节并均起自坐骨结节的肌。股二头肌的短头由于起自股骨干，因而不属于腘绳肌。**臀区**包含的肌主要在髋关节处伸、展和外旋大腿。这些肌包括**臀肌**（臀大肌、臀中肌、臀小肌）、**阔筋膜张肌**和在步态中使用的小群外旋肌（**梨状肌、上孖肌和下孖肌、闭孔内肌和股方肌**）。由于梨状肌与坐骨神经的位置关系，它在这一小群肌中最重要（另见 3.42 临床聚焦）。大腿外侧有一厚的阔筋膜带，称为**髂胫束**（iliotibial tract, IT），它是臀大肌和阔肌膜张肌的止点。这些肌施加的拮抗力紧张着髂胫束，有助于稳定髋关节和膝关节。

大腿后群肌

肌	起点	止点	神经支配	主要功能
半膜肌	坐骨结节	胫骨内侧髁（后内侧部）	坐骨神经的分支胫神经	在髋关节伸大腿，在膝关节屈小腿
半腱肌	坐骨结节	胫骨近端前内侧面	坐骨神经的分支胫神经	在髋关节伸大腿，在膝关节屈小腿
股二头肌	坐骨结节（长头）粗线（短头）	腓骨头	坐骨神经的分支胫神经（长头），坐骨神经的分支腓总神经（短头）	在髋关节伸大腿（长头），在膝关节屈小腿

臀区

肌	起点	止点	神经支配	主要功能
阔筋膜张肌	髂前上棘（ASIS）	髂胫束	臀上神经	稳定骨盆并通过紧张髂胫束帮助保持伸膝状态
臀大肌	骶骨、髂骨后表面、骶结节韧带	髂胫束，臀肌粗隆	臀下神经	在髋关节伸和外旋大腿（伸展主要发生在抵抗阻力时，如爬楼时稳定骨盆）
臀中肌	髂骨后表面	股骨大转子	臀上神经	在髋关节外展和内旋大腿，防止对侧腿抬起时骨盆倾斜
臀小肌	髂骨后表面	股骨大转子	臀上神经	
梨状肌	骶骨前部	股骨大转子	来自骶丛的分支	在髋关节外旋大腿

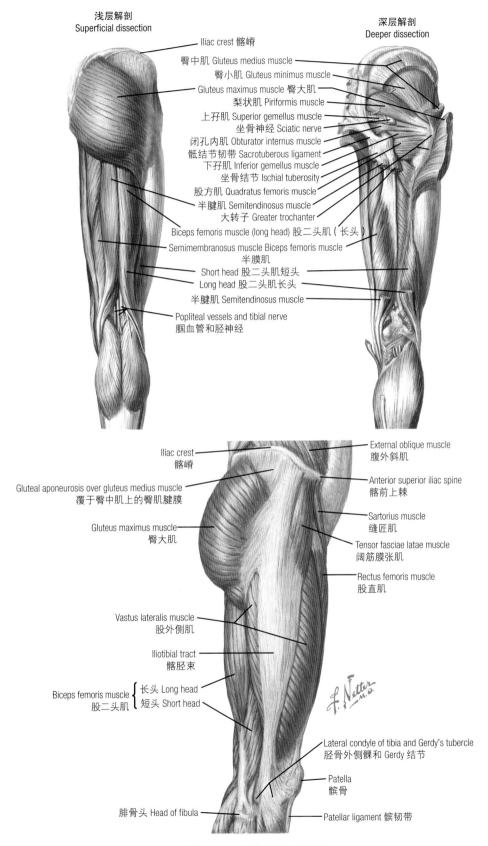

浅层解剖
Superficial dissection

深层解剖
Deeper dissection

Iliac crest 髂嵴

臀中肌 Gluteus medius muscle

臀小肌 Gluteus minimus muscle

Gluteus maximus muscle 臀大肌

梨状肌 Piriformis muscle

上孖肌 Superior gemellus muscle

坐骨神经 Sciatic nerve

闭孔内肌 Obturator internus muscle

骶结节韧带 Sacrotuberous ligament

下孖肌 Inferior gemellus muscle

坐骨结节 Ischial tuberosity

股方肌 Quadratus femoris muscle

半腱肌 Semitendinosus muscle

大转子 Greater trochanter

Biceps femoris muscle (long head) 股二头肌 (长头)

Semimembranosus muscle Biceps femoris muscle
半膜肌

Short head 股二头肌短头

Long head 股二头肌长头

半腱肌 Semitendinosus muscle

Popliteal vessels and tibial nerve
腘血管和胫神经

Iliac crest
髂嵴

External oblique muscle
腹外斜肌

Gluteal aponeurosis over gluteus medius muscle
覆于臀中肌上的臀肌腱膜

Anterior superior iliac spine
髂前上棘

Gluteus maximus muscle
臀大肌

Sartorius muscle
缝匠肌

Tensor fasciae latae muscle
阔筋膜张肌

Rectus femoris muscle
股直肌

Vastus lateralis muscle
股外侧肌

Iliotibial tract
髂胫束

Biceps femoris muscle　{ 长头 Long head
股二头肌　　　　　 { 短头 Short head

Lateral condyle of tibia and Gerdy's tubercle
胫骨外侧髁和 Gerdy 结节

Patella
髌骨

腓骨头 Head of fibula

Patellar ligament 髌韧带

图 3.40　大腿后面和臀区肌

3.40 股部及臀区的肌（续）

临床聚焦

　　腘绳肌拉伤是指腘绳肌或腘绳肌肌腱被拉伸或撕裂所造成的损伤。腘绳肌拉伤在运动员快速地加速时常发生，因为此时需要髋关节较强的伸展运动。踢腿运动时常伴有膝关节过伸超过正常范围，也可撕裂腘绳肌。严重的损伤会导致腘绳肌从坐骨结节起点处完全撕裂，或导致一小块骨连同肌腱一起撕脱（**撕脱性骨折**）。

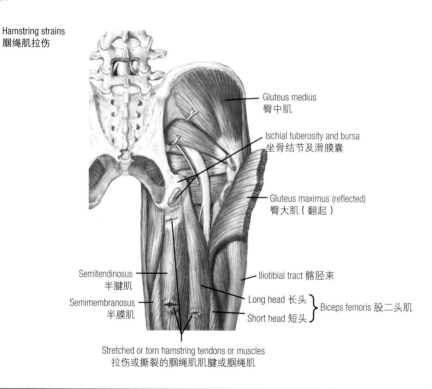

Hamstring strains
腘绳肌拉伤

Gluteus medius
臀中肌

Ischial tuberosity and bursa
坐骨结节及滑膜囊

Gluteus maximus (reflected)
臀大肌（翻起）

Semitendinosus
半腱肌

Iliotibial tract 髂胫束

Semimembranosus
半膜肌

Long head 长头
Short head 短头 } Biceps femoris 股二头肌

Stretched or torn hamstring tendons or muscles
拉伤或撕裂的腘绳肌肌腱或腘绳肌

临床聚焦（续）

　　臀中肌和臀小肌在行走过程中起稳定骨盆的作用（例如，当一只脚抬离地面时保持骨盆水平）。**特伦德伦堡试验**是检测这些肌的力量和骨盆稳定性的一种方法。测试结果阳性是指一侧腿抬起时，同侧骨盆下降，提示髋关节不稳定或负重侧腿的臀中肌和臀小肌不能正常工作以支撑骨盆和大转子。臀上神经损伤是特伦德伦堡试验阳性的潜在原因之一。

　　髂胫束（带）综合征在频繁屈膝和伸膝的运动员中常见（如跑步和骑行）。这种重复运动会导致髂胫束和股骨外上髁之间的滑膜囊炎症，从而引发疼痛并导致这些结构间产生摩擦。

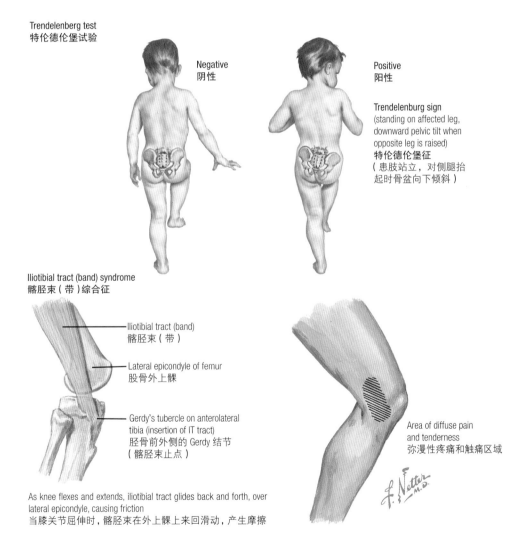

Trendelenberg test
特伦德伦堡试验

Negative
阴性

Positive
阳性

Trendelenburg sign
(standing on affected leg, downward pelvic tilt when opposite leg is raised)
特伦德伦堡征
（患肢站立，对侧腿抬起时骨盆向下倾斜）

Iliotibial tract (band) syndrome
髂胫束（带）综合征

Iliotibial tract (band)
髂胫束（带）

Lateral epicondyle of femur
股骨外上髁

Gerdy's tubercle on anterolateral tibia (insertion of IT tract)
胫骨前外侧的 Gerdy 结节（髂胫束止点）

Area of diffuse pain and tenderness
弥漫性疼痛和触痛区域

As knee flexes and extends, iliotibial tract glides back and forth, over lateral epicondyle, causing friction
当膝关节屈伸时，髂胫束在外上髁上来回滑动，产生摩擦

3.41 股部和臀区的血管

大腿近端的神经血管结构位于**股三角**，该区域由腹股沟韧带、缝匠肌和长收肌所围成。股血管与髂外血管相连续，之所以命名为"股"是由于血管从腹股沟韧带深面穿过。股血管和腹股沟深淋巴结由称为**股鞘**的筋膜鞘包围；鞘内侧的骨筋膜室包含淋巴结和淋巴管，被称为**股管**。**股动脉**及其**股深支**为大腿提供了大部分血供。股深动脉穿支供应大腿群肌，而**旋股内侧**和**外侧动脉**主要为髋关节供血。旋股内侧动脉为股骨头血供的主要来源。臀区接受来自髂内动脉分支的血液供应，尤其是**臀上动脉**和**臀下动脉**。臀上动脉经梨状肌上方进入臀区并在臀中肌和臀小肌之间走行。臀下动脉从梨状肌下孔出盆腔，随后分成多个分支，主要供应臀大肌。静脉伴随股和臀区血管走行，为下腔静脉的属支。**大隐静脉**的属支主要回流大腿皮肤和浅筋膜的静脉血。阔筋膜上有一开口，即**隐静脉裂孔**，大隐静脉通过此孔汇入股静脉。下肢的淋巴管和淋巴结引流淋巴液至腹股沟隐静脉裂孔附近的**腹股沟浅淋巴结**、**腹股沟深淋巴结**。

临床聚焦

　　股疝是脂肪或肠袢通过股管突出。股疝和腹股沟疝都发生在腹股沟区；但可以通过疝囊相对于腹股沟韧带的位置来区分两种疝。腹股沟疝在腹股沟韧带上方形成隆起，而股疝是在腹股沟韧带下方形成肿块。股动脉位于腹股沟韧带的中点（"腹股沟中点"），是**导管插入**或触及**股动脉搏动**的位置。在临床，股深动脉近端的股动脉部分通常称为股"总"动脉，而股深动脉远端的股动脉则称为股"浅"动脉。尽管与标准命名法不一致，但这种用法有助于更准确地描述动脉相关疾病的位置。

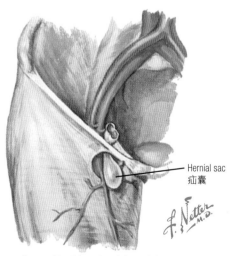

Course of hernial sac through femoral ring,
femoral canal, and saphenous hiatus
疝囊穿过股环、股管和隐静脉裂孔

Hernial sac
疝囊

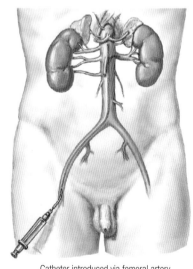

Catheter introduced via femoral artery
通过股动脉引入的导管

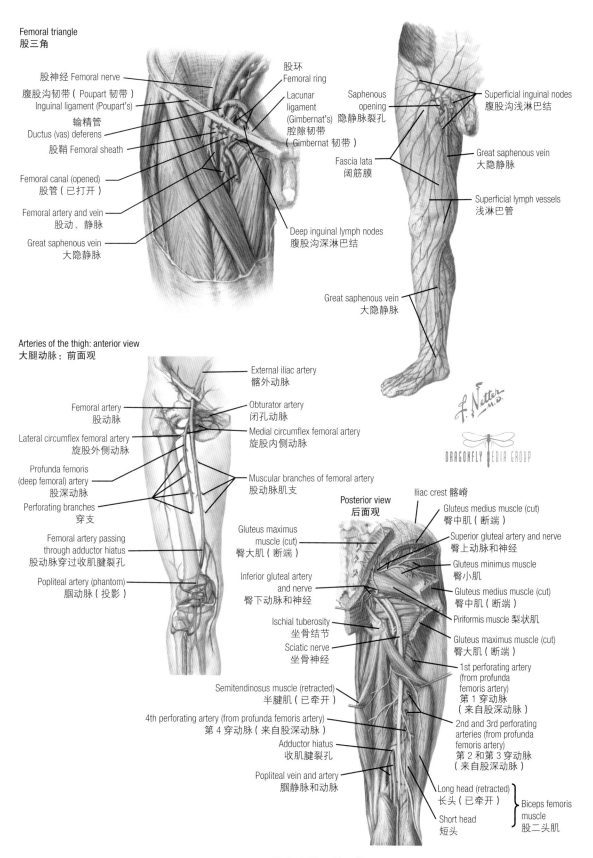

Femoral triangle
股三角

股神经 Femoral nerve

腹股沟韧带（Poupart 韧带）
Inguinal ligament (Poupart's)

输精管
Ductus (vas) deferens

股鞘 Femoral sheath

Femoral canal (opened)
股管（已打开）

Femoral artery and vein
股动、静脉

Great saphenous vein
大隐静脉

股环
Femoral ring

Lacunar
ligament
(Gimbernat's)
腔隙韧带
（Gimbernat 韧带）

Saphenous
opening
隐静脉裂孔

Fascia lata
阔筋膜

Deep inguinal lymph nodes
腹股沟深淋巴结

Superficial inguinal nodes
腹股沟浅淋巴结

Great saphenous vein
大隐静脉

Superficial lymph vessels
浅淋巴管

Great saphenous vein
大隐静脉

Arteries of the thigh: anterior view
大腿动脉：前面观

Femoral artery
股动脉

Lateral circumflex femoral artery
旋股外侧动脉

Profunda femoris
(deep femoral) artery
股深动脉

Perforating branches
穿支

Femoral artery passing
through adductor hiatus
股动脉穿过收肌腱裂孔

Popliteal artery (phantom)
腘动脉（投影）

External iliac artery
髂外动脉

Obturator artery
闭孔动脉

Medial circumflex femoral artery
旋股内侧动脉

Muscular branches of femoral artery
股动脉肌支

Posterior view
后面观

Gluteus maximus
muscle (cut)
臀大肌（断端）

Inferior gluteal artery
and nerve
臀下动脉和神经

Ischial tuberosity
坐骨结节

Sciatic nerve
坐骨神经

Semitendinosus muscle (retracted)
半腱肌（已牵开）

4th perforating artery (from profunda femoris artery)
第 4 穿动脉（来自股深动脉）

Adductor hiatus
收肌腱裂孔

Popliteal vein and artery
腘静脉和动脉

Iliac crest 髂嵴

Gluteus medius muscle (cut)
臀中肌（断端）

Superior gluteal artery and nerve
臀上动脉和神经

Gluteus minimus muscle
臀小肌

Gluteus medius muscle (cut)
臀中肌（断端）

Piriformis muscle 梨状肌

Gluteus maximus muscle (cut)
臀大肌（断端）

1st perforating artery
(from profunda
femoris artery)
第 1 穿动脉
（来自股深动脉）

2nd and 3rd perforating
arteries (from profunda
femoris artery)
第 2 和第 3 穿动脉
（来自股深动脉）

Long head (retracted)
长头（已牵开）

Short head
短头

Biceps femoris
muscle
股二头肌

图 3.41　股部和臀区的血管

3.42 股部和臀区的神经

　　大腿的每群肌都与特定的神经相关。**股神经**起自腰丛并经腹股沟韧带深部至大腿前群肌。它的分支支配前群中的所有肌、内侧群肌中的耻骨肌，以及大腿前部和小腿前内侧的皮肤。大腿外侧的皮肤由**股外侧皮神经**支配。除耻骨肌外，内侧群肌均由**闭孔神经**支配。闭孔神经沿盆腔侧壁走行并通过闭膜管进入大腿。闭孔神经分为前支和后支，这是根据它们与短收肌的关系而命名的。除了支配内收肌外，前支还发出皮神经支配大腿内侧的皮肤。大腿后群肌的神经支配来自坐骨神经的两个分支——**胫神经**和**腓总神经**。**坐骨神经**是骶丛的最大分支。它通过坐骨大孔的梨状肌下孔离开盆腔，下行到大腿后群肌。坐骨神经通常在腘窝近端分为两个终支，尽管分支的位置有所不同。胫神经支配三块腘绳肌和部分大收肌，而腓总神经支配股二头肌的短头。两条神经都不支配大腿后部皮肤，其由**股后皮神经**支配。臀肌主要由与血管伴行的**臀上神经和臀下神经**支配。臀大肌由臀下神经支配，臀中肌和臀小肌则由臀上神经支配。较小的旋外肌受骶丛的肌支支配。

临床聚焦

　　股外侧皮神经通常从腹股沟韧带深方或在髂前上棘附近穿过腹股沟韧带。在这个位置股外侧皮神经可能被挤压（**感觉异常性股痛**），导致大腿外侧刺痛、疼痛或麻木。尤其穿着紧身裤或配饰（例如工具带）的人为该疾病的危险人群。**坐骨神经痛**是一种常见的疾病，其特点是从下背部或臀部向下放射到大腿后部的神经痛。坐骨神经痛通常是由一个或多个参与坐骨神经（L4~S3）组成的脊神经受压所引起，例如由椎间盘突出或椎骨骨刺导致。坐骨神经在离开坐骨大孔时会被梨状肌挤压（**梨状肌综合征**）。在某些人群中，坐骨神经的一部分穿过梨状肌，从而使坐骨神经面临更大的受压风险。

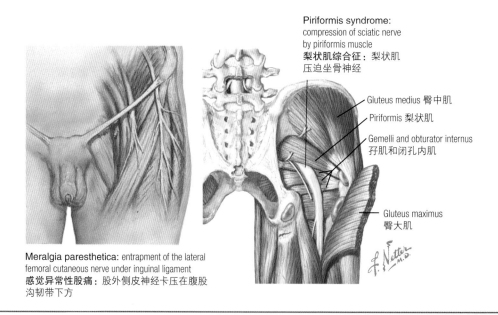

Piriformis syndrome:
compression of sciatic nerve
by piriformis muscle
梨状肌综合征：梨状肌
压迫坐骨神经

Gluteus medius 臀中肌

Piriformis 梨状肌

Gemelli and obturator internus
孖肌和闭孔内肌

Gluteus maximus
臀大肌

Meralgia paresthetica: entrapment of the lateral
femoral cutaneous nerve under inguinal ligament
感觉异常性股痛：股外侧皮神经卡压在腹股
沟韧带下方

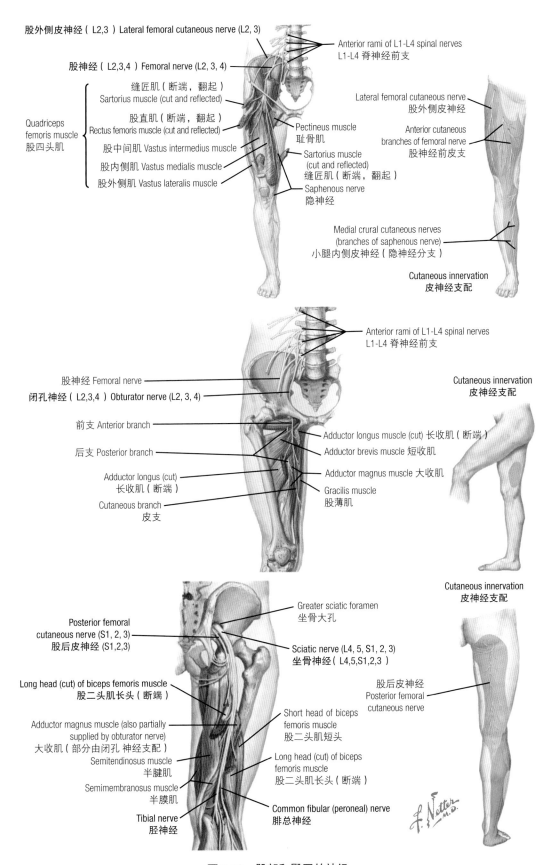

股外侧皮神经（L2,3）Lateral femoral cutaneous nerve (L2, 3)

股神经（L2,3,4）Femoral nerve (L2, 3, 4)

Anterior rami of L1-L4 spinal nerves
L1-L4 脊神经前支

Quadriceps femoris muscle
股四头肌

縫匠肌（断端，翻起）
Sartorius muscle (cut and reflected)

股直肌（断端，翻起）
Rectus femoris muscle (cut and reflected)

股中间肌 Vastus intermedius muscle

股内侧肌 Vastus medialis muscle

股外侧肌 Vastus lateralis muscle

Pectineus muscle
耻骨肌

Sartorius muscle
(cut and reflected)
縫匠肌（断端，翻起）

Saphenous nerve
隐神经

Lateral femoral cutaneous nerve
股外侧皮神经

Anterior cutaneous
branches of femoral nerve
股神经前皮支

Medial crural cutaneous nerves
(branches of saphenous nerve)
小腿内侧皮神经（隐神经分支）

Cutaneous innervation
皮神经支配

Anterior rami of L1-L4 spinal nerves
L1-L4 脊神经前支

股神经 Femoral nerve

闭孔神经（L2,3,4）Obturator nerve (L2, 3, 4)

前支 Anterior branch

后支 Posterior branch

Adductor longus (cut)
长收肌（断端）

Cutaneous branch
皮支

Adductor longus muscle (cut) 长收肌（断端）

Adductor brevis muscle 短收肌

Adductor magnus muscle 大收肌

Gracilis muscle
股薄肌

Cutaneous innervation
皮神经支配

Cutaneous innervation
皮神经支配

Greater sciatic foramen
坐骨大孔

Posterior femoral
cutaneous nerve (S1, 2, 3)
股后皮神经 (S1,2,3)

Sciatic nerve (L4, 5, S1, 2, 3)
坐骨神经（L4,5,S1,2,3）

Long head (cut) of biceps femoris muscle
股二头肌长头（断端）

Adductor magnus muscle (also partially
supplied by obturator nerve)
大收肌（部分由闭孔 神经支配）

Semitendinosus muscle
半腱肌

Semimembranosus muscle
半膜肌

Tibial nerve
胫神经

Short head of biceps
femoris muscle
股二头肌短头

Long head (cut) of biceps
femoris muscle
股二头肌长头（断端）

Common fibular (peroneal) nerve
腓总神经

股后皮神经
Posterior femoral
cutaneous nerve

图 3.42 股部和臀区的神经

3.43 膝关节

　　膝关节是大的屈戍滑膜关节，包括胫股关节和髌股关节。它的主要运动是屈和伸，关节面之间的松弛度允许其可做一定程度的旋转。胫股关节位于**股骨髁**和胫骨**上关节面**之间（另见3.37和3.44）。两个C形纤维软骨环，即**内侧半月板**和**外侧半月板**，位于二者之间，以提高关节面之间的适配性。在髌股关节中，髌骨后部与光滑的股骨髌面相关节。**髌骨**是籽骨，因为其包埋在肌腱内（另见3.39）。它的主要作用是让股四头肌肌腱跨过膝关节，而不会在伸膝时被夹在两关节面之间。膝关节由许多韧带支持，包括副韧带和交叉韧带。**胫侧（内侧）副韧带**和**腓骨（外侧）副韧带**在侧面为膝关节提供稳定性，以防止胫骨发生相对股骨的内侧和外侧移位。胫侧副韧带和内侧半月板相连，但腓侧副韧带和外侧半月板之间不存在类似的连接。**前交叉韧带**（ACL）和**后交叉韧带**（PCL）将股骨与胫骨髁间区的前部和后部连接起来，以防止股骨和胫骨之间的前后移位。膝关节周围有许多滑膜囊，可防止皮肤、骨、肌腱和韧带等多种结构间的摩擦。

临床聚焦

　　膝关节是最易受**骨关节炎**影响的关节，骨关节炎的特点是运动时疼痛和灵活性丧失（另见3.2）。膝关节受伤也很常见，例如**骨折**、**扭伤**或**半月板撕裂**。侧副韧带通常被朝向膝关节两侧的力量所拉伸或撕裂。胫侧副韧带撕裂可能伴有内侧半月板撕裂，因为这两个结构融合在一起。在涉及突然停止或膝关节扭转运动的体育活动中，ACL经常受伤。几种物理检测可用于对撕裂的ACL的鉴定，例如**前抽屉试验**。涉及PCL的扭伤并不常见，但可见于机动车事故中，膝盖撞到仪表盘并且胫骨被强力向后推。

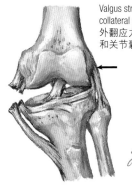

Valgus stress may rupture tibial collateral and capsular ligaments
外翻应力可撕裂胫侧副韧带和关节囊韧带

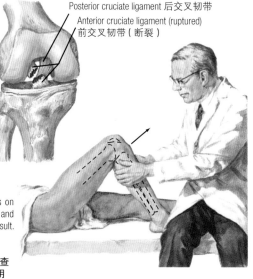

Posterior cruciate ligament 后交叉韧带
Anterior cruciate ligament (ruptured) 前交叉韧带（断裂）

Anterior drawer test
Patient supine on table, hip flexed 45°, knee 90°. Examiner sits on patient's foot to stabilize it, places hands on each side of upper calf and firmly pulls tibia forward. Movement of 5 mm or more is positive result. Result also compared with that for normal limb, which is tested first.
前抽屉试验
患者仰卧在检查台上，髋关节屈45°，膝关节屈90°。检查者坐在患者的足上以稳定之，手放置在小腿上部两侧，用力向前拉胫骨。胫骨移动5 mm及以上为阳性结果。结果还需与正常肢体的结果进行比较，后者应首先进行测试。

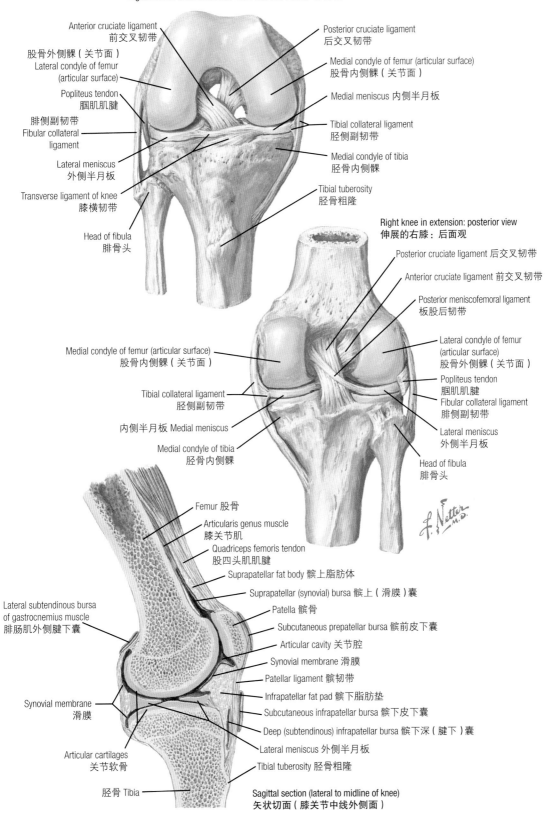

Right knee in flexion: anterior view 屈曲的右膝：前面观

Anterior cruciate ligament 前交叉韧带

股骨外侧髁（关节面）
Lateral condyle of femur (articular surface)

Popliteus tendon 腘肌肌腱

腓侧副韧带 Fibular collateral ligament

Lateral meniscus 外侧半月板

Transverse ligament of knee 膝横韧带

Head of fibula 腓骨头

Posterior cruciate ligament 后交叉韧带

Medial condyle of femur (articular surface) 股骨内侧髁（关节面）

Medial meniscus 内侧半月板

Tibial collateral ligament 胫侧副韧带

Medial condyle of tibia 胫骨内侧髁

Tibial tuberosity 胫骨粗隆

Right knee in extension: posterior view 伸展的右膝：后面观

Posterior cruciate ligament 后交叉韧带

Anterior cruciate ligament 前交叉韧带

Posterior meniscofemoral ligament 板股骨后韧带

Medial condyle of femur (articular surface) 股骨内侧髁（关节面）

Tibial collateral ligament 胫侧副韧带

内侧半月板 Medial meniscus

Medial condyle of tibia 胫骨内侧髁

Lateral condyle of femur (articular surface) 股骨外侧髁（关节面）

Popliteus tendon 腘肌肌腱

Fibular collateral ligament 腓侧副韧带

Lateral meniscus 外侧半月板

Head of fibula 腓骨头

Femur 股骨

Articularis genus muscle 膝关节肌

Quadriceps femoris tendon 股四头肌肌腱

Suprapatellar fat body 髌上脂肪体

Suprapatellar (synovial) bursa 髌上（滑膜）囊

Patella 髌骨

Subcutaneous prepatellar bursa 髌前皮下囊

Articular cavity 关节腔

Synovial membrane 滑膜

Patellar ligament 髌韧带

Infrapatellar fat pad 髌下脂肪垫

Subcutaneous infrapatellar bursa 髌下皮下囊

Deep (subtendinous) infrapatellar bursa 髌下深（腱下）囊

Lateral meniscus 外侧半月板

Tibial tuberosity 胫骨粗隆

Lateral subtendinous bursa of gastrocnemius muscle 腓肠肌外侧腱下囊

Synovial membrane 滑膜

Articular cartilages 关节软骨

胫骨 Tibia

Sagittal section (lateral to midline of knee) 矢状切面（膝关节中线外侧面）

图 3.43　膝关节

3.44 小腿的骨学

小腿有两块骨：**胫骨**（内侧）和**腓骨**（外侧）。胫骨是承受身体重量的骨；因此它有一个宽的近端（"胫骨平台"），在此与股骨相关节。其主要的特征性结构包括**内侧髁**和**外侧髁**、**胫骨粗隆**和**髁间区**。内侧和外侧髁具有与股骨相关节的关节面，而后两个结构则为韧带的附着部位。胫骨远端有**下关节面**和**内踝**，两者均参与踝关节的组成。腓骨与胫骨通过骨间膜相连。腓骨的近端，有**腓骨头**与胫骨相关节；腓骨的远端有**外踝**参与踝关节的组成。腓骨干是多个肌的起点。

临床聚焦

胫骨和腓骨通常在机动车事故、跌倒和运动损伤时发生骨折。**骨折**可以按其方向（横行＝骨干横断；螺旋形＝围绕骨干螺旋形断裂）、碎片的数量（粉碎性＝3 个或更多碎片）和碎片的排列（节段性＝带有移动性骨折碎片）分类。**应力性骨折**是由于重复性压力导致的骨骼出现微小裂隙。多发于小腿骨，尤其是在跑步者或其他运动员中很常见。

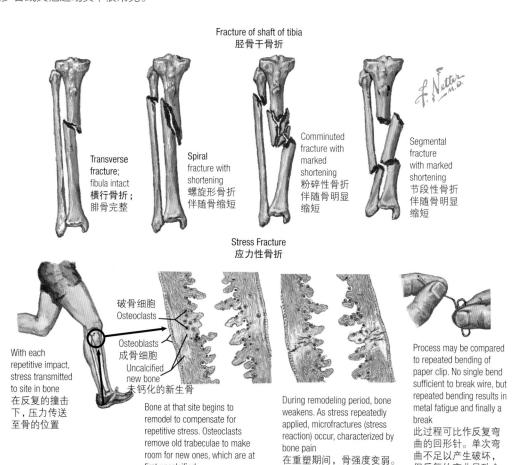

Fracture of shaft of tibia
胫骨干骨折

Transverse fracture; fibula intact
横行骨折；腓骨完整

Spiral fracture with shortening
螺旋形骨折伴随骨缩短

Comminuted fracture with marked shortening
粉碎性骨折伴随骨明显缩短

Segmental fracture with marked shortening
节段性骨折伴随骨明显缩短

Stress Fracture
应力性骨折

破骨细胞 Osteoclasts

Osteoblasts 成骨细胞

Uncalcified new bone 未钙化的新生骨

With each repetitive impact, stress transmitted to site in bone
在反复的撞击下，压力传送至骨的位置

Bone at that site begins to remodel to compensate for repetitive stress. Osteoclasts remove old trabeculae to make room for new ones, which are at first uncalcified
此部位的骨开始重构以应对反复的压力。破骨细胞移除旧的骨小梁为新生的骨小梁腾出空间，新生的骨小梁起初是未钙化的。

During remodeling period, bone weakens. As stress repeatedly applied, microfractures (stress reaction) occur, characterized by bone pain
在重塑期间，骨强度变弱。在压力反复作用下，会发生微骨折（应力反应），其特点为骨痛。

Process may be compared to repeated bending of paper clip. No single bend sufficient to break wire, but repeated bending results in metal fatigue and finally a break
此过程可比作反复弯曲的回形针。单次弯曲不足以产生破坏，但反复的弯曲导致金属疲劳并最终断裂

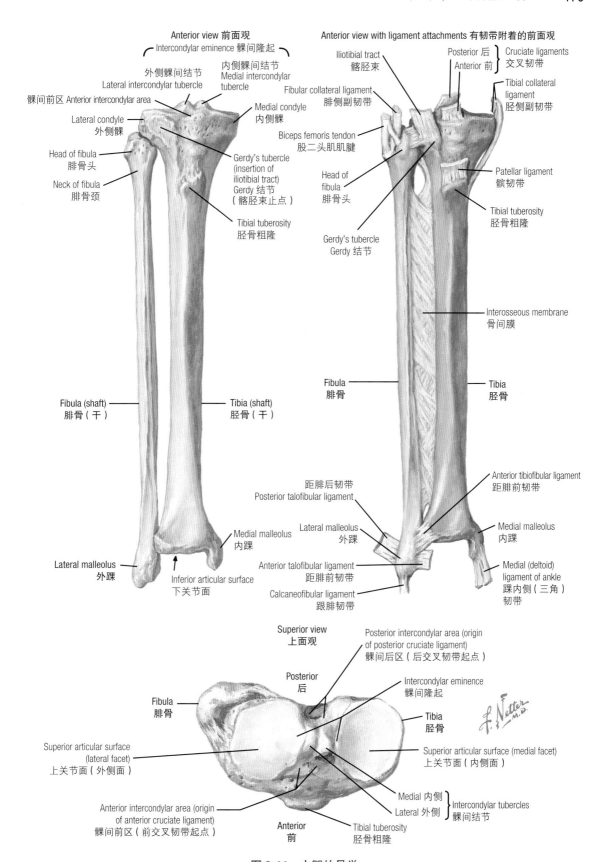

Anterior view 前面观

Intercondylar eminence 髁间隆起

外侧髁间结节
Lateral intercondylar tubercle

内侧髁间结节
Medial intercondylar tubercle

髁间前区 Anterior intercondylar area

Lateral condyle
外侧髁

Medial condyle
内侧髁

Head of fibula
腓骨头

Neck of fibula
腓骨颈

Gerdy's tubercle
(insertion of
iliotibial tract)
Gerdy 结节
（髂胫束止点）

Tibial tuberosity
胫骨粗隆

Fibula (shaft)
腓骨（干）

Tibia (shaft)
胫骨（干）

Medial malleolus
内踝

Lateral malleolus
外踝

Inferior articular surface
下关节面

Anterior view with ligament attachments 有韧带附着的前面观

Iliotibial tract
髂胫束

Posterior 后
Anterior 前
Cruciate ligaments
交叉韧带

Fibular collateral ligament
腓侧副韧带

Tibial collateral
ligament
胫侧副韧带

Biceps femoris tendon
股二头肌肌腱

Head of
fibula
腓骨头

Patellar ligament
髌韧带

Gerdy's tubercle
Gerdy 结节

Tibial tuberosity
胫骨粗隆

Interosseous membrane
骨间膜

Fibula
腓骨

Tibia
胫骨

距腓后韧带
Posterior talofibular ligament

Anterior tibiofibular ligament
距腓前韧带

Lateral malleolus
外踝

Medial malleolus
内踝

Anterior talofibular ligament
距腓前韧带

Calcaneofibular ligament
跟腓韧带

Medial (deltoid)
ligament of ankle
踝内侧（三角）
韧带

**Superior view
上面观**

Posterior intercondylar area (origin
of posterior cruciate ligament)
髁间后区（后交叉韧带起点）

Posterior
后

Intercondylar eminence
髁间隆起

Fibula
腓骨

Tibia
胫骨

Superior articular surface
(lateral facet)
上关节面（外侧面）

Superior articular surface (medial facet)
上关节面（内侧面）

Anterior intercondylar area (origin
of anterior cruciate ligament)
髁间前区（前交叉韧带起点）

Medial 内侧
Lateral 外侧
Intercondylar tubercles
髁间结节

Anterior
前

Tibial tuberosity
胫骨粗隆

图 3.44 小腿的骨学

3.45 足和踝关节的骨学

　　足骨包括**跗骨**、**跖骨**和**趾骨**。七块跗骨松散地排列成近侧、中间和远侧列。近侧列包括**距骨**和**跟骨**。足舟骨形成中间列，而三块**楔骨**和**骰骨**形成远侧列。跗骨不在同一横截面上；而是排列形成两个**弓**，其可有效地将身体的重量分解到足跟和脚掌。**跗跖关节**将远侧列跗骨与五块**跖骨**分开，可进行轻微的滑动。足趾的趾骨与手的指骨相似，**踇趾**有两节，其他四趾有三节趾骨。**跖趾（MTP）关节**可做屈、伸、展和收的运动；**趾间（IP）关节**仅限于屈伸运动。**距小腿（踝）关节**是由距骨上表面（**滑车**）与胫骨和腓骨形成的卯榫结构所组成。**内踝和外踝**形成卯榫的侧面，而胫骨的下关节面形成顶。踝关节是一个滑膜屈戌关节，可做屈和伸的运动，但在足部这些运动称为**跖屈**（将足背远离小腿）和**背屈**（将足背移向小腿）。值得注意的是，距骨滑车的前部较后部更宽，因此踝关节在背屈位置时更稳定，此时距骨较宽的部分位于榫眼内。踝关节还可以进行另外两种运动（内翻和外翻），但主要发生在**距下（距跟）关节**。**内翻**是将足底转向内侧，而**外翻**是将足底转向外侧。许多韧带支撑着踝关节，韧带的名称则表明了它们的附着点。踝的内侧由**三角韧带**支撑，三角韧带有四个部分将胫骨连接到各个跗骨。同样，**踝外侧韧带**包括连结腓骨和距骨、跟骨的三条韧带。

临床聚焦

　　踝关节扭伤非常常见，当韧带拉伸超出正常范围时会发生。内翻损伤比外翻损伤更常见，距腓前韧带（外侧组的一部分）是最常被撕裂的。由于踝关节在跖屈位置不太稳定，因此下坡时较上坡时更容易发生损伤。

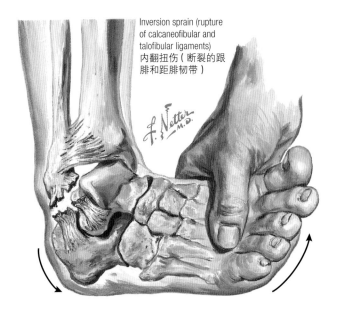

Inversion sprain (rupture of calcaneofibular and talofibular ligaments)
内翻扭伤（断裂的跟腓和距腓韧带）

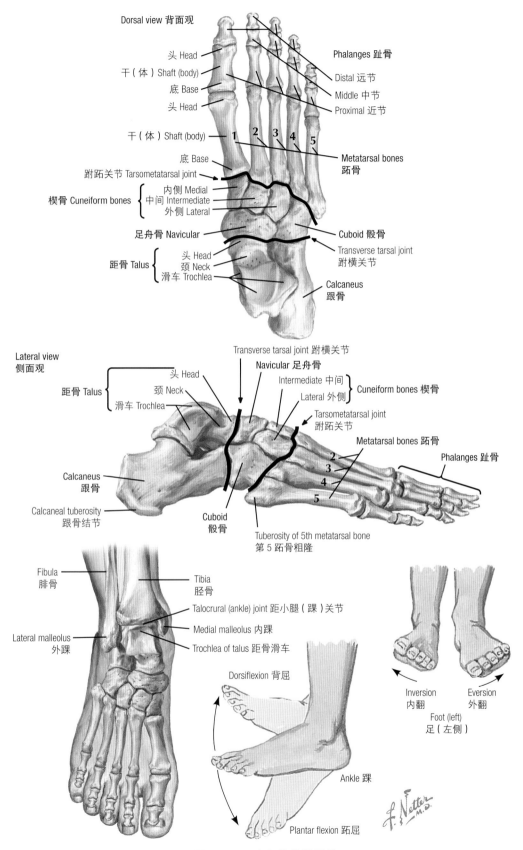

Dorsal view 背面观

头 Head
干（体）Shaft (body)
底 Base
头 Head
干（体）Shaft (body)
底 Base
跗跖关节 Tarsometatarsal joint
楔骨 Cuneiform bones
　内侧 Medial
　中间 Intermediate
　外侧 Lateral
足舟骨 Navicular
距骨 Talus
　头 Head
　颈 Neck
　滑车 Trochlea

Phalanges 趾骨
Distal 远节
Middle 中节
Proximal 近节

Metatarsal bones 跖骨
Cuboid 骰骨
Transverse tarsal joint 跗横关节
Calcaneus 跟骨

Lateral view 侧面观

距骨 Talus
　头 Head
　颈 Neck
　滑车 Trochlea

Transverse tarsal joint 跗横关节
Navicular 足舟骨
Intermediate 中间
Lateral 外侧
Cuneiform bones 楔骨
Tarsometatarsal joint 跗跖关节
Metatarsal bones 跖骨
Phalanges 趾骨

Calcaneus 跟骨
Calcaneal tuberosity 跟骨结节
Cuboid 骰骨
Tuberosity of 5th metatarsal bone 第 5 跖骨粗隆

Fibula 腓骨
Tibia 胫骨
Talocrural (ankle) joint 距小腿（踝）关节
Medial malleolus 内踝
Trochlea of talus 距骨滑车
Lateral malleolus 外踝

Dorsiflexion 背屈
Plantar flexion 跖屈
Ankle 踝

Inversion 内翻
Eversion 外翻
Foot (left) 足（左侧）

图 3.45　足和踝关节的骨学

3.46 小腿肌：前群和外侧群

　　与大腿一样，小腿的肌也分为三群（前、后和外侧群）。前群包含四块使足背屈的肌：**胫骨前肌、踇长伸肌，趾长伸肌**和**第 3 腓骨肌**。这些肌的肌腱被称为伸肌上支持带和伸肌下支持带的筋膜带固定在踝部。外侧群有**腓骨长肌**和**腓骨短肌**。两肌均可使足外翻，但由于腓骨长肌的肌腱穿过足底面并可牵拉足内侧，因而其外翻作用更强。

小腿前群肌

肌	起点	止点	神经支配	主要功能
胫骨前肌	胫骨外侧和骨间膜	内侧楔骨，第 1 跖骨底	腓深神经	在踝关节使足背屈，内翻
踇长伸肌	腓骨和骨间膜	踇趾远节趾骨底	腓深神经	在踝关节使足背屈，伸踇趾
趾长伸肌	腓骨和骨间膜	外侧四趾中节和远节趾骨	腓深神经	在踝关节使足背屈，伸外侧四趾
第 3 腓骨肌	腓骨和骨间膜	第 5 跖骨底	腓深神经	在踝关节使足背屈，协助外翻

臀区

肌	起点	止点	神经支配	主要功能
腓骨长肌	腓骨外侧	内侧楔骨，第 1 跖骨底	腓浅神经	足外翻
腓骨短肌	腓骨外侧	第 5 跖骨	腓浅神经	足外翻

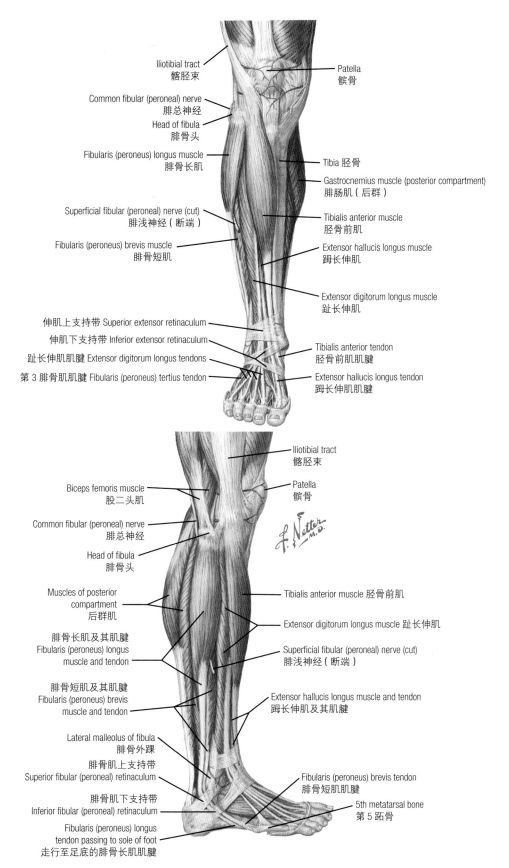

Iliotibial tract
髂胫束

Patella
髌骨

Common fibular (peroneal) nerve
腓总神经

Head of fibula
腓骨头

Fibularis (peroneus) longus muscle
腓骨长肌

Tibia 胫骨

Gastrocnemius muscle (posterior compartment)
腓肠肌（后群）

Superficial fibular (peroneal) nerve (cut)
腓浅神经（断端）

Tibialis anterior muscle
胫骨前肌

Fibularis (peroneus) brevis muscle
腓骨短肌

Extensor hallucis longus muscle
姆长伸肌

Extensor digitorum longus muscle
趾长伸肌

伸肌上支持带 Superior extensor retinaculum

伸肌下支持带 Inferior extensor retinaculum

趾长伸肌肌腱 Extensor digitorum longus tendons

第3腓骨肌肌腱 Fibularis (peroneus) tertius tendon

Tibialis anterior tendon
胫骨前肌肌腱

Extensor hallucis longus tendon
姆长伸肌肌腱

Iliotibial tract
髂胫束

Biceps femoris muscle
股二头肌

Patella
髌骨

Common fibular (peroneal) nerve
腓总神经

Head of fibula
腓骨头

Muscles of posterior compartment
后群肌

Tibialis anterior muscle 胫骨前肌

腓骨长肌及其肌腱
Fibularis (peroneus) longus
muscle and tendon

Extensor digitorum longus muscle 趾长伸肌

Superficial fibular (peroneal) nerve (cut)
腓浅神经（断端）

腓骨短肌及其肌腱
Fibularis (peroneus) brevis
muscle and tendon

Extensor hallucis longus muscle and tendon
姆长伸肌及其肌腱

Lateral malleolus of fibula
腓骨外踝

腓骨肌上支持带
Superior fibular (peroneal) retinaculum

腓骨肌下支持带
Inferior fibular (peroneal) retinaculum

Fibularis (peroneus) longus
tendon passing to sole of foot
走行至足底的腓骨长肌肌腱

Fibularis (peroneus) brevis tendon
腓骨短肌肌腱

5th metatarsal bone
第5跖骨

图 3.46 小腿肌：前群和外侧群

3.47 小腿肌：后群

后群肌包括使足跖屈或屈趾的肌，分为浅、深两群。浅群肌包括**腓肠肌、比目鱼肌**和**跖肌**。腓肠肌和比目鱼肌的肌腱在远端合并形成止于跟骨的**跟腱**。较细的跖肌肌腱可加入跟腱或单独止于跟骨。深群肌由**腘肌、蹬长屈肌、趾长屈肌**和**胫骨后肌**组成。腘肌是腘窝（膝后部的凹陷）后部的一块小肌。当膝关节完全伸展时，关节面的形状会导致股骨在胫骨平台上向内旋转。这种旋转形成了一个非常稳定的"锁定"关节，其并不需要肌来维持。为了从这个位置屈膝，腘肌需向外侧旋转股骨以"解锁"关节。其他三块深层肌的肌腱经内踝后方进入足底。

小腿后群肌

肌	起点	止点	神经支配	主要功能
腓肠肌	股骨后，股骨髁上方	跟骨	胫神经	在踝关节使足跖屈，在膝关节屈小腿
比目鱼肌	腓骨，胫骨比目鱼肌线	跟骨	胫神经	在踝关节使足跖屈
跖肌	股骨外上髁区	跟骨	胫神经	在踝关节使足轻度跖屈，在膝关节屈小腿
腘肌	股骨外侧髁	胫骨后面	胫神经	在膝关节屈小腿，当小腿在负重位置时，通过外旋股骨以"解锁"膝关节
蹬长屈肌	腓骨后表面，骨间膜	蹬趾远节趾骨底	胫神经	屈蹬趾
趾长屈肌	胫骨后表面	外侧四趾远节趾骨底	胫神经	在踝关节使足跖屈，屈外侧四趾
胫骨后肌	胫骨和腓骨后表面，骨间膜	内侧跗骨，第2~4跖骨	胫神经	在踝关节使足跖屈，足内翻

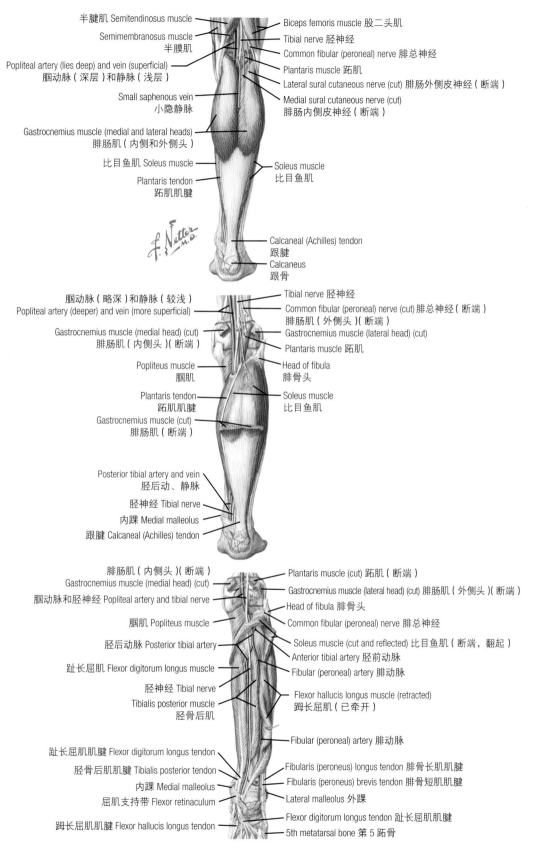

半腱肌 Semitendinosus muscle

Semimembranosus muscle
半膜肌

Popliteal artery (lies deep) and vein (superficial)
腘动脉（深层）和静脉（浅层）

Small saphenous vein
小隐静脉

Gastrocnemius muscle (medial and lateral heads)
腓肠肌（内侧和外侧头）

比目鱼肌 Soleus muscle

Plantaris tendon
跖肌肌腱

Biceps femoris muscle 股二头肌

Tibial nerve 胫神经

Common fibular (peroneal) nerve 腓总神经

Plantaris muscle 跖肌

Lateral sural cutaneous nerve (cut) 腓肠外侧皮神经（断端）

Medial sural cutaneous nerve (cut)
腓肠内侧皮神经（断端）

Soleus muscle
比目鱼肌

Calcaneal (Achilles) tendon
跟腱
Calcaneus
跟骨

腘动脉（略深）和静脉（较浅）
Popliteal artery (deeper) and vein (more superficial)

Gastrocnemius muscle (medial head) (cut)
腓肠肌（内侧头）（断端）

Popliteus muscle
腘肌

Plantaris tendon
跖肌肌腱

Gastrocnemius muscle (cut)
腓肠肌（断端）

Posterior tibial artery and vein
胫后动、静脉

胫神经 Tibial nerve

内踝 Medial malleolus

跟腱 Calcaneal (Achilles) tendon

Tibial nerve 胫神经

Common fibular (peroneal) nerve (cut) 腓总神经（断端）
腓肠肌（外侧头）（断端）

Gastrocnemius muscle (lateral head) (cut)

Plantaris muscle 跖肌

Head of fibula
腓骨头

Soleus muscle
比目鱼肌

腓肠肌（内侧头）（断端）
Gastrocnemius muscle (medial head) (cut)

腘动脉和胫神经 Popliteal artery and tibial nerve

腘肌 Popliteus muscle

胫后动脉 Posterior tibial artery

趾长屈肌 Flexor digitorum longus muscle

胫神经 Tibial nerve

Tibialis posterior muscle
胫骨后肌

趾长屈肌肌腱 Flexor digitorum longus tendon

胫骨后肌肌腱 Tibialis posterior tendon

内踝 Medial malleolus

屈肌支持带 Flexor retinaculum

踇长屈肌肌腱 Flexor hallucis longus tendon

Plantaris muscle (cut) 跖肌（断端）

Gastrocnemius muscle (lateral head) (cut) 腓肠肌（外侧头）（断端）

Head of fibula 腓骨头

Common fibular (peroneal) nerve 腓总神经

Soleus muscle (cut and reflected) 比目鱼肌（断端，翻起）

Anterior tibial artery 胫前动脉

Fibular (peroneal) artery 腓动脉

Flexor hallucis longus muscle (retracted)
踇长屈肌（已牵开）

Fibular (peroneal) artery 腓动脉

Fibularis (peroneus) longus tendon 腓骨长肌肌腱

Fibularis (peroneus) brevis tendon 腓骨短肌肌腱

Lateral malleolus 外踝

Flexor digitorum longus tendon 趾长屈肌肌腱

5th metatarsal bone 第 5 跖骨

图 3.47　小腿肌：后群

3.48 小腿的血管

　　小腿的主要血管和神经通过膝后部菱形的**腘窝**，然后进入小腿的三群肌。股动脉穿过收肌腱裂孔后移行为**腘动脉**。腘动脉在分为胫前和胫后动脉分支前，发出多个**膝关节分支**，这些分支在膝关节周围形成侧支循环。之后**胫前动脉**通过骨间膜近端的间隙进入小腿前骨筋膜室，供应小腿前、外侧群肌，然后越过踝关节改名为**足背动脉**。**胫后动脉**在小腿后部的浅、深肌之间下行，并供血浅、深肌。它还通过其**腓动脉分支**为外侧群肌供血。胫后动脉行经内踝后方而后进入足底。小腿部的主要浅静脉是**大隐静脉**和**小隐静脉**，分别在小腿的内侧和后侧上行。这些静脉通过穿静脉与深静脉相交通，从而使血液从浅表流向深部。深静脉与动脉伴行，最终汇入下腔静脉。

临床聚焦

　　胫后动脉位于内踝后方的浅表位置；因此可以在该区域触及**胫后动脉搏动**。有效的下肢静脉回流依赖于静脉瓣，其帮助血液克服重力回流。小腿肌的收缩也有助于静脉回流。静脉会随着年龄的增长而受损，导致**慢性静脉功能不全**，即无法有效地输送血液回心。当血液在静脉系统中阻塞时，可导致瓣膜功能不全，这是因为瓣膜在扩张的血管中不能完全关闭。扩张、弯曲的静脉称为**静脉曲张**，皮下可见。除衰老外，静脉曲张的危险因素还包括肥胖、怀孕及久坐不动的生活方式。

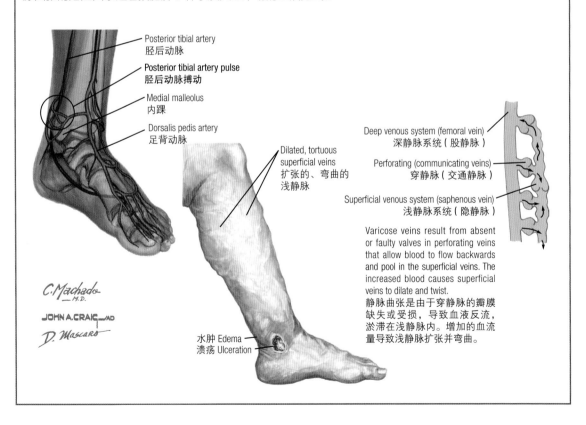

Posterior tibial artery
胫后动脉

Posterior tibial artery pulse
胫后动脉搏动

Medial malleolus
内踝

Dorsalis pedis artery
足背动脉

Dilated, tortuous superficial veins
扩张的、弯曲的浅静脉

Deep venous system (femoral vein)
深静脉系统（股静脉）

Perforating (communicating veins)
穿静脉（交通静脉）

Superficial venous system (saphenous vein)
浅静脉系统（隐静脉）

Varicose veins result from absent or faulty valves in perforating veins that allow blood to flow backwards and pool in the superficial veins. The increased blood causes superficial veins to dilate and twist.
静脉曲张是由于穿静脉的瓣膜缺失或受损，导致血液反流，淤滞在浅静脉内。增加的血流量导致浅静脉扩张并弯曲。

水肿 Edema
溃疡 Ulceration

C. Machado
M.D.

JOHN A. CRAIG AD

D. Mascaro

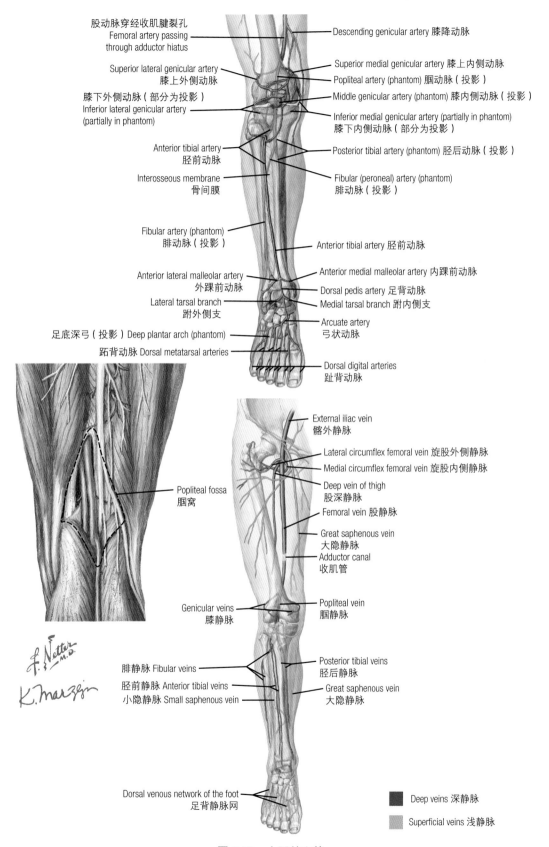

股动脉穿经收肌腱裂孔
Femoral artery passing
through adductor hiatus

Descending genicular artery 膝降动脉

Superior lateral genicular artery
膝上外侧动脉

Superior medial genicular artery 膝上内侧动脉

Popliteal artery (phantom) 腘动脉（投影）

膝下外侧动脉（部分为投影）
Inferior lateral genicular artery
(partially in phantom)

Middle genicular artery (phantom) 膝内侧动脉（投影）

Inferior medial genicular artery (partially in phantom)
膝下内侧动脉（部分为投影）

Anterior tibial artery
胫前动脉

Posterior tibial artery (phantom) 胫后动脉（投影）

Interosseous membrane
骨间膜

Fibular (peroneal) artery (phantom)
腓动脉（投影）

Fibular artery (phantom)
腓动脉（投影）

Anterior tibial artery 胫前动脉

Anterior lateral malleolar artery
外踝前动脉

Anterior medial malleolar artery 内踝前动脉

Lateral tarsal branch
跗外侧支

Dorsal pedis artery 足背动脉

Medial tarsal branch 跗内侧支

足底深弓（投影）Deep plantar arch (phantom)

Arcuate artery
弓状动脉

跖背动脉 Dorsal metatarsal arteries

Dorsal digital arteries
趾背动脉

Popliteal fossa
腘窝

External iliac vein
髂外静脉

Lateral circumflex femoral vein 旋股外侧静脉

Medial circumflex femoral vein 旋股内侧静脉

Deep vein of thigh
股深静脉

Femoral vein 股静脉

Great saphenous vein
大隐静脉

Adductor canal
收肌管

Genicular veins
膝静脉

Popliteal vein
腘静脉

腓静脉 Fibular veins

Posterior tibial veins
胫后静脉

胫前静脉 Anterior tibial veins

小隐静脉 Small saphenous vein

Great saphenous vein
大隐静脉

Dorsal venous network of the foot
足背静脉网

■ Deep veins 深静脉

▨ Superficial veins 浅静脉

图 3.48　小腿的血管

3.49 小腿的神经

　　腓总神经支配小腿前、外侧群肌。它起源于大腿后部的坐骨神经，绕过腓骨颈，随后分成两个终支。**腓浅神经**位于外侧骨筋膜室内，支配腓骨长、短肌。其在小腿中部附近延续为皮神经，支配小腿前外侧和足背的皮肤。**腓深神经**进入前骨筋膜室，并与胫前动脉一起沿骨间膜下行。它支配前群肌，然后继续下行入足部。腓深神经只支配第 1 和第 2 趾间的一小部分皮肤。小腿后群肌由**胫神经**支配，胫神经在浅层和深层肌群之间走行。胫神经与胫后血管一起经内踝后方进入足底。小腿后外侧的皮肤由**腓肠神经**支配，腓肠神经由胫神经和腓总神经的分支共同构成。**隐神经**支配小腿前内侧和后内侧的皮肤（另见 3.42）。

临床聚焦

　　通常单词"peroneal"用于指腓骨的，依旧用于临床语境中［例如，"腓总神经"（common peroneal nerve）或"腓骨长肌"（peroneus longus muscle）］。腓总神经在跨过腓骨近端时特别容易**受压或损伤**。常见原因包括膝关节脱位、夹板或石膏过紧以及腓骨近端骨折。当腓总神经功能受损时，患者会出现一种称为**"足下垂"**的临床症状。其特点是足无法背屈，因此患者在行走时需要屈患侧髋关节以避免足趾拖地。

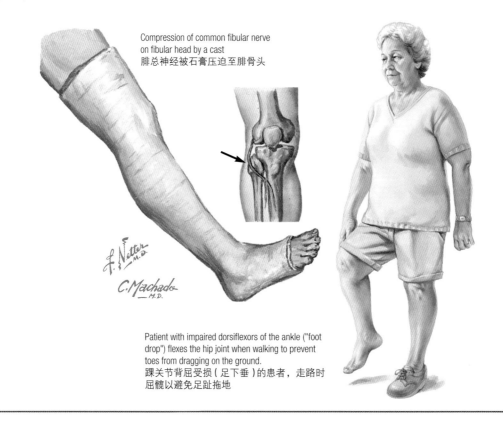

Compression of common fibular nerve on fibular head by a cast
腓总神经被石膏压迫至腓骨头

Patient with impaired dorsiflexors of the ankle ("foot drop") flexes the hip joint when walking to prevent toes from dragging on the ground.
踝关节背屈受损（足下垂）的患者，走路时屈髋以避免足趾拖地

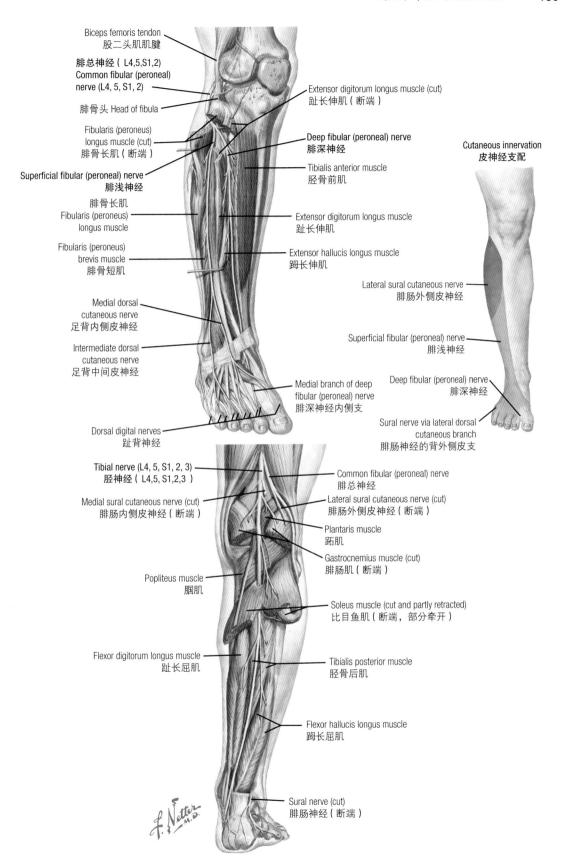

Biceps femoris tendon
股二头肌肌腱

腓总神经（L4,5,S1,2）
Common fibular (peroneal)
nerve (L4, 5, S1, 2)

腓骨头 Head of fibula

Fibularis (peroneus)
longus muscle (cut)
腓骨长肌（断端）

Superficial fibular (peroneal) nerve
腓浅神经

腓骨长肌
Fibularis (peroneus)
longus muscle

Fibularis (peroneus)
brevis muscle
腓骨短肌

Medial dorsal
cutaneous nerve
足背内侧皮神经

Intermediate dorsal
cutaneous nerve
足背中间皮神经

Dorsal digital nerves
趾背神经

Extensor digitorum longus muscle (cut)
趾长伸肌（断端）

Deep fibular (peroneal) nerve
腓深神经

Tibialis anterior muscle
胫骨前肌

Extensor digitorum longus muscle
趾长伸肌

Extensor hallucis longus muscle
踇长伸肌

Medial branch of deep
fibular (peroneal) nerve
腓深神经内侧支

Cutaneous innervation
皮神经支配

Lateral sural cutaneous nerve
腓肠外侧皮神经

Superficial fibular (peroneal) nerve
腓浅神经

Deep fibular (peroneal) nerve
腓深神经

Sural nerve via lateral dorsal
cutaneous branch
腓肠神经的背外侧皮支

Tibial nerve (L4, 5, S1, 2, 3)
胫神经（L4,5,S1,2,3）

Medial sural cutaneous nerve (cut)
腓肠内侧皮神经（断端）

Popliteus muscle
腘肌

Flexor digitorum longus muscle
趾长屈肌

Common fibular (peroneal) nerve
腓总神经

Lateral sural cutaneous nerve (cut)
腓肠外侧皮神经（断端）

Plantaris muscle
跖肌

Gastrocnemius muscle (cut)
腓肠肌（断端）

Soleus muscle (cut and partly retracted)
比目鱼肌（断端，部分牵开）

Tibialis posterior muscle
胫骨后肌

Flexor hallucis longus muscle
踇长屈肌

Sural nerve (cut)
腓肠神经（断端）

图 3.49　小腿的神经

3.50 足背

足背含有小腿前群肌的远端肌腱，以及延伸至足趾的两块肌——**趾短伸肌**和**踇短伸肌**。两者都起自跟骨的上外侧部分。趾短伸肌肌腱与趾长伸肌肌腱汇合，并以与手部相似的排列方式终止，即肌腱有终止于中节趾骨的中央带和附着到远节趾骨的两个外侧带。踇短伸肌肌腱单独止于踇趾的近节指骨。两块肌均由**腓深神经**支配，腓深神经最终分为两个趾背皮支。足背的血液供应由**足背动脉**提供。浅静脉引流始于一个小静脉网络，这些小静脉汇合形成**足背静脉弓**（另见 3.48）。大隐静脉和小隐静脉起源于此静脉弓。

临床聚焦

足背动脉搏动是体检时常用的一种脉搏检查方式。足背动脉位于足背，踇长伸肌肌腱外侧（另见4.12）。

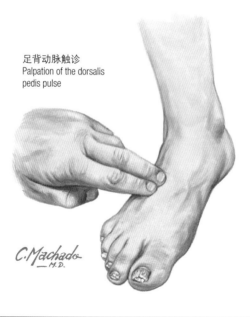

足背动脉触诊
Palpation of the dorsalis
pedis pulse

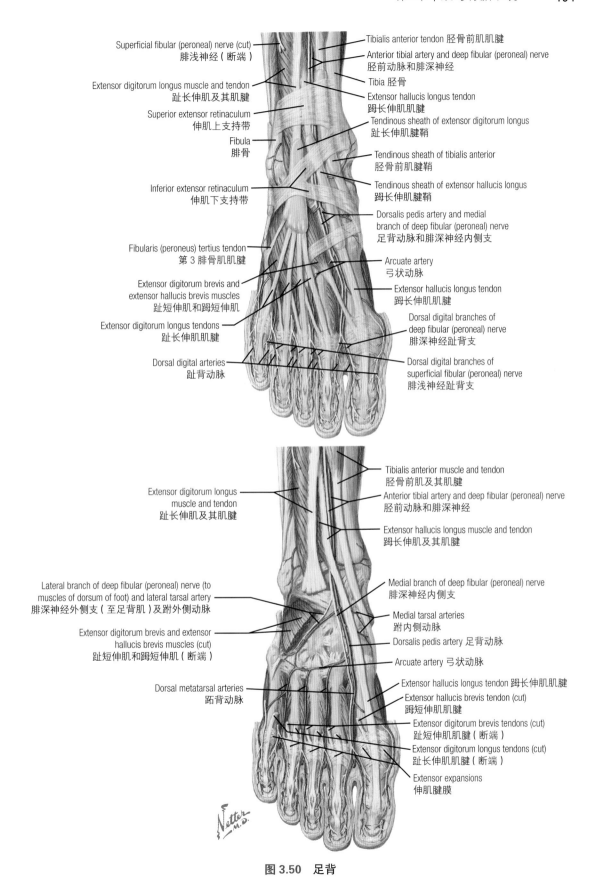

Superficial fibular (peroneal) nerve (cut)
腓浅神经（断端）

Extensor digitorum longus muscle and tendon
趾长伸肌及其肌腱

Superior extensor retinaculum
伸肌上支持带

Fibula
腓骨

Inferior extensor retinaculum
伸肌下支持带

Fibularis (peroneus) tertius tendon
第 3 腓骨肌肌腱

Extensor digitorum brevis and
extensor hallucis brevis muscles
趾短伸肌和踇短伸肌

Extensor digitorum longus tendons
趾长伸肌肌腱

Dorsal digital arteries
趾背动脉

Tibialis anterior tendon 胫骨前肌肌腱

Anterior tibial artery and deep fibular (peroneal) nerve
胫前动脉和腓深神经

Tibia 胫骨

Extensor hallucis longus tendon
踇长伸肌肌腱

Tendinous sheath of extensor digitorum longus
趾长伸肌腱鞘

Tendinous sheath of tibialis anterior
胫骨前肌腱鞘

Tendinous sheath of extensor hallucis longus
踇长伸肌腱鞘

Dorsalis pedis artery and medial
branch of deep fibular (peroneal) nerve
足背动脉和腓深神经内侧支

Arcuate artery
弓状动脉

Extensor hallucis longus tendon
踇长伸肌肌腱

Dorsal digital branches of
deep fibular (peroneal) nerve
腓深神经趾背支

Dorsal digital branches of
superficial fibular (peroneal) nerve
腓浅神经趾背支

Extensor digitorum longus
muscle and tendon
趾长伸肌及其肌腱

Lateral branch of deep fibular (peroneal) nerve (to
muscles of dorsum of foot) and lateral tarsal artery
腓深神经外侧支（至足背肌）及跗外侧动脉

Extensor digitorum brevis and extensor
hallucis brevis muscles (cut)
趾短伸肌和踇短伸肌（断端）

Dorsal metatarsal arteries
跖背动脉

Tibialis anterior muscle and tendon
胫骨前肌及其肌腱

Anterior tibial artery and deep fibular (peroneal) nerve
胫前动脉和腓深神经

Extensor hallucis longus muscle and tendon
踇长伸肌及其肌腱

Medial branch of deep fibular (peroneal) nerve
腓深神经内侧支

Medial tarsal arteries
跗内侧动脉

Dorsalis pedis artery 足背动脉

Arcuate artery 弓状动脉

Extensor hallucis longus tendon 踇长伸肌肌腱

Extensor hallucis brevis tendon (cut)
踇短伸肌肌腱

Extensor digitorum brevis tendons (cut)
趾短伸肌肌腱（断端）

Extensor digitorum longus tendons (cut)
趾长伸肌肌腱（断端）

Extensor expansions
伸肌腱膜

图 3.50　足背

3.51 足的跖面：第 1 层

足底面（脚掌）相当于手的掌面；因此，两者之间有许多相似之处。在皮下组织深面，**足底腱膜**形成了可以与手的掌腱膜相媲美的保护层。它从跟骨延伸到足趾，有助于支撑足的纵弓。足底肌可运动足趾，但它们共同支撑足弓的作用是最重要的。足底肌分为四层，由胫神经分出的**足底内侧神经**和**足底外侧神经**支配。

足底肌第 1 层

肌	起点	止点	神经支配	主要功能
趾短屈肌	跟骨结节，足底腱膜	第 2~5 趾中节趾骨	足底内侧神经	屈第 2~5 趾，支持足纵弓
踇展肌	跟骨结节，足底腱膜	踇趾近节趾骨	足底内侧神经	屈和外展踇趾，支持足纵弓
小趾展肌	跟骨结节，足底腱膜	第 5 趾近节趾骨	足底外侧神经	屈和外展第 5 趾，支持足纵弓

临床聚焦

足底腱膜的炎症称为**足底筋膜炎**。这种情况会导致足底疼痛，常见于长时间站立的人。由于跑步者和芭蕾舞者等的足跟及其支撑组织会受到反复应力，因而也会出现这种情况。

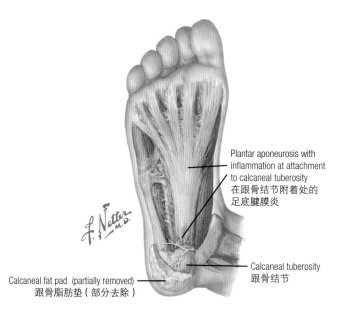

Plantar aponeurosis with inflammation at attachment to calcaneal tuberosity
在跟骨结节附着处的足底腱膜炎

Calcaneal tuberosity
跟骨结节

Calcaneal fat pad (partially removed)
跟骨脂肪垫（部分去除）

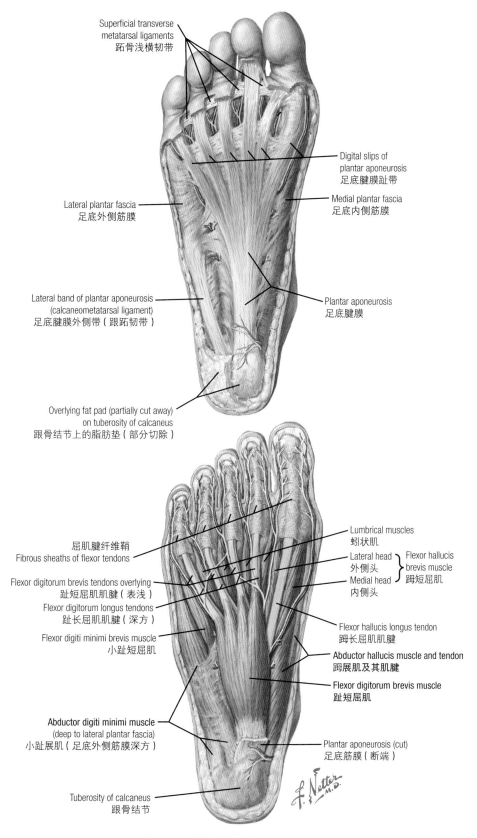

Superficial transverse
metatarsal ligaments
跖骨浅横韧带

Digital slips of
plantar aponeurosis
足底腱膜趾带

Lateral plantar fascia
足底外侧筋膜

Medial plantar fascia
足底内侧筋膜

Lateral band of plantar aponeurosis
(calcaneometatarsal ligament)
足底腱膜外侧带（跟跖韧带）

Plantar aponeurosis
足底腱膜

Overlying fat pad (partially cut away)
on tuberosity of calcaneus
跟骨结节上的脂肪垫（部分切除）

屈肌腱纤维鞘
Fibrous sheaths of flexor tendons

Lumbrical muscles
蚓状肌

Lateral head
外侧头
Medial head
内侧头
} Flexor hallucis
brevis muscle
踇短屈肌

Flexor digitorum brevis tendons overlying
趾短屈肌肌腱（表浅）

Flexor digitorum longus tendons
趾长屈肌肌腱（深方）

Flexor hallucis longus tendon
踇长屈肌肌腱

Flexor digiti minimi brevis muscle
小趾短屈肌

Abductor hallucis muscle and tendon
踇展肌及其肌腱

Flexor digitorum brevis muscle
趾短屈肌

Abductor digiti minimi muscle
(deep to lateral plantar fascia)
小趾展肌（足底外侧筋膜深方）

Plantar aponeurosis (cut)
足底筋膜（断端）

Tuberosity of calcaneus
跟骨结节

图 3.51　足的跖面：第 1 层

3.52 足的跖面：第 2、3、4 层

足底部分的结构主要接受来自**胫后动脉**的血液供应，但与足背的血管也有交通。胫后动脉行经内踝后方后，分为**足底内侧动脉**和**足底外侧动脉**。足底内侧动脉沿着足的内侧走行，而足底外侧动脉从足外侧向内侧横过足部形成**足底弓**。足底弓分出**跖足底动脉**，继而以**跖足底总动脉**及其**趾足底固有动脉**终止于足趾。静脉引流通过胫后静脉以及与足背侧静脉的交通静脉完成。胫神经的分支除了支配肌外，还支配足底皮肤。胫神经在分为**足底内侧神经**、**足底外侧神经**之前还发出支配足跟部皮肤的跟支。足底神经发出**趾足底总神经**和**趾足底固有神经**，支配足趾的皮肤，排列方式与手部类似。

足底肌，第 2 层

肌	起点	止点	神经支配	主要功能
足底方肌	跟骨	趾长屈肌肌腱	足底外侧神经	调整趾长屈肌肌腱的张力
蚓状肌（4）	趾长屈肌肌腱	第 2~5 趾趾背腱膜	足底内侧和外侧神经	屈跖趾关节，伸第 2~5 趾趾骨间关节

足底肌，第 3 层

肌	起点	止点	神经支配	主要功能
踇短屈肌	骰骨，外侧楔骨（足底面）	踇趾近节趾骨	足底内侧神经	屈踇趾，支持足纵弓
踇收肌	第 2~4 跖骨，第 3~5 趾跖趾关节韧带	踇趾近节趾骨	足底外侧神经	收踇趾，支持足横弓
小趾短屈肌	第 5 跖骨	第 5 趾近节趾骨	足底外侧神经	屈第 5 趾

足底肌第 4 层

肌	起点	止点	神经支配	主要功能
骨间足底肌（3）	第 3~5 跖骨	第 3~5 趾近节趾骨	足底外侧神经	收第 3~5 趾
骨间背侧肌（4）	第 1~5 跖骨	第 2~4 趾近节趾骨	足底外侧神经	展第 2~4 趾

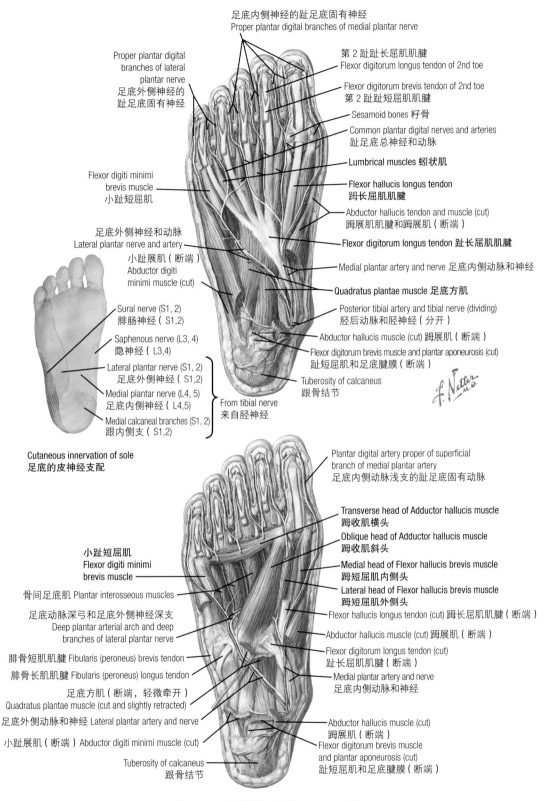

足底内侧神经的趾足底固有神经
Proper plantar digital branches of medial plantar nerve

Proper plantar digital branches of lateral plantar nerve
足底外侧神经的趾足底固有神经

第 2 趾趾长屈肌肌腱
Flexor digitorum longus tendon of 2nd toe

Flexor digitorum brevis tendon of 2nd toe
第 2 趾趾短屈肌肌腱

Sesamoid bones 籽骨

Common plantar digital nerves and arteries
趾足底总神经和动脉

Lumbrical muscles 蚓状肌

Flexor digiti minimi brevis muscle
小趾短屈肌

Flexor hallucis longus tendon
踇长屈肌肌腱

Abductor hallucis tendon and muscle (cut)
踇展肌肌腱和踇展肌（断端）

足底外侧神经和动脉
Lateral plantar nerve and artery

Flexor digitorum longus tendon 趾长屈肌肌腱

小趾展肌（断端）
Abductor digiti minimi muscle (cut)

Medial plantar artery and nerve 足底内侧动脉和神经

Quadratus plantae muscle 足底方肌

Sural nerve (S1, 2)
腓肠神经（ S1,2 ）

Posterior tibial artery and tibial nerve (dividing)
胫后动脉和胫神经（分开）

Saphenous nerve (L3, 4)
隐神经（ L3,4 ）

Abductor hallucis muscle (cut) 踇展肌（断端）

Lateral plantar nerve (S1, 2)
足底外侧神经（ S1,2 ）

Flexor digitorum brevis muscle and plantar aponeurosis (cut)
趾短屈肌和足底腱膜（断端）

Medial plantar nerve (L4, 5)
足底内侧神经（ L4,5 ）

Tuberosity of calcaneus
跟骨结节

Medial calcaneal branches (S1, 2)
跟内侧支（ S1,2 ）

From tibial nerve
来自胫神经

F. Netter M.D.

Cutaneous innervation of sole
足底的皮神经支配

Plantar digital artery proper of superficial branch of medial plantar artery
足底内侧动脉浅支的趾足底固有动脉

Transverse head of Adductor hallucis muscle
踇收肌横头

Oblique head of Adductor hallucis muscle
踇收肌斜头

小趾短屈肌
Flexor digiti minimi brevis muscle

Medial head of Flexor hallucis brevis muscle
踇短屈肌内侧头

Lateral head of Flexor hallucis brevis muscle
踇短屈肌外侧头

骨间足底肌 Plantar interosseous muscles

Flexor hallucis longus tendon (cut) 踇长屈肌肌腱（断端）

足底动脉深弓和足底外侧神经深支
Deep plantar arterial arch and deep branches of lateral plantar nerve

Abductor hallucis muscle (cut) 踇展肌（断端）

Flexor digitorum longus tendon (cut)
趾长屈肌肌腱（断端）

腓骨短肌肌腱 Fibularis (peroneus) brevis tendon

腓骨长肌肌腱 Fibularis (peroneus) longus tendon

Medial plantar artery and nerve
足底内侧动脉和神经

足底方肌（断端，轻微牵开）
Quadratus plantae muscle (cut and slightly retracted)

足底外侧动脉和神经 Lateral plantar artery and nerve

Abductor hallucis muscle (cut)
踇展肌（断端）

小趾展肌（断端）Abductor digiti minimi muscle (cut)

Flexor digitorum brevis muscle and plantar aponeurosis (cut)
趾短屈肌和足底腱膜（断端）

Tuberosity of calcaneus
跟骨结节

图 3.52 足的跖面：第 2、3 和 4 层

第4章 心血管系统

4.1 心血管系统 198

4.2 心包 200

4.3 心 202

4.4 心瓣膜 204

4.5 右心房和右心室 206

4.6 左心房和左心室 208

4.7 冠脉循环 210

4.8 心的成像 212

4.9 传导系统 214

4.10 心的神经支配 216

4.11 肺循环 218

4.12 体循环 220

4.13 胎儿血液循环 222

4.1 心血管系统

心血管系统是重要的人体运输系统，可以转运物质出入细胞。**心**就像一个泵，可通过管道系统——动脉和静脉，驱动血液流动。**动脉**是运血离心的血管，且随着其越接近靶向器官时，动脉变得越来越小；最小的动脉叫做**微动脉**。**微静脉及静脉**将血液输送回心。毛细血管网连接微动脉和微静脉。**毛细血管**是循环系统中最小的血管，是为了促进血液和身体组织之间的氧气、二氧化碳、营养物质和废物的交换。一般来说，毛细血管存在于微动脉和微静脉之间；但是在身体有些部位，毛细血管网存在于两组微静脉之间。这种排布可见于**门静脉系统**，它可满足相关器官的特定需求。例如，门静脉系统通过肝的窦状毛细血管从消化道收集富含营养的血液，提取其中的营养物质。身体的脉管系统作为一个整体包括两个不同的循环回路。短的**肺循环**在心和肺之间输送血液，目的是不断地向血液提供氧气，并清除二氧化碳等废物。**体循环**是一个较长的循环，其任务是将含氧丰富的血液输送到全身各处，然后再将乏氧的血液运回心脏。

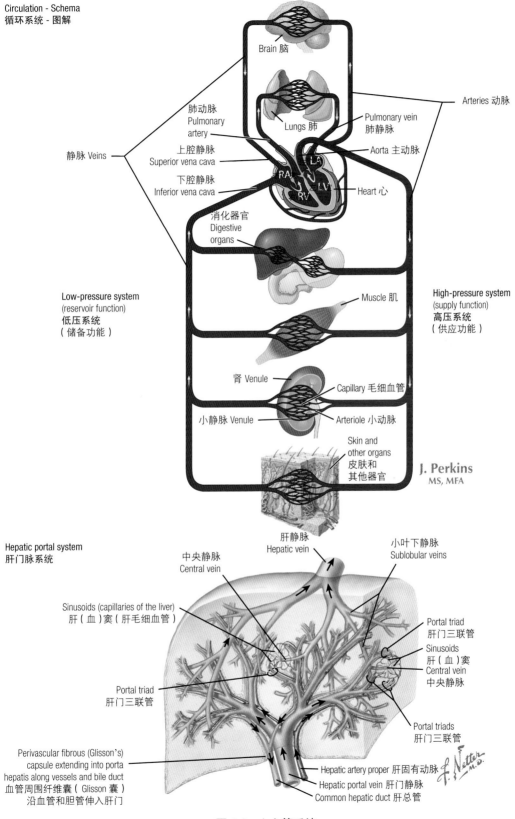

Circulation - Schema
循环系统 - 图解

Brain 脑

Arteries 动脉

肺动脉
Pulmonary artery

Lungs 肺

Pulmonary vein
肺静脉

静脉 Veins

上腔静脉
Superior vena cava

Aorta 主动脉

下腔静脉
Inferior vena cava

Heart 心

消化器官
Digestive organs

Low-pressure system
(reservoir function)
低压系统
（储备功能）

Muscle 肌

High-pressure system
(supply function)
高压系统
（供应功能）

肾 Venule

Capillary 毛细血管

小静脉 Venule

Arteriole 小动脉

Skin and other organs
皮肤和
其他器官

J. Perkins
MS, MFA

肝静脉
Hepatic vein

小叶下静脉
Sublobular veins

Hepatic portal system
肝门脉系统

中央静脉
Central vein

Sinusoids (capillaries of the liver)
肝（血）窦（肝毛细血管）

Portal triad
肝门三联管

Sinusoids
肝（血）窦

Central vein
中央静脉

Portal triad
肝门三联管

Portal triads
肝门三联管

Perivascular fibrous (Glisson's) capsule extending into porta hepatis along vessels and bile duct
血管周围纤维囊（Glisson 囊）沿血管和胆管伸入肝门

Hepatic artery proper 肝固有动脉

Hepatic portal vein 肝门静脉

Common hepatic duct 肝总管

图 4.1　心血管系统

4.2 心包

　　心位于胸腔，准确地讲是在两个肺腔之间的纵隔内。心被一个称为**心包**的囊所包裹，心包由外层纤维层和内层浆膜层组成。**纤维心包**向下固定于膈，向上与出入心的血管外层相延续。心包的浆膜层又分为两层，其中**脏层**覆盖于心表面，**壁层**衬于纤维心包内面。脏、壁两层在心的上界（心底）相互移行，二者之间的潜在间隙为**心包腔**。心包腔内存在少量浆液，可减少心在心包腔内跳动时的摩擦。心包的躯体部对于疼痛很敏感（纤维心包和浆膜心包的壁层）。传导这些层痛觉信息的神经为膈神经，其在 C3~C5 脊神经水平进入脊髓。

临床聚焦

　　心包的炎症，例如由细菌或病毒感染引起的，称为**心包炎**。心包炎可导致心包腔内液体增多（心包积液）。纤维心包的扩张能力有限，因此心包内液体如果骤然增加，例如由于外伤导致的心包腔快速充血，可能会压迫心脏。由心包积液导致的心脏受压称为**心包压塞**；这是一种危及生命的情况，因为它可损害静脉回流和心室充盈，从而减少了心排血量。心包积液造成的压力可以通过用针将积液抽取出来而得到迅速缓解——这一过程称为**心包穿刺术**，或者更简单地称为心包穿刺。

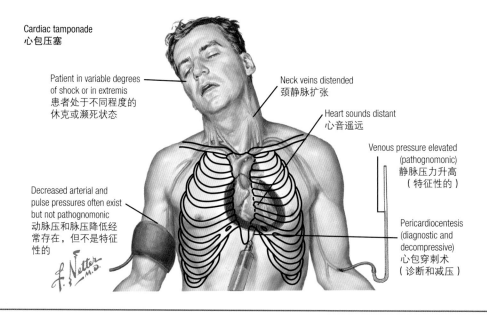

Cardiac tamponade
心包压塞

Patient in variable degrees
of shock or in extremis
患者处于不同程度的
休克或濒死状态

Neck veins distended
颈静脉扩张

Heart sounds distant
心音遥远

Venous pressure elevated
(pathognomonic)
静脉压力升高
（特征性的）

Decreased arterial and
pulse pressures often exist
but not pathognomonic
动脉压和脉压降低经
常存在，但不是特征
性的

Pericardiocentesis
(diagnostic and
decompressive)
心包穿刺术
（诊断和减压）

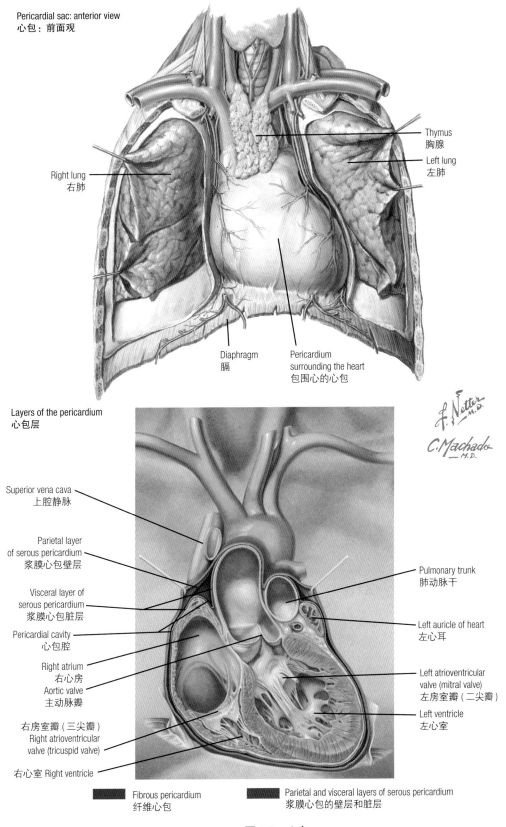

Pericardial sac: anterior view
心包：前面观

Thymus
胸腺

Left lung
左肺

Right lung
右肺

Diaphragm
膈

Pericardium
surrounding the heart
包围心的心包

Layers of the pericardium
心包层

Superior vena cava
上腔静脉

Parietal layer
of serous pericardium
浆膜心包壁层

Visceral layer of
serous pericardium
浆膜心包脏层

Pericardial cavity
心包腔

Right atrium
右心房
Aortic valve
主动脉瓣

右房室瓣（三尖瓣）
Right atrioventricular
valve (tricuspid valve)

右心室 Right ventricle

Pulmonary trunk
肺动脉干

Left auricle of heart
左心耳

Left atrioventricular
valve (mitral valve)
左房室瓣（二尖瓣）

Left ventricle
左心室

Fibrous pericardium
纤维心包

Parietal and visceral layers of serous pericardium
浆膜心包的壁层和脏层

图 4.2　心包

4.3 心

　　心呈圆锥形，包括一个**心底**（圆锥形平的底部）和一个**心尖**。心底部朝向右后方，并通过与四条肺静脉的连接而固定；心尖朝向左前方。心有四个腔，两个**心房**和两个**心室**。两个心房均有**心耳**，但心耳并没有任何重要的功能。四个腔室内由称为**房间隔**和**室间隔**的结构所分隔。腔室之间的分隔在心表面的标志为肌组织之间的沟。**冠状沟**标志着心房和心室之间的分界线，而**室间沟**则分隔着左、右心室。与心相连的大动脉和大静脉称为大血管。**上腔静脉**和**下腔静脉**（ SVC 和 IVC ）将体内的乏氧血输送回右心房。**肺动脉干**起自右心室，发出**左、右肺动脉**，将血液运送至肺以获得氧；四条**肺静脉**将含氧血输送到左心房。含氧血经**主动脉**离开心并运送到全身。

临床聚焦

　　如果在发育过程中，心腔之间的间隔没有形成，则心房或心室之间仍然留有开口，动脉血与静脉血将会混合。这种**房间隔缺损**（ ASDs ）或**室间隔缺损**（ VSDs ）可以通过手术进行矫正。

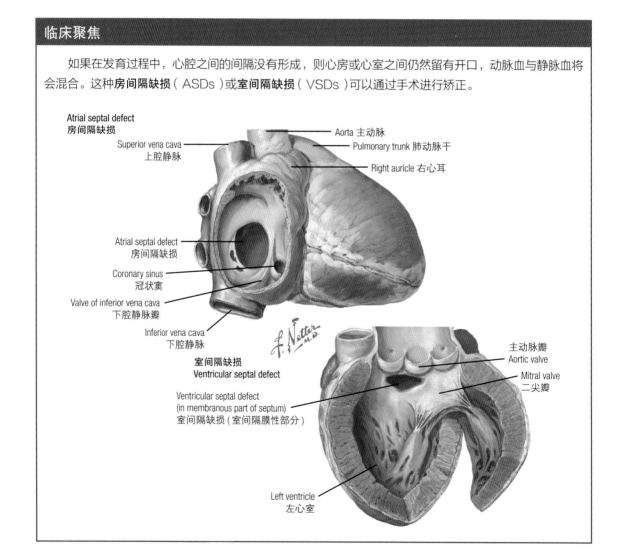

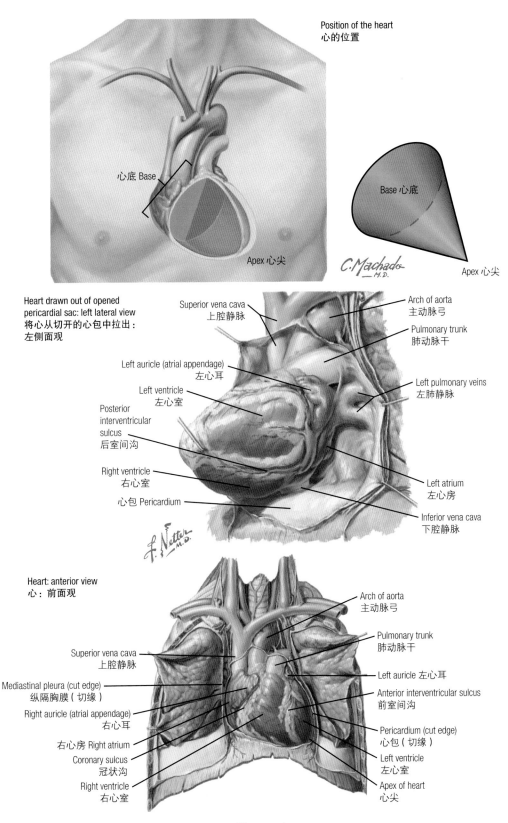

Position of the heart
心的位置

心底 Base

Apex 心尖

Base 心底

Apex 心尖

Heart drawn out of opened pericardial sac: left lateral view
将心从切开的心包中拉出：
左侧面观

Superior vena cava
上腔静脉

Arch of aorta
主动脉弓

Pulmonary trunk
肺动脉干

Left auricle (atrial appendage)
左心耳

Left ventricle
左心室

Left pulmonary veins
左肺静脉

Posterior interventricular sulcus
后室间沟

Right ventricle
右心室

心包 Pericardium

Left atrium
左心房

Inferior vena cava
下腔静脉

Heart: anterior view
心：前面观

Arch of aorta
主动脉弓

Pulmonary trunk
肺动脉干

Superior vena cava
上腔静脉

Left auricle 左心耳

Mediastinal pleura (cut edge)
纵隔胸膜（切缘）

Anterior interventricular sulcus
前室间沟

Right auricle (atrial appendage)
右心耳

Pericardium (cut edge)
心包（切缘）

右心房 Right atrium

Left ventricle
左心室

Coronary sulcus
冠状沟

Right ventricle
右心室

Apex of heart
心尖

图 4.3　心

4.4 心瓣膜

心内有两种类型的瓣膜——房室瓣（atrioventricular, AV）和半月瓣。**房室瓣**使得心房和心室之间相交通；房室瓣的瓣尖通过称为**腱索**的纤维"条带"固定于心室**乳头肌**。在右侧心腔，因为房室瓣有三个尖瓣，故又称为**三尖瓣**。而左侧的房室瓣通常称为"僧帽瓣"，又称二尖瓣。**半月瓣**由三个没有腱索的杯状瓣尖组成。它们位于心室和两条离心血管（肺动脉干和主动脉）的结合部，因此逻辑上称为**肺动脉瓣**和**主动脉瓣**。在心室充盈期间（舒张期），血液随负吸力从心房流向心室，房室瓣被动打开；而此时半月瓣是关闭的。当心室在收缩期收缩时，需要一种机制来防止房室瓣翻向心房，否则血液将从心室向心房反流。而通过乳头肌的收缩对腱索施加张力可以将瓣膜 保持在关闭的位置。因此，血液直接通过肺动脉瓣和主动脉瓣出心室。血液的压力会推动半月瓣的瓣尖打开；当心室舒张，血液流向心，充盈瓣膜窦，使得瓣膜闭合。

临床聚焦

听诊器听诊可以评估心率、心律和瓣膜功能。由心发出的声音通常用"心音"这个词来描述。心音的第一部分是房室瓣关闭产生的，称为**第一心音（S1）**。**第二心音（S2）**是由半月瓣闭合产生的。在胸部有一些特定的位置用来听诊每个心瓣膜，这些位置与瓣膜的位置并不完全对应。这是因为瓣膜的声音通过流动的血液传播到瓣膜的下游。心瓣膜异常可引起瓣膜狭窄或功能不全。**狭窄**是指瓣膜的开口缩小，导致通过瓣膜的血流减少；一个常见的原因是随着年龄的增长，瓣膜变硬。**瓣膜功能不全**或反流是指瓣膜不能完全闭合，导致血液反流。这两种情况都会导致血流的湍流，用听诊器就可以听到**心杂音**。

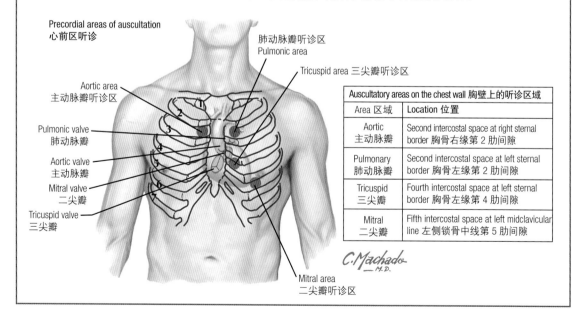

Precordial areas of auscultation
心前区听诊

肺动脉瓣听诊区
Pulmonic area

Tricuspid area 三尖瓣听诊区

Aortic area
主动脉瓣听诊区

Pulmonic valve
肺动脉瓣

Aortic valve
主动脉瓣

Mitral valve
二尖瓣

Tricuspid valve
三尖瓣

Mitral area
二尖瓣听诊区

Auscultatory areas on the chest wall 胸壁上的听诊区域	
Area 区域	Location 位置
Aortic 主动脉瓣	Second intercostal space at right sternal border 胸骨右缘第 2 肋间隙
Pulmonary 肺动脉瓣	Second intercostal space at left sternal border 胸骨左缘第 2 肋间隙
Tricuspid 三尖瓣	Fourth intercostal space at left sternal border 胸骨左缘第 4 肋间隙
Mitral 二尖瓣	Fifth intercostal space at left midclavicular line 左侧锁骨中线第 5 肋间隙

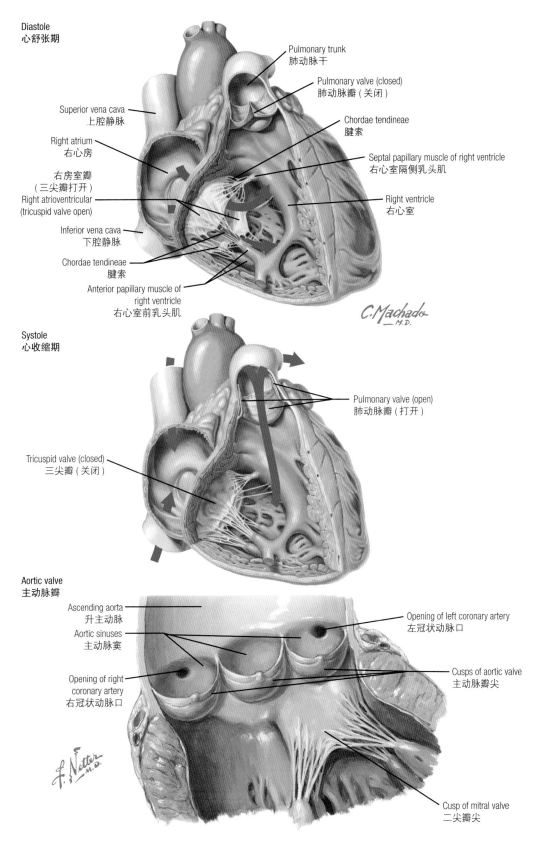

Diastole
心舒张期

Pulmonary trunk
肺动脉干

Pulmonary valve (closed)
肺动脉瓣（关闭）

Superior vena cava
上腔静脉

Chordae tendineae
腱索

Right atrium
右心房

Septal papillary muscle of right ventricle
右心室隔侧乳头肌

右房室瓣
（三尖瓣打开）
Right atrioventricular
(tricuspid valve open)

Right ventricle
右心室

Inferior vena cava
下腔静脉

Chordae tendineae
腱索

Anterior papillary muscle of
right ventricle
右心室前乳头肌

Systole
心收缩期

Pulmonary valve (open)
肺动脉瓣（打开）

Tricuspid valve (closed)
三尖瓣（关闭）

Aortic valve
主动脉瓣

Ascending aorta
升主动脉

Opening of left coronary artery
左冠状动脉口

Aortic sinuses
主动脉窦

Opening of right
coronary artery
右冠状动脉口

Cusps of aortic valve
主动脉瓣尖

Cusp of mitral valve
二尖瓣尖

图 4.4　心瓣膜

4.5 右心房和右心室

右心的作用是收集缺氧的血液，并将其输送到肺部进行气体交换。因此，**右心房**的内部有大静脉的开口和冠状窦的开口，**冠状窦**收集来自心自身静脉结构的静脉血。这些开口可能有与之相关的小组织瓣膜，其在胎儿期起着瓣膜的作用，但在成人并无作用。基于右心房的发育方式，其心壁的一部分由肌束（**梳状肌**）组成，而其余部分是光滑的；这两部分之间的过渡区是**界嵴**。房间隔有一个卵圆形凹陷叫做**卵圆窝**，为胎儿期卵圆孔的位置。**右心室壁**由不规则的肌隆起组成，称为肉柱。其中有一种特殊的肌束，即**节制索**，非常重要，因为其内含有心传导系统的成分。将血液从右心室输送出去的血管是肺动脉干。该动脉的开口位于右心室上部，血流由肺动脉瓣调节。

Opened right atrium: right lateral view
切开的右心房：右外侧面观

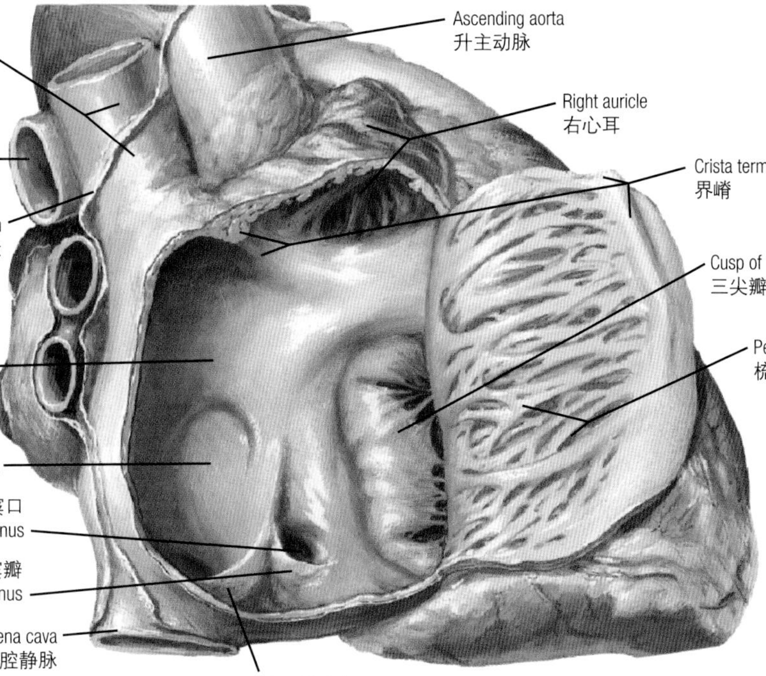

Superior vena cava
上腔静脉

Ascending aorta
升主动脉

Right auricle
右心耳

Right pulmonary artery
右肺动脉

Crista terminalis
界嵴

Cut edge of pericardium
心包切缘

Cusp of tricuspid valve
三尖瓣尖

Interatrial septum
房间隔

Pectinate muscles
梳状肌

卵圆窝 Fossa ovalis

冠状窦口
Opening of coronary sinus

冠状窦瓣
Valve of coronary sinus

Inferior vena cava
下腔静脉

Valve of inferior vena cava
下腔静脉瓣

Opened right ventricle: anterior view
打开的右心室：前面观

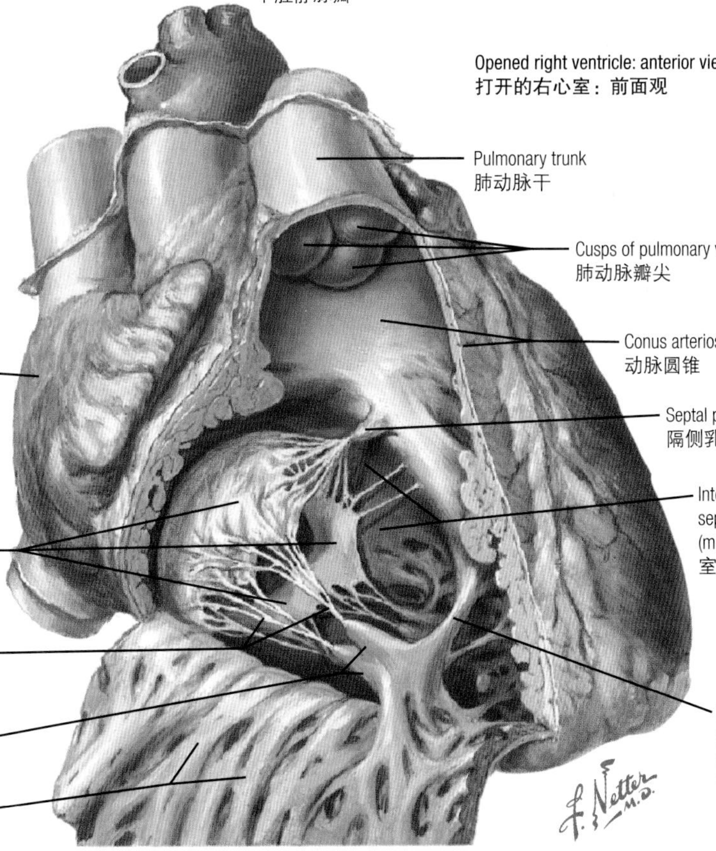

Pulmonary trunk
肺动脉干

Cusps of pulmonary valve
肺动脉瓣尖

Conus arteriosus
动脉圆锥

Right atrium
右心房

Septal papillary m.
隔侧乳头肌

Interventricular
septum
(muscular part)
室间隔（肌部）

Cusps of
tricuspid valve
三尖瓣尖

Chordae tendineae
腱索

Moderator band
(septomarginal
trabecula)
节制索（隔缘肉柱）

Anterior papillary muscle
前乳头肌

Trabeculae carneae
肉柱

图 4.5　右心房和右心室

4.6 左心房和左心室

来自肺的含氧血通过四条**肺静脉**进入**左心房**。除了这些静脉的开口外，左心房内还有一个通往左心耳的开口，房间隔上有一个组织瓣，是胎儿期**卵圆孔的瓣膜**。**左心室**有许多与右心室相同的特征：乳头肌、腱索和肉柱。左、右心室之间的**室间隔**主要由心肌组成；然而，靠近主动脉瓣的一小部分在发育过程中没有心肌细胞，因此被称为室间隔的膜部。血液从左心室通过**主动脉瓣**进入主动脉。需要注意的是，左心室壁较右心室壁厚得多，因为左心室需要泵血通过较长的体循环，而不是较短的肺循环。

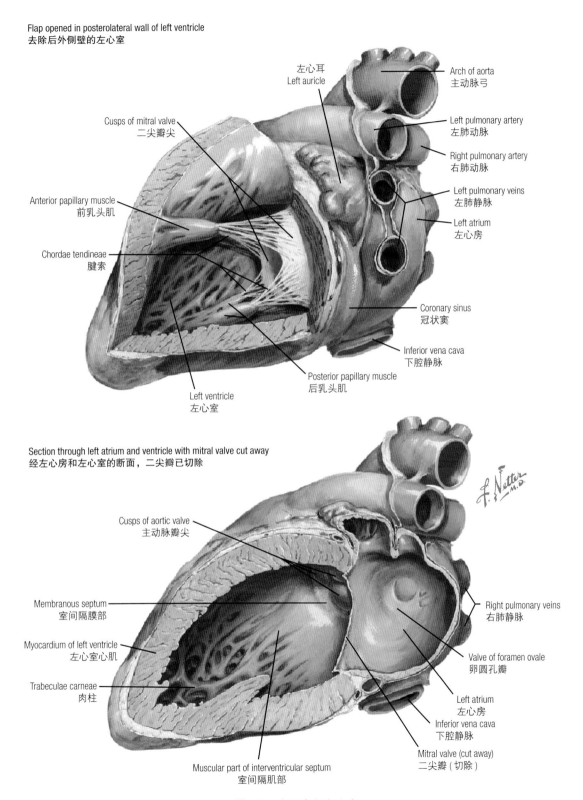

Flap opened in posterolateral wall of left ventricle
去除后外侧壁的左心室

左心耳
Left auricle

Arch of aorta
主动脉弓

Left pulmonary artery
左肺动脉

Right pulmonary artery
右肺动脉

Cusps of mitral valve
二尖瓣尖

Left pulmonary veins
左肺静脉

Left atrium
左心房

Anterior papillary muscle
前乳头肌

Chordae tendineae
腱索

Coronary sinus
冠状窦

Inferior vena cava
下腔静脉

Posterior papillary muscle
后乳头肌

Left ventricle
左心室

Section through left atrium and ventricle with mitral valve cut away
经左心房和左心室的断面，二尖瓣已切除

Cusps of aortic valve
主动脉瓣尖

Membranous septum
室间隔膜部

Right pulmonary veins
右肺静脉

Myocardium of left ventricle
左心室心肌

Valve of foramen ovale
卵圆孔瓣

Trabeculae carneae
肉柱

Left atrium
左心房

Inferior vena cava
下腔静脉

Mitral valve (cut away)
二尖瓣（切除）

Muscular part of interventricular septum
室间隔肌部

图 4.6　左心房和左心室

4.7 冠脉循环

　　冠脉循环由为心供血的动脉和收集心自身血液回流的静脉组成。这些血管也有变异的情况，但在此仅描述其典型的模式。**右冠状动脉**在近右心耳尖端处，起自升主动脉，并沿冠状沟右行。它通常通过**窦房结动脉**供应窦房结，然后再发出许多分支至右心房和右心室。两个主要分支是**锐缘支动脉**和**后降支动脉**（PDA）。大多数人的右冠状动脉也通过几个小的房室结分支供应房室结，这些**房室结分支**发自后降支动脉的起点附近。**左冠状动脉**在肺动脉干后方起自升主动脉。它随后分为两个分支，**左前降支**（LAD）和**回旋支**。左前降支在前室间隔沟中走行，发出分支至左、右心室。回旋支沿冠状沟向左行，供应左心房和左心室。来自心组织的静脉血由心静脉收集。大多数心静脉止于**冠状窦**，这是一种位于心下表面的囊状结构，可将血液排入右心房。三条主要的静脉分别是伴随左前降支的**心大静脉**，与后降支动脉伴行的**心中静脉**，以及伴随右冠状动脉缘支的**心小静脉**。需要注意的是，小的**心前静脉**将血液从右心室直接输送到右心房。心肌组织中还有非常小的静脉（"心最小静脉"），其可将血液直接运送到心腔。

临床聚焦

　　冠状动脉粥样硬化 [**冠状动脉疾病**（coronary artery disease, CAD）] 是指由于冠状动脉狭窄或闭塞，导致心肌的血供减少。根据严重程度不同，缺血可引起胸痛（心绞痛）和（或）心肌梗死。

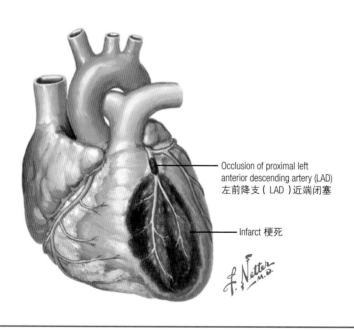

Occlusion of proximal left
anterior descending artery (LAD)
左前降支（LAD）近端闭塞

Infarct 梗死

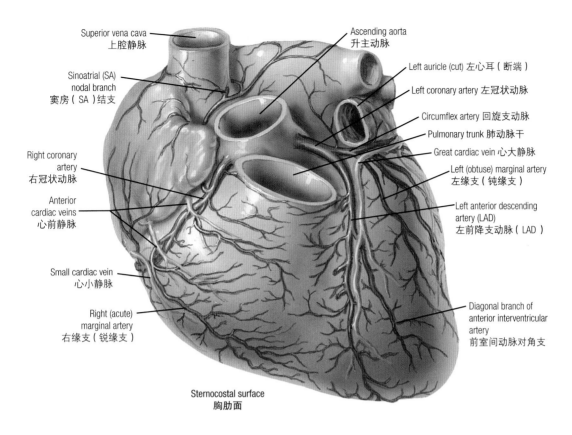

Superior vena cava
上腔静脉

Sinoatrial (SA)
nodal branch
窦房（SA）结支

Right coronary
artery
右冠状动脉

Anterior
cardiac veins
心前静脉

Small cardiac vein
心小静脉

Right (acute)
marginal artery
右缘支（锐缘支）

Ascending aorta
升主动脉

Left auricle (cut) 左心耳（断端）

Left coronary artery 左冠状动脉

Circumflex artery 回旋支动脉

Pulmonary trunk 肺动脉干

Great cardiac vein 心大静脉

Left (obtuse) marginal artery
左缘支（钝缘支）

Left anterior descending
artery (LAD)
左前降支动脉（LAD）

Diagonal branch of
anterior interventricular
artery
前室间动脉对角支

Sternocostal surface
胸肋面

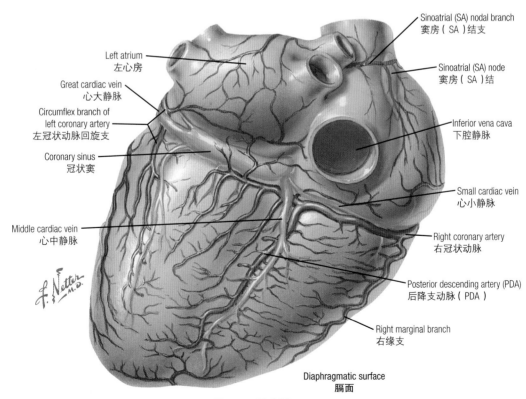

Left atrium
左心房

Great cardiac vein
心大静脉

Circumflex branch of
left coronary artery
左冠状动脉回旋支

Coronary sinus
冠状窦

Middle cardiac vein
心中静脉

Sinoatrial (SA) nodal branch
窦房（SA）结支

Sinoatrial (SA) node
窦房（SA）结

Inferior vena cava
下腔静脉

Small cardiac vein
心小静脉

Right coronary artery
右冠状动脉

Posterior descending artery (PDA)
后降支动脉（PDA）

Right marginal branch
右缘支

Diaphragmatic surface
膈面

图 4.7　冠脉循环

4.8 心的成像

临床聚焦

　　胸部 X 线片通常用于评估心，以及胸部其他结构，如肺。心主要由心肌组成，因此在 X 线片上呈灰色（在放射学上软组织或水密度呈灰色）。肺充满空气，因此呈黑色（空气密度）。由于心和肺的密度不同，在 X 线片上可以看到它们之间的边界，心的轮廓被称为**心影**。在后前位（PA）胸片上，毗邻右肺的纵隔边界由**上腔静脉**和**右心房**组成。在左侧，边界主要由**主动脉弓**和**左心室**组成。右心室是心的最前部腔室，正好位于胸骨的后面。左心房位置靠后方，与食管、脊柱密切相关。这两个腔室在 PA 胸片上看不清楚；但它们可以从侧面观来辨别。而 CT 或 MR 成像的心轴面观视图可以显示心的所有四个腔室。

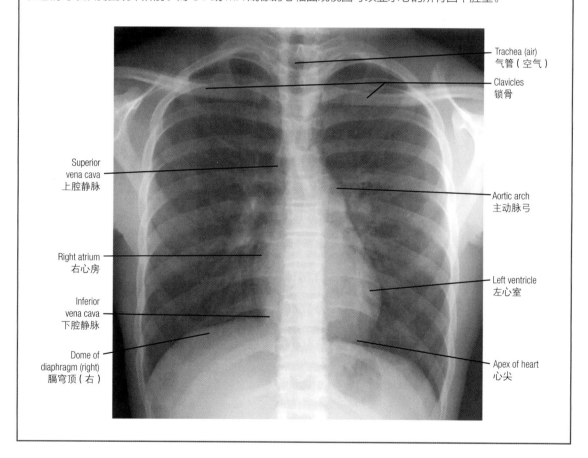

Trachea (air)
气管（空气）

Clavicles
锁骨

Superior
vena cava
上腔静脉

Aortic arch
主动脉弓

Right atrium
右心房

Left ventricle
左心室

Inferior
vena cava
下腔静脉

Dome of
diaphragm (right)
膈穹顶（右）

Apex of heart
心尖

临床聚焦（续）

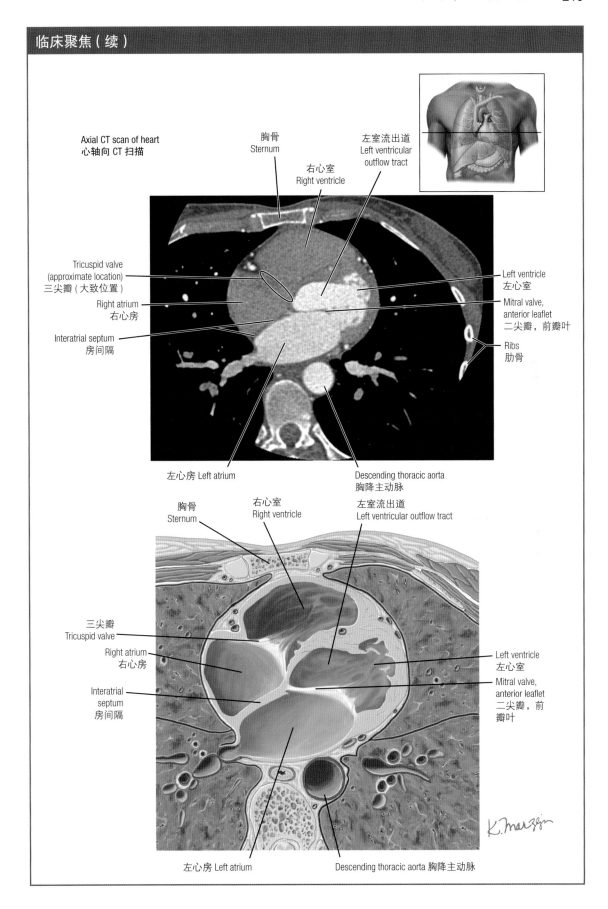

Axial CT scan of heart
心轴向 CT 扫描

胸骨
Sternum

右心室
Right ventricle

左室流出道
Left ventricular
outflow tract

Tricuspid valve
(approximate location)
三尖瓣（大致位置）

Right atrium
右心房

Interatrial septum
房间隔

Left ventricle
左心室

Mitral valve,
anterior leaflet
二尖瓣，前瓣叶

Ribs
肋骨

左心房 Left atrium

Descending thoracic aorta
胸降主动脉

胸骨
Sternum

右心室
Right ventricle

左室流出道
Left ventricular outflow tract

三尖瓣
Tricuspid valve

Right atrium
右心房

Interatrial
septum
房间隔

Left ventricle
左心室

Mitral valve,
anterior leaflet
二尖瓣，前
瓣叶

左心房 Left atrium

Descending thoracic aorta 胸降主动脉

4.9　传导系统

　　心传导系统是由传导电脉冲的特化的心肌细胞组成。上腔静脉的底部是**窦房结**。其内的细胞可自动发放电脉冲从而使心收缩，因此窦房结通常被称为起搏点。脉冲可从窦房结经心房壁传到**房室结**。房室结位于毗邻冠状窦开口的房间隔内。它将电脉冲传导到连接心房和心室肌的**房室束**，并穿经室间隔的膜部。房室束随后分支成**左、右束支**，这些分支沿着室间隔传导脉冲并发出浦肯野纤维延伸至心室壁。浦肯野纤维传递的脉冲除了刺激心室收缩外，还会引起乳头肌的收缩，从而促进心室收缩时伴随的房室瓣关闭。**隔缘肉柱**，通常被称为节制索，是右心室的一条突出的肌带，它可将浦肯野纤维中的脉冲传送到影响三尖瓣的前乳头肌。

临床聚焦

　　心的电活动可以用**心电图**（electrocardiogram, ECG 或 EKG）来测量，异常则表现为心节律的不规则（**心律失常**）。心律失常可根据其异常心律产生的心腔以及异常心率的速度来分类。**心动过速**是指静息心率过快（典型患者 > 100 次 / 分），而**心动过缓**是指静息心率缓慢，其 <60 次 / 分。心律失常通常是由于流向心传导组织的血流不足而引起，例如冠状动脉疾病。根据心律失常的类型，可采取不同的治疗方法。有些患者可用人工装置来调节心率。**植入式心律转复除颤器**（Implantable cardioverter defibrillators, ICDs）和**心起搏器**可监测心率是否为心动过速、心动过缓或不规则，然后通过植入心的导线发出电脉冲或除颤电击以恢复正常心跳。

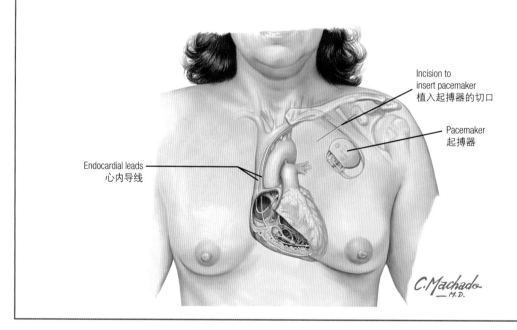

Incision to insert pacemaker
植入起搏器的切口

Pacemaker
起搏器

Endocardial leads
心内导线

C. Machado
— M.D.

Cardiac conduction system
心传导系统

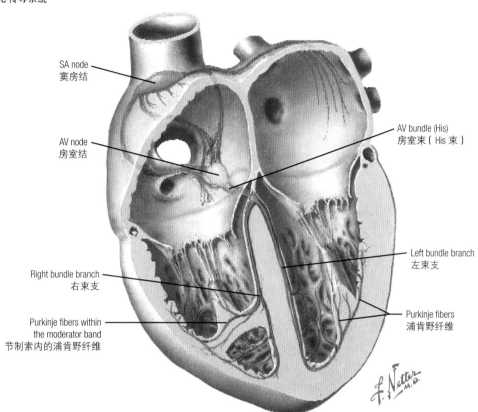

图 4.9　传导系统

4.10 心的神经支配

　　自主神经可以改变心率和心的收缩力。**心交感神经**通过其在结组织、传导组织和心肌上的神经终末引起心率和收缩力增强。**交感神经节前神经元**的胞体位于脊髓的上胸段（T1~T4）的外侧角，其轴突进入交感干。一旦进入交感干中，许多神经纤维上升到颈区，与颈部交感神经节形成突触，这一现象反映了心在发育过程中更优先的事实。其他的神经纤维不上升，而是与上胸段交感神经节相突触。交感神经**节后神经元**离开交感干，发出支配心的**心神经**，并随大血管的分支和心自身参与组成心丛。支配心的**副交感神经元**起源于脑干，并在**迷走神经**的心分支中走行。这些神经纤维与位于心丛或心壁上的副交感神经节形成突触；短的节后神经元轴突主要终止于窦房结和房室结。迷走神经的心分支会降低心率。来自心的疼痛通常是由于组织损伤（例如，由缺血引起），并由内脏传入神经元传递，这些神经主要**与心交感神经**一起传递到中枢神经系统。

临床聚焦

　　心肌梗死（"心脏病发作"）引起的疼痛通常在胸部和左臂。这是**牵涉痛**的一个例子，牵涉痛是指内脏痛会牵涉到某些皮肤区域，该皮肤区域的支配神经元与进入中枢的内脏传入神经元处于同一脊髓水平。

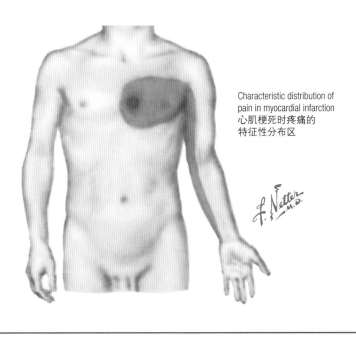

Characteristic distribution of
pain in myocardial infarction
心肌梗死时疼痛的
特征性分布区

Nerves of the heart
心的神经

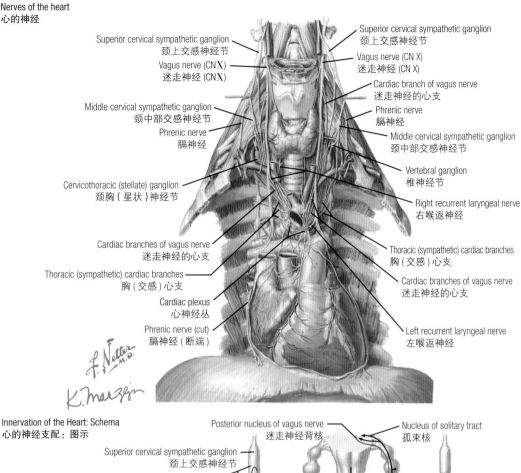

Superior cervical sympathetic ganglion
颈上交感神经节

Vagus nerve (CNX)
迷走神经 (CNX)

Middle cervical sympathetic ganglion
颈中部交感神经节

Phrenic nerve
膈神经

Cervicothoracic (stellate) ganglion
颈胸（星状）神经节

Cardiac branches of vagus nerve
迷走神经的心支

Thoracic (sympathetic) cardiac branches
胸（交感）心支

Cardiac plexus
心神经丛

Phrenic nerve (cut)
膈神经（断端）

Superior cervical sympathetic ganglion
颈上交感神经节

Vagus nerve (CN X)
迷走神经 (CN X)

Cardiac branch of vagus nerve
迷走神经的心支

Phrenic nerve
膈神经

Middle cervical sympathetic ganglion
颈中部交感神经节

Vertebral ganglion
椎神经节

Right recurrent laryngeal nerve
右喉返神经

Thoracic (sympathetic) cardiac branches
胸（交感）心支

Cardiac branches of vagus nerve
迷走神经的心支

Left recurrent laryngeal nerve
左喉返神经

Innervation of the Heart: Schema
心的神经支配：图示

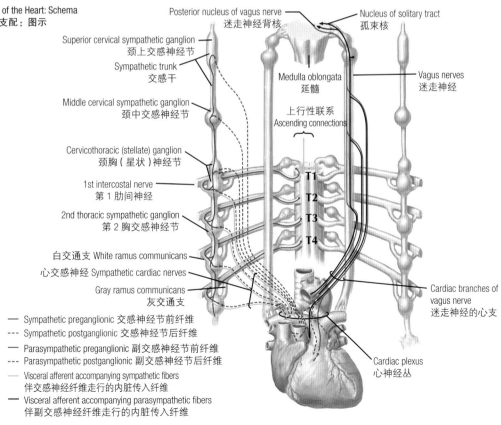

Posterior nucleus of vagus nerve
迷走神经背核

Nucleus of solitary tract
孤束核

Superior cervical sympathetic ganglion
颈上交感神经节

Sympathetic trunk
交感干

Middle cervical sympathetic ganglion
颈中交感神经节

Cervicothoracic (stellate) ganglion
颈胸（星状）神经节

1st intercostal nerve
第 1 肋间神经

2nd thoracic sympathetic ganglion
第 2 胸交感神经节

白交通支 White ramus communicans

心交感神经 Sympathetic cardiac nerves

Gray ramus communicans
灰交通支

Medulla oblongata
延髓

上行性联系
Ascending connections

Vagus nerves
迷走神经

T1
T2
T3
T4

Cardiac branches of
vagus nerve
迷走神经的心支

Cardiac plexus
心神经丛

—— Sympathetic preganglionic 交感神经节前纤维

--- Sympathetic postganglionic 交感神经节后纤维

—— Parasympathetic preganglionic 副交感神经节前纤维

--- Parasympathetic postganglionic 副交感神经节后纤维

—— Visceral afferent accompanying sympathetic fibers
伴交感神经纤维走行的内脏传入纤维

—— Visceral afferent accompanying parasympathetic fibers
伴副交感神经纤维走行的内脏传入纤维

图 4.10　心的神经支配

4.11 肺循环

身体的乏氧血通过上、**下腔静脉**进入右心。血液进入右心室后，通过**肺动脉干**离开心，肺动脉干分为**左、右肺动脉**（图中蓝色表示乏氧血液）。每条肺动脉进入肺门，然后分支成更小的**叶动脉**、**段动脉**，最后形成**小动脉**，为肺泡毛细血管床提供营养。气体交换发生在肺泡壁，之后含氧血液进入小静脉，随后进入更大的**肺静脉**属支。四条肺静脉，每侧肺有两条，将血液输送到左心房。

Pulmonary circulation
肺循环

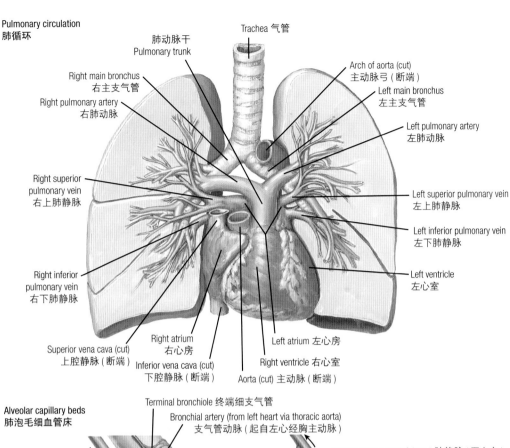

Trachea 气管

肺动脉干
Pulmonary trunk

Right main bronchus
右主支气管

Right pulmonary artery
右肺动脉

Arch of aorta (cut)
主动脉弓（断端）

Left main bronchus
左主支气管

Left pulmonary artery
左肺动脉

Right superior
pulmonary vein
右上肺静脉

Left superior pulmonary vein
左上肺静脉

Left inferior pulmonary vein
左下肺静脉

Right inferior
pulmonary vein
右下肺静脉

Left ventricle
左心室

Superior vena cava (cut)
上腔静脉（断端）

Right atrium
右心房

Inferior vena cava (cut)
下腔静脉（断端）

Left atrium 左心房

Right ventricle 右心室

Aorta (cut) 主动脉（断端）

Alveolar capillary beds
肺泡毛细血管床

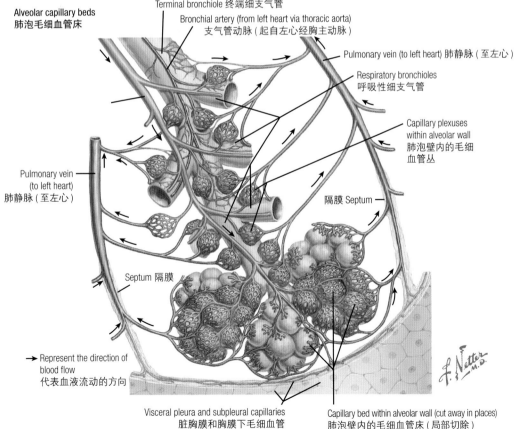

Terminal bronchiole 终端细支气管

Bronchial artery (from left heart via thoracic aorta)
支气管动脉（起自左心经胸主动脉）

Pulmonary vein (to left heart) 肺静脉（至左心）

Respiratory bronchioles
呼吸性细支气管

Capillary plexuses
within alveolar wall
肺泡壁内的毛细
血管丛

Pulmonary vein
(to left heart)
肺静脉（至左心）

隔膜 Septum

Septum 隔膜

Represent the direction of
blood flow
代表血液流动的方向

Visceral pleura and subpleural capillaries
脏胸膜和胸膜下毛细血管

Capillary bed within alveolar wall (cut away in places)
肺泡壁内的毛细血管床（局部切除）

图 4.11　肺循环

4.12 体循环

　　富氧血液通过**主动脉**离开左心，主动脉由**升主动脉**、**主动脉弓**和**降主动脉**三部分组成。降主动脉又根据其所处的体腔进一步细分为**胸主动脉**和**腹主动脉**。供应头部、颈部和上肢的主要动脉起源于主动脉弓。**颈总动脉**供应头部和颈部，包括部分脑。**锁骨下动脉**在移行为供应上肢的**腋动脉**之前，发出分支至脑、颈部、背部和胸壁。供应胸腔和腹部的血管主要起自降主动脉。在第 4 腰椎水平，主动脉分成**髂总动脉**，然后又进一步分成髂内动脉和髂外动脉。**髂内动脉**主要为骨盆、会阴和臀区供血。**髂外动脉**延续至股部形成**股动脉**，它是下肢的主要血供来源。与动脉系统不同，静脉系统由两套静脉组成——浅静脉和深静脉。**浅静脉**位于皮肤的皮下组织，而**深静脉**与相应的动脉在更深的组织中走行。两组静脉之间的连接静脉使得浅静脉中的血液流入深静脉系统，最终通过上、**下腔静脉**返回到心。

临床聚焦

　　动脉脉搏的评估是身体检查的一个重要部分。脉搏评估通常包括**颈动脉**、**肱动脉**、**桡动脉**、**股动脉**、**胫后动脉**和**足背动脉**。

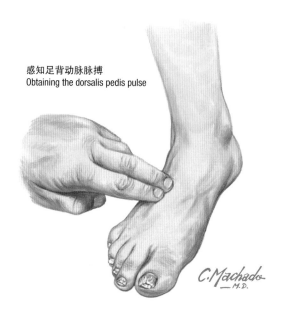

感知足背动脉脉搏
Obtaining the dorsalis pedis pulse

C. Machado
M.D.

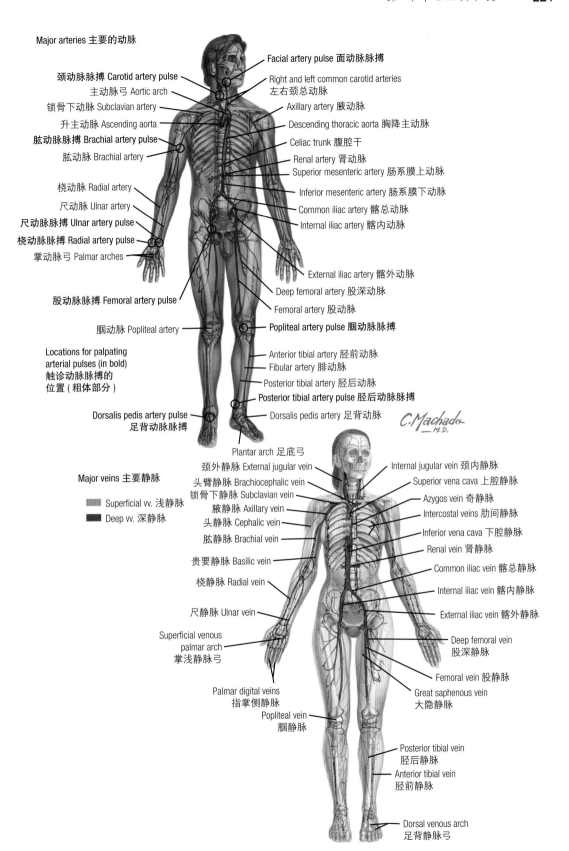

Major arteries 主要的动脉

颈动脉脉搏 Carotid artery pulse
主动脉弓 Aortic arch
锁骨下动脉 Subclavian artery
升主动脉 Ascending aorta
肱动脉脉搏 Brachial artery pulse
肱动脉 Brachial artery
桡动脉 Radial artery
尺动脉 Ulnar artery
尺动脉脉搏 Ulnar artery pulse
桡动脉脉搏 Radial artery pulse
掌动脉弓 Palmar arches

股动脉脉搏 Femoral artery pulse
腘动脉 Popliteal artery

Locations for palpating
arterial pulses (in bold)
触诊动脉脉搏的
位置 (粗体部分)

Dorsalis pedis artery pulse
足背动脉脉搏

Facial artery pulse 面动脉脉搏
Right and left common carotid arteries
左右颈总动脉
Axillary artery 腋动脉
Descending thoracic aorta 胸降主动脉
Celiac trunk 腹腔干
Renal artery 肾动脉
Superior mesenteric artery 肠系膜上动脉
Inferior mesenteric artery 肠系膜下动脉
Common iliac artery 髂总动脉
Internal iliac artery 髂内动脉

External iliac artery 髂外动脉
Deep femoral artery 股深动脉
Femoral artery 股动脉
Popliteal artery pulse 腘动脉脉搏
Anterior tibial artery 胫前动脉
Fibular artery 腓动脉
Posterior tibial artery 胫后动脉
Posterior tibial artery pulse 胫后动脉脉搏
Dorsalis pedis artery 足背动脉
Plantar arch 足底弓

Major veins 主要静脉

Superficial vv. 浅静脉
Deep vv. 深静脉

颈外静脉 External jugular vein
头臂静脉 Brachiocephalic vein
锁骨下静脉 Subclavian vein
腋静脉 Axillary vein
头静脉 Cephalic vein
肱静脉 Brachial vein
贵要静脉 Basilic vein
桡静脉 Radial vein
尺静脉 Ulnar vein
Superficial venous
palmar arch
掌浅静脉弓
Palmar digital veins
指掌侧静脉
Popliteal vein
腘静脉

Internal jugular vein 颈内静脉
Superior vena cava 上腔静脉
Azygos vein 奇静脉
Intercostal veins 肋间静脉
Inferior vena cava 下腔静脉
Renal vein 肾静脉
Common iliac vein 髂总静脉
Internal iliac vein 髂内静脉
External iliac vein 髂外静脉
Deep femoral vein
股深静脉
Femoral vein 股静脉
Great saphenous vein
大隐静脉
Posterior tibial vein
胫后静脉
Anterior tibial vein
胫前静脉
Dorsal venous arch
足背静脉弓

图 4.12　体循环

4.13 胎儿血液循环

在胎儿体内，富含营养的含氧血液是由母体胎盘提供的，因此血液循环的主要作用是配布营养。来自胎盘的血液通过包含**脐静脉**的脐带进入胎儿。由于这些血液不需要过滤，一种称为**静脉导管**的分流管使它绕过肝，直接进入下腔静脉和右心房。右心房的血液不需要进入肺循环进行气体交换，因此房间隔有一个开口，即**卵圆孔**，允许下腔静脉的血液从右心房进入左心房。由于负吸力作用，大部分通过上腔静脉进入右心房的血液没有利用卵圆孔，而是通过三尖瓣进入右心室。当血液经肺动脉干离开心时，被肺动脉干和主动脉之间的一个称为**动脉导管**的分流管引导离开肺部。虽然分流管的直径很小，但由于肺阻力高，血液优先流经分流管而不是肺动脉。在血液通过主动脉及其分支被分配到全身后，又通过成对的**脐动脉**返回到胎盘。出生时，当婴儿不再接受来自胎盘的血液时，这三个分流就会闭合，形成出生后的肺循环和体循环模式。每个分流的部分都有残留物，即**静脉韧带**、**卵圆窝**和**动脉韧带**。

临床聚焦

如果卵圆孔在出生后未闭合，则称为**卵圆孔未闭**（patent foramen ovale, PFO）。尽管这通常是一种良性情况，但其可导致左、右心房内的氧合血和乏氧血少量地混合。**动脉导管未闭**（Patent ductus arteriosus, PDA）是一种先天性异常，动脉导管仍处于开放状态。这是一种比 PFO 更严重的疾病，治疗取决于 PDA 的大小和患者的年龄等因素。在一些个体中，主动脉管腔可能会因动脉导管的闭合而受到影响。据认为，在正常的重构过程中，细胞偶然迁移到主动脉壁，造成**管腔缩窄**（变窄），阻碍血液流动。

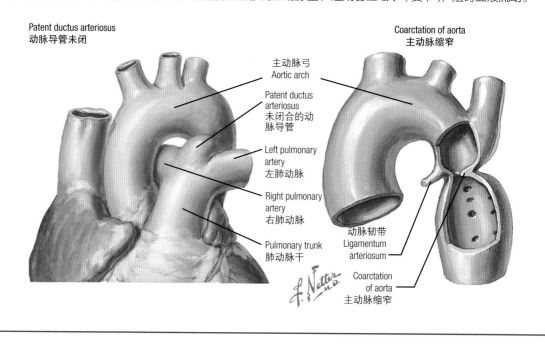

Patent ductus arteriosus
动脉导管未闭

Coarctation of aorta
主动脉缩窄

主动脉弓
Aortic arch

Patent ductus arteriosus
未闭合的动脉导管

Left pulmonary artery
左肺动脉

Right pulmonary artery
右肺动脉

Pulmonary trunk
肺动脉干

动脉韧带
Ligamentum arteriosum

Coarctation of aorta
主动脉缩窄

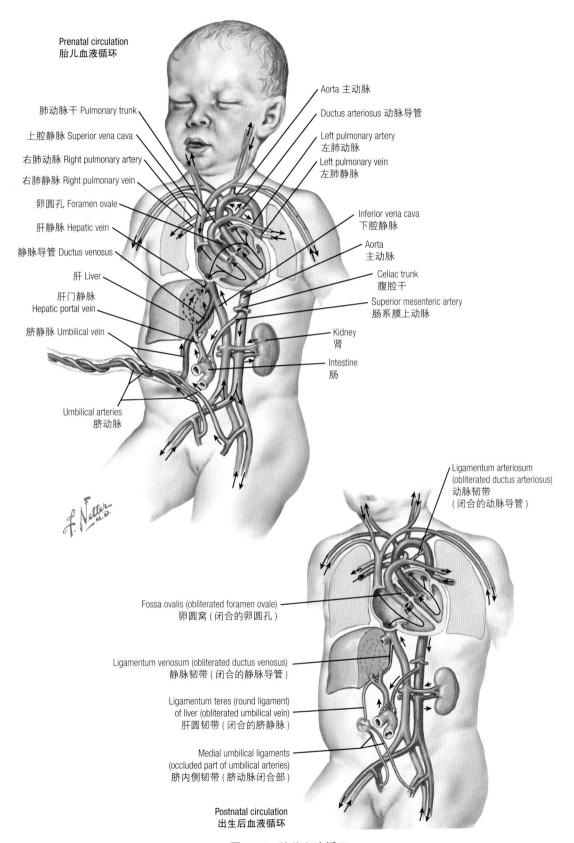

Prenatal circulation
胎儿血液循环

肺动脉干 Pulmonary trunk

上腔静脉 Superior vena cava

右肺动脉 Right pulmonary artery

右肺静脉 Right pulmonary vein

卵圆孔 Foramen ovale

肝静脉 Hepatic vein

静脉导管 Ductus venosus

肝 Liver

肝门静脉
Hepatic portal vein

脐静脉 Umbilical vein

Umbilical arteries
脐动脉

Aorta 主动脉

Ductus arteriosus 动脉导管

Left pulmonary artery
左肺动脉

Left pulmonary vein
左肺静脉

Inferior vena cava
下腔静脉

Aorta
主动脉

Celiac trunk
腹腔干

Superior mesenteric artery
肠系膜上动脉

Kidney
肾

Intestine
肠

Ligamentum arteriosum
(obliterated ductus arteriosus)
动脉韧带
(闭合的动脉导管)

Fossa ovalis (obliterated foramen ovale)
卵圆窝 (闭合的卵圆孔)

Ligamentum venosum (obliterated ductus venosus)
静脉韧带 (闭合的静脉导管)

Ligamentum teres (round ligament)
of liver (obliterated umbilical vein)
肝圆韧带 (闭合的脐静脉)

Medial umbilical ligaments
(occluded part of umbilical arteries)
脐内侧韧带 (脐动脉闭合部)

Postnatal circulation
出生后血液循环

图 4.13　胎儿血液循环

第5章 呼吸系统

5.1 呼吸系统 226

5.2 鼻部骨骼和鼻旁窦 228

5.3 鼻腔 230

5.4 鼻腔的血管分布和神经支配 232

5.5 咽和喉 234

5.6 喉骨 236

5.7 喉部肌和神经支配 238

5.8 气管和支气管树 240

5.9 肺 242

5.10 肺部影像学 244

5.11 胸部肌与骨骼 246

5.12 呼吸膈 248

5.13 胸腔和胸膜 250

5.1 呼吸系统

　　呼吸系统的主要功能是进行气体交换，从外界吸入氧，呼出二氧化碳，由导气部和呼吸部组成。**导气部**主要是将气体输送到肺部或者从肺部排出，由**鼻、咽、喉、气管和大部分**支气管树组成，另外也对吸入的空气有净化、湿润和加温的作用。气体交换发生在**呼吸部**，主要由**细支气管**、**肺泡管**和**肺泡**组成。肺泡壁是空气和血液之间交换氧气和二氧化碳的部位，无数囊状肺泡使肺呈海绵状外观。

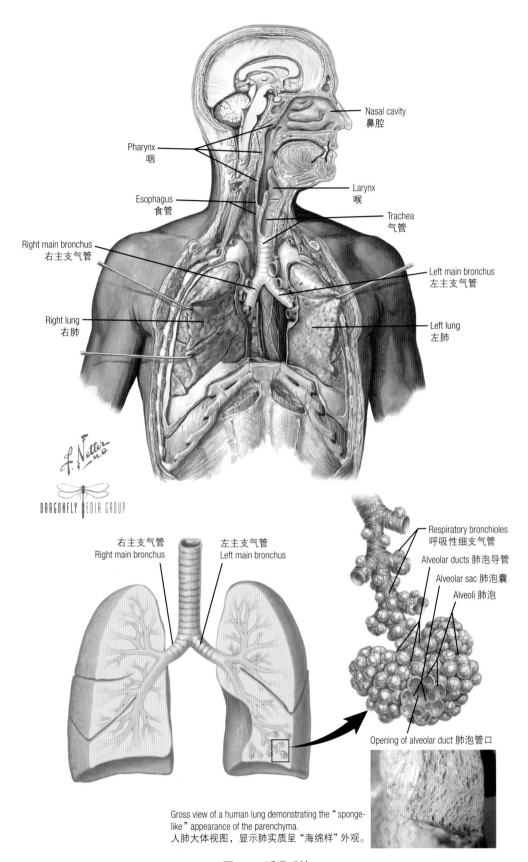

Nasal cavity
鼻腔

Pharynx
咽

Esophagus
食管

Larynx
喉

Trachea
气管

Right main bronchus
右主支气管

Left main bronchus
左主支气管

Right lung
右肺

Left lung
左肺

右主支气管
Right main bronchus

左主支气管
Left main bronchus

Respiratory bronchioles
呼吸性细支气管

Alveolar ducts 肺泡导管

Alveolar sac 肺泡囊

Alveoli 肺泡

Opening of alveolar duct 肺泡管口

Gross view of a human lung demonstrating the "sponge-like" appearance of the parenchyma.
人肺大体视图，显示肺实质呈"海绵样"外观。

图 5.1　呼吸系统

5.2 鼻部骨骼和鼻旁窦

鼻由**外鼻**、**鼻中隔**和成对的**鼻腔**组成。**鼻旁窦**位于鼻腔周围，为含气空腔，依其所在颅骨的位置分别称**额窦**、**筛窦**、**上颌窦**和**蝶窦**。鼻旁窦一般都是成对的，并保持与鼻腔相通。筛窦由多个含气小房组成，而不是只含有两个腔，称之为筛小房。外鼻由两块鼻骨和多块鼻软骨作为支架。鼻中隔是左右鼻腔之间的分隔，既有骨性成分也有软骨性成分。左、右鼻腔的外侧壁自上而下有三个骨性的隆起，称为**鼻甲**，鼻甲下方的沟，称为鼻道。鼻甲和鼻道均分别包括上、中、下三部分。鼻腔通过硬腭与口腔分隔，通过筛骨的筛板与颅腔分隔，向后经**鼻后孔**通鼻咽部。

临床聚焦

有些人的鼻中隔不在中线，而是向身体一侧偏移，临床上称为**鼻中隔偏曲**。许多人并没有因为鼻中隔偏曲而受到任何不良影响，尽管鼻中隔明显移位，可能会阻碍空气通过一侧鼻腔而导致打鼾。

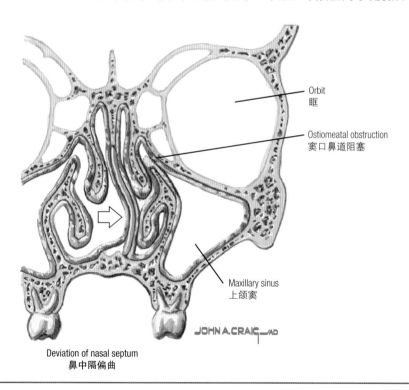

Orbit
眶

Ostiomeatal obstruction
窦口鼻道阻塞

Maxillary sinus
上颌窦

JOHN A.CRAIC⌐AD

Deviation of nasal septum
鼻中隔偏曲

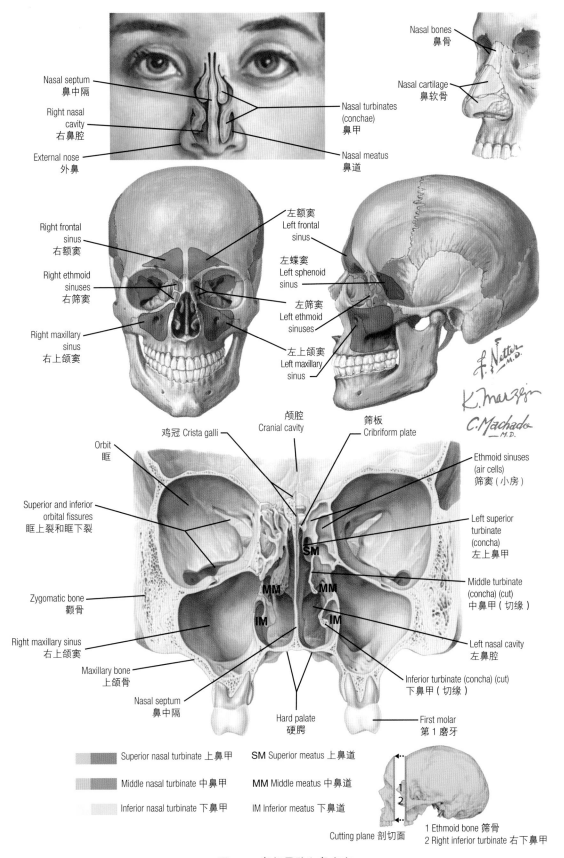

图 5.2　鼻部骨骼和鼻旁窦

5.3　鼻腔

除了鼻前庭被覆皮肤外，鼻腔和鼻旁窦的壁均被覆一层黏膜。大部分区域都有**呼吸黏膜，**其对吸入的空气有湿润、加温的作用，并可以分泌黏液，捕获异物颗粒。纤毛将鼻窦和鼻腔中的黏液推向喉，使其可以被吞咽。鼻腔上部的鼻中隔和所对应的鼻腔外侧壁均有**嗅黏膜，**其中含有可探测气味的嗅觉神经元。**上鼻甲、中鼻甲和下鼻甲**和**相应鼻道**是外侧壁最突出的特征。这些结构增加了表面积，并形成湍流，从而使吸入的空气和黏膜表面之间有更大的接触。鼻旁窦引流入鼻道，除了蝶窦引流入上鼻甲上方的间隙（蝶筛隐窝）。此外，上鼻道还接受来自筛窦后群的引流，而其余鼻旁窦（额窦、筛窦前中群）引流入中鼻道。

临床聚焦

　　鼻黏膜发炎称为**鼻炎，**多由上呼吸道感染或过敏引起。慢性炎症可能会导致一种称为**息肉的**良性肿瘤的形成，这可能会阻碍气流通过鼻腔。鼻腔感染可以扩散到鼻窦（**鼻窦炎**），且鼻窦内黏液堆积，不能通过肿胀的引流口排出，从而导致疼痛。

额窦黏膜纤毛清除系统
Mucociliary clearance of frontal sinus

窦口鼻道复合体
Ostiomeatal complex

Orbit 眶

Nasal septum 鼻中隔

Fluid collected in sinus 窦内积液

Mucociliary clearance of maxillary sinus 上颌窦黏膜纤毛清除系统

Nasal cycle 鼻黏膜黏液循环

Cilia drain sinuses by propelling mucus toward natural ostia (mucociliary clearance)
纤毛通过将黏液推向窦口引流鼻旁窦内的液体（黏液纤毛清除系统）

Polyp in middle meatus 中鼻道息肉

Antral choanal polyp obstructs ostium of maxillary sinus 窦内息肉阻塞上颌窦口

JOHN A. CRAIG—AD

Nasal polyposis 鼻息肉

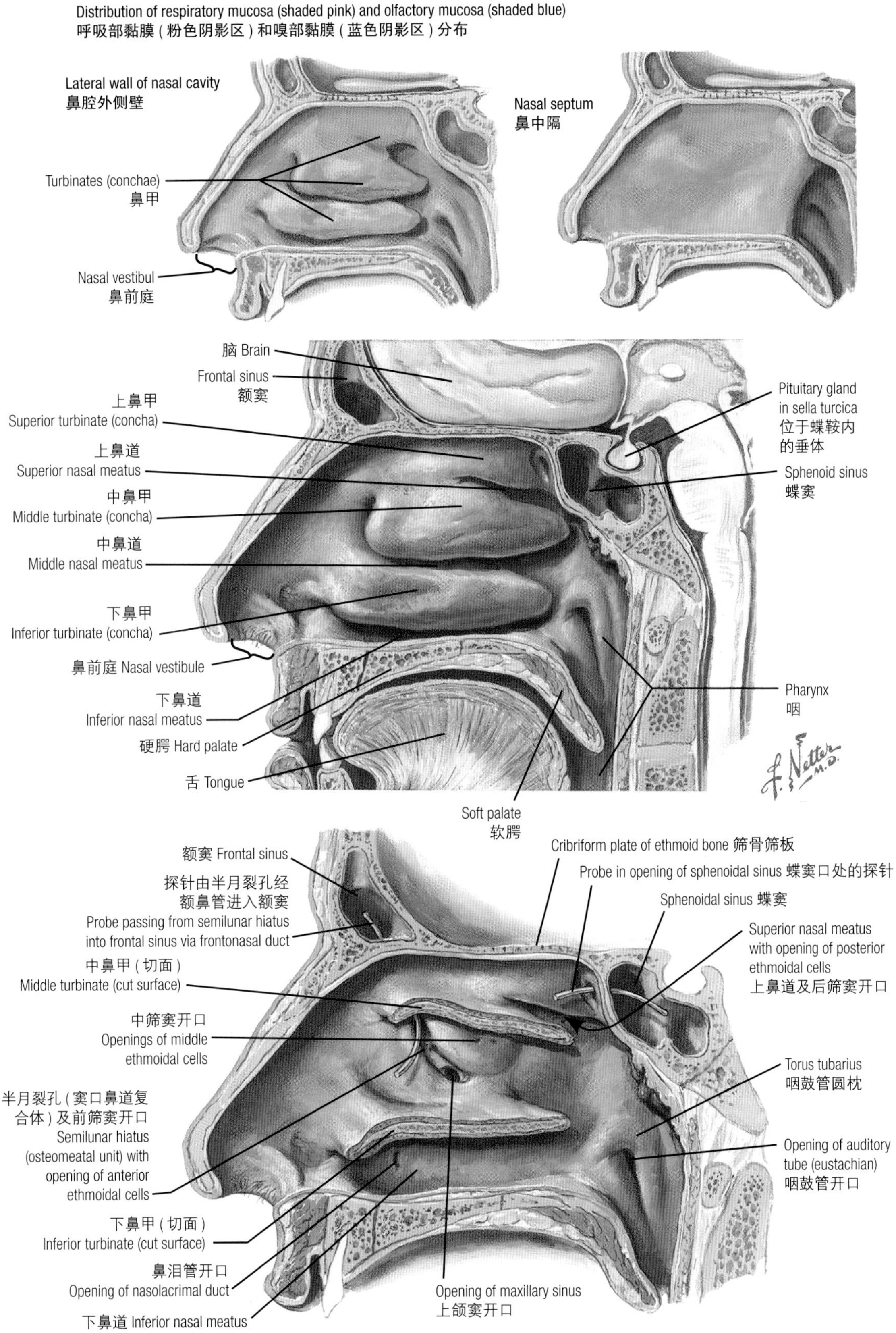

Distribution of respiratory mucosa (shaded pink) and olfactory mucosa (shaded blue)
呼吸部黏膜（粉色阴影区）和嗅部黏膜（蓝色阴影区）分布

Lateral wall of nasal cavity
鼻腔外侧壁

Nasal septum
鼻中隔

Turbinates (conchae)
鼻甲

Nasal vestibul
鼻前庭

脑 Brain
Frontal sinus
额窦

Pituitary gland
in sella turcica
位于蝶鞍内
的垂体

Sphenoid sinus
蝶窦

上鼻甲
Superior turbinate (concha)

上鼻道
Superior nasal meatus

中鼻甲
Middle turbinate (concha)

中鼻道
Middle nasal meatus

下鼻甲
Inferior turbinate (concha)

鼻前庭 Nasal vestibule

下鼻道
Inferior nasal meatus

硬腭 Hard palate

舌 Tongue

Pharynx
咽

Soft palate
软腭

额窦 Frontal sinus

探针由半月裂孔经
额鼻管进入额窦
Probe passing from semilunar hiatus
into frontal sinus via frontonasal duct

中鼻甲（切面）
Middle turbinate (cut surface)

中筛窦开口
Openings of middle
ethmoidal cells

半月裂孔（窦口鼻道复
合体）及前筛窦开口
Semilunar hiatus
(osteomeatal unit) with
opening of anterior
ethmoidal cells

下鼻甲（切面）
Inferior turbinate (cut surface)

鼻泪管开口
Opening of nasolacrimal duct

下鼻道 Inferior nasal meatus

Cribriform plate of ethmoid bone 筛骨筛板

Probe in opening of sphenoidal sinus 蝶窦口处的探针

Sphenoidal sinus 蝶窦

Superior nasal meatus
with opening of posterior
ethmoidal cells
上鼻道及后筛窦开口

Torus tubarius
咽鼓管圆枕

Opening of auditory
tube (eustachian)
咽鼓管开口

Opening of maxillary sinus
上颌窦开口

图 5.3 鼻腔

5.4 鼻腔的血管分布和神经支配

　　鼻腔的血供由**颈内动脉的眼支**（前 1/3 ）和**颈外动脉的上颌支**（后 2/3）提供。来自面动脉的小分支参与鼻中隔和鼻前庭的血液供应。鼻腔的静脉主要回流至面部深处的**翼静脉丛**。一些静脉血也汇入眼静脉和面部静脉。鼻黏膜和鼻旁窦的感觉神经支配来自三叉神经经的眼支（ CN V_1 ）和上颌支（ CN V_2 ）。交感神经纤维分布于血管，调节血管收缩舒张；副交感神经纤维伴随三叉神经分支分布于黏膜腺体，调控腺体分泌。传递嗅觉的**嗅神经元**（ CN I ）位于鼻腔上部，发出轴突，穿过筛板与颅腔内的嗅球形成突触联系（另见图 2.9 ）。

临床聚焦

　　黏膜创伤或刺激常引起**鼻出血**。鼻出血主要发生在 Kisselbach 区，即鼻中隔前方多血管吻合的区域。

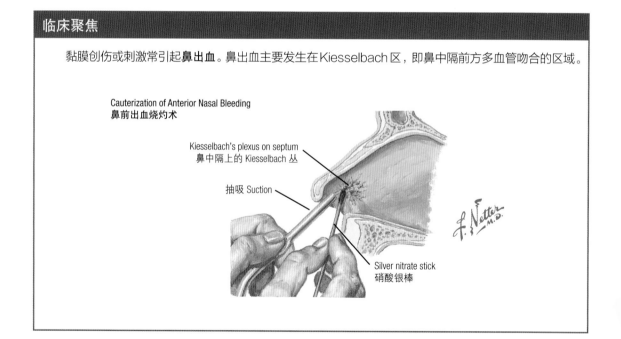

Cauterization of Anterior Nasal Bleeding
鼻前出血烧灼术

Kisselbach's plexus on septum
鼻中隔上的 Kisselbach 丛

抽吸 Suction

Silver nitrate stick
硝酸银棒

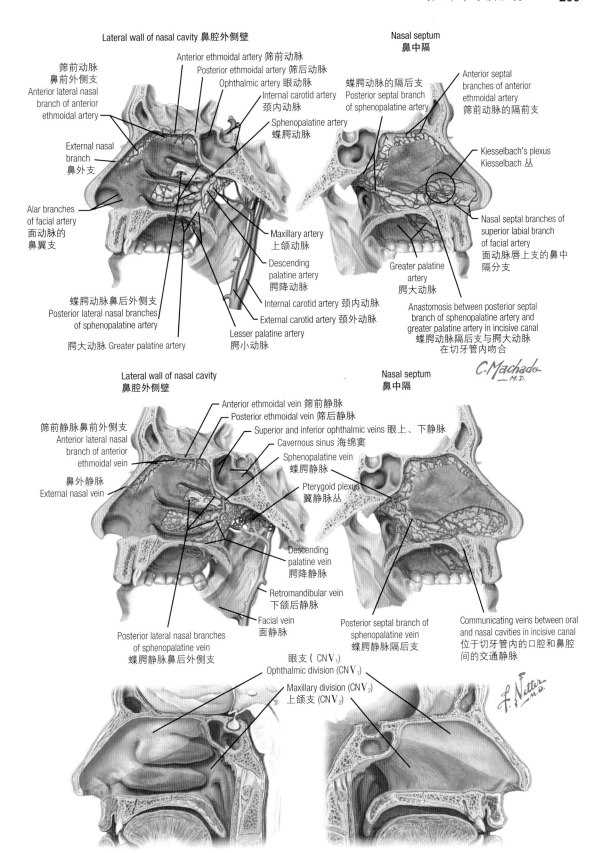

图 5.4　鼻腔的血管分布和神经支配

5.5 咽和喉

从鼻或口吸入的空气通过**咽**（喉咙）进入**喉**。咽的详细解剖在消化系统介绍（另见图 6.3）。喉有两个基本功能：通气和发声。**喉口**是由咽进入喉的开口，前面以会厌为界，后外侧界为杓会厌襞。喉腔从喉入口延伸至气管上部。两组皱襞——**前庭襞**（假声带）和**声襞**（真声带）——突向喉腔，并将喉腔分为多个区域。**喉前庭**是喉腔前庭襞以上的部分，**声门**平声襞水平，**声门下腔**是声襞下方的区域。前庭襞和声襞通过称为喉室的小隐窝所分隔。每个褶皱由围绕纤维弹性核心的黏膜组成。例如，每个声带的核心是由弹性圆锥及其增厚的游离缘——声韧带组成的。声带由喉室黏膜内的黏液腺所润滑，这有助于其在发声时运动不受限。前庭襞不参与发声，但在做 Valsalva 动作和吞咽动作时，可参与关闭气道。

临床聚焦

解剖变异（如咽部狭窄、舌过大）可能会在睡眠期间阻塞上呼吸道，这种严重的情况称为**阻塞性睡眠呼吸暂停**。呼吸道感染或长时间发声可引起声带炎症（**喉炎**）。

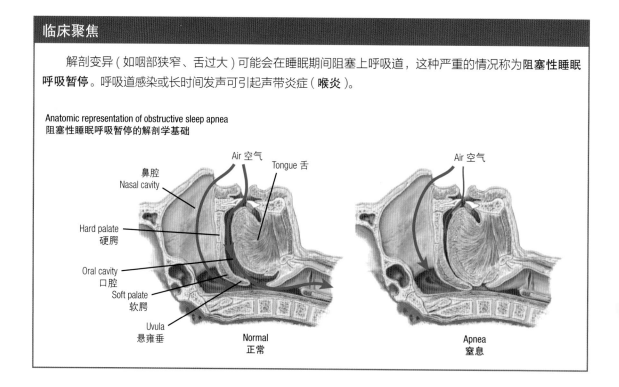

Anatomic representation of obstructive sleep apnea
阻塞性睡眠呼吸暂停的解剖学基础

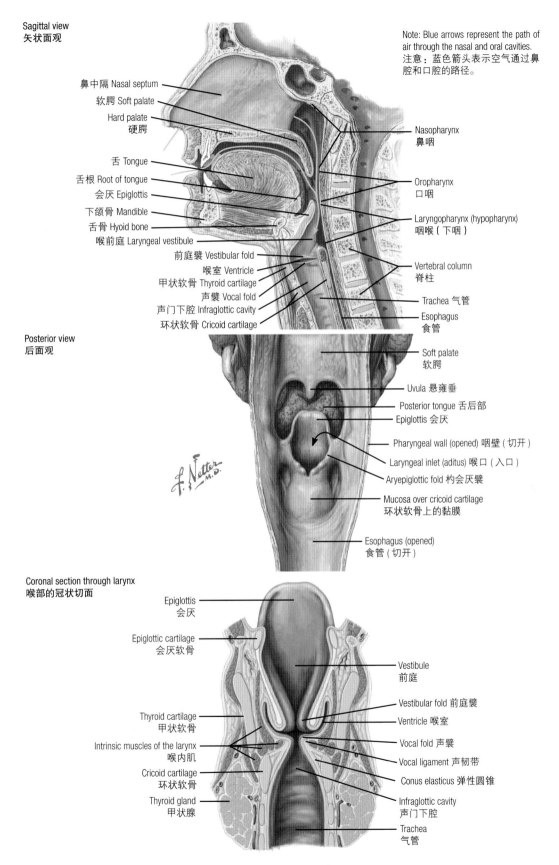

Sagittal view
矢状面观

Note: Blue arrows represent the path of air through the nasal and oral cavities.
注意：蓝色箭头表示空气通过鼻腔和口腔的路径。

鼻中隔 Nasal septum
软腭 Soft palate
Hard palate 硬腭
舌 Tongue
舌根 Root of tongue
会厌 Epiglottis
下颌骨 Mandible
舌骨 Hyoid bone
喉前庭 Laryngeal vestibule
前庭襞 Vestibular fold
喉室 Ventricle
甲状软骨 Thyroid cartilage
声襞 Vocal fold
声门下腔 Infraglottic cavity
环状软骨 Cricoid cartilage

Nasopharynx 鼻咽
Oropharynx 口咽
Laryngopharynx (hypopharynx) 咽喉（下咽）
Vertebral column 脊柱
Trachea 气管
Esophagus 食管

Posterior view
后面观

Soft palate 软腭
Uvula 悬雍垂
Posterior tongue 舌后部
Epiglottis 会厌
Pharyngeal wall (opened) 咽壁（切开）
Laryngeal inlet (aditus) 喉口（入口）
Aryepiglottic fold 杓会厌襞
Mucosa over cricoid cartilage 环状软骨上的黏膜
Esophagus (opened) 食管（切开）

Coronal section through larynx
喉部的冠状切面

Epiglottis 会厌
Epiglottic cartilage 会厌软骨
Thyroid cartilage 甲状软骨
Intrinsic muscles of the larynx 喉内肌
Cricoid cartilage 环状软骨
Thyroid gland 甲状腺

Vestibule 前庭
Vestibular fold 前庭襞
Ventricle 喉室
Vocal fold 声襞
Vocal ligament 声韧带
Conus elasticus 弹性圆锥
Infraglottic cavity 声门下腔
Trachea 气管

图 5.5 咽和喉

5.6 喉骨

喉由喉软骨通过膜和韧带连结组成。舌骨不属于喉的组成部分，但这两个结构通过甲状舌骨膜连结在一起从而可以一起运动。**甲状软骨**是一较大的 V 形软骨，构成喉的前部，由两块软骨板在前部正中线汇合，形成可触及的**喉结（"亚当的苹果"）**。**环状软骨**是环绕气道的唯一一块完整的软骨环，其前窄后宽，下缘构成喉的下界。**环甲正中韧带**在中线连结甲状软骨和环状软骨，具有重要的临床意义。**杓状软骨**为两块小软骨，位于环状软骨板上方，就像一双放在环状软骨上缘的靴子。其声带突向前突出，供声韧带附着。杓状软骨具有较大的活动度，可在环状软骨板上面滑动、旋转和倾斜，从而改变声韧带的位置和张力。

临床聚焦

如果气道在声带以上水平阻塞，可切开环甲正中韧带，建立通气道（**环甲膜切开术**）。这通常只在紧急情况下进行，因为还有其他微创式的有效方法。

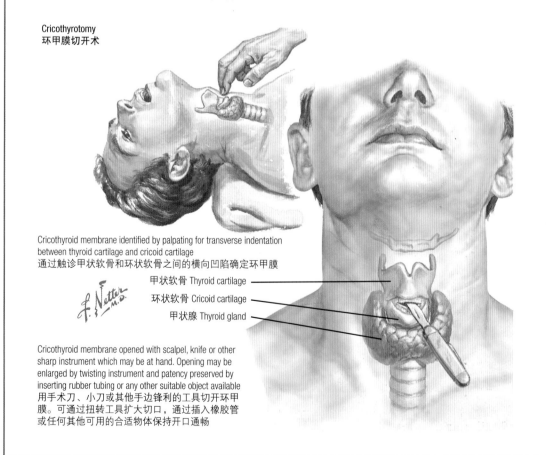

Cricothyrotomy
环甲膜切开术

Cricothyroid membrane identified by palpating for transverse indentation between thyroid cartilage and cricoid cartilage
通过触诊甲状软骨和环状软骨之间的横向凹陷确定环甲膜

甲状软骨 Thyroid cartilage

环状软骨 Cricoid cartilage

甲状腺 Thyroid gland

Cricothyroid membrane opened with scalpel, knife or other sharp instrument which may be at hand. Opening may be enlarged by twisting instrument and patency preserved by inserting rubber tubing or any other suitable object available
用手术刀、小刀或其他手边锋利的工具切开环甲膜。可通过扭转工具扩大切口，通过插入橡胶管或任何其他可用的合适物体保持开口通畅

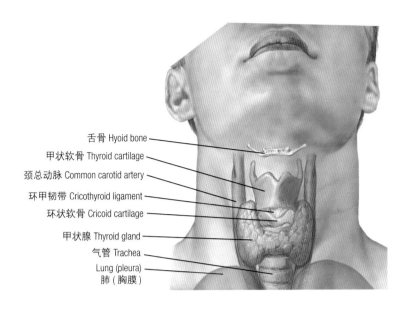

舌骨 Hyoid bone
甲状软骨 Thyroid cartilage
颈总动脉 Common carotid artery
环甲韧带 Cricothyroid ligament
环状软骨 Cricoid cartilage
甲状腺 Thyroid gland
气管 Trachea
Lung (pleura)
肺（胸膜）

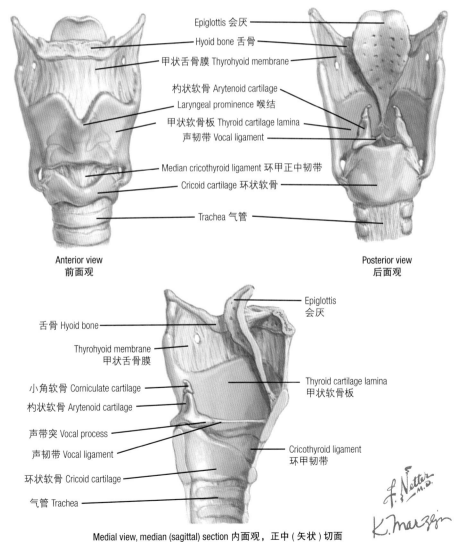

Epiglottis 会厌
Hyoid bone 舌骨
甲状舌骨膜 Thyrohyoid membrane
杓状软骨 Arytenoid cartilage
Laryngeal prominence 喉结
甲状软骨板 Thyroid cartilage lamina
声韧带 Vocal ligament
Median cricothyroid ligament 环甲正中韧带
Cricoid cartilage 环状软骨
Trachea 气管

Anterior view
前面观

Posterior view
后面观

Epiglottis
会厌
舌骨 Hyoid bone
Thyrohyoid membrane
甲状舌骨膜
小角软骨 Corniculate cartilage
杓状软骨 Arytenoid cartilage
声带突 Vocal process
声韧带 Vocal ligament
环状软骨 Cricoid cartilage
气管 Trachea
Thyroid cartilage lamina
甲状软骨板
Cricothyroid ligament
环甲韧带

Medial view, median (sagittal) section 内面观，正中（矢状）切面

图 5.6   喉骨

5.7 喉部肌和神经支配

喉部的肌可以调节气道的大小以及发声时声带的位置和张力。呼吸时，声带外展（打开）。当空气通过紧邻的两条声襞之间时，引起声带振动，产生声音。喉口的反射性关闭常发生于异物接触喉前庭的黏膜时（如食物或液体开始进入喉），此时咳嗽反射启动，以排出异物。调节这些动作的喉肌为**喉内肌**，因为它们可以活动喉的特定部位，如杓状软骨。**喉外肌**使喉部整体运动，例如，舌骨上肌群在吞咽时上提舌骨和喉。喉的感觉和运动神经支配来自迷走神经（CN X）的分支。**喉返神经**尤其重要，因为它几乎支配了所有的喉内肌。值得注意的是，左侧喉返神经在胸部主动脉弓附近由迷走神经发出；右侧喉返神经在颈部锁骨下动脉起点附近发出，因此不进入胸腔。两条神经在气管和食管之间的沟（气管食管沟，另见图 7.3）内，沿气管和食管的外侧面上行至喉。

临床聚焦

喉返神经损伤的风险可来自于颈部手术（如甲状腺切除术）、压迫（如肿瘤所致），左侧喉返神经损伤还可见于胸部的病变（如主动脉弓动脉瘤）。单侧喉返神经损伤患者常出现因声带功能障碍引起的声音嘶哑。

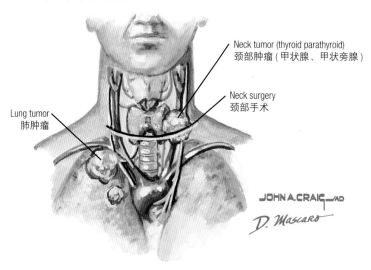

Causes of recurrent laryngeal nerve injury
喉返神经损伤的原因

Neck tumor (thyroid parathyroid)
颈部肿瘤（甲状腺、甲状旁腺）

Neck surgery
颈部手术

Lung tumor
肺肿瘤

JOHN A. CRAIG—AD

D. Mascaro

Neck lesions involving vagus, RLN, or SLN
颈部病变累及迷走神经、喉返神经或喉上神经

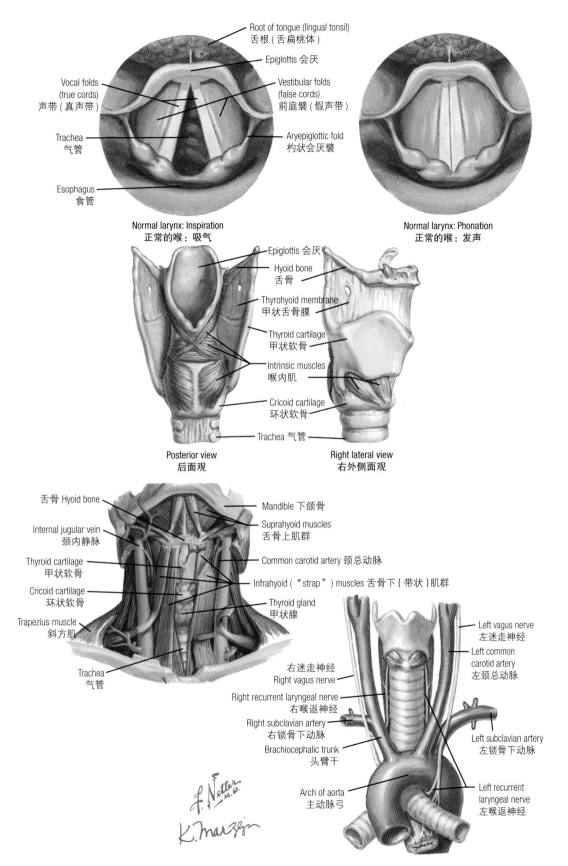

Root of tongue (lingual tonsil)
舌根（舌扁桃体）

Epiglottis 会厌

Vocal folds
(true cords)
声带（真声带）

Vestibular folds
(false cords)
前庭襞（假声带）

Trachea
气管

Aryepiglottic fold
杓状会厌襞

Esophagus
食管

Normal larynx: Inspiration
正常的喉：吸气

Normal larynx: Phonation
正常的喉：发声

Epiglottis 会厌

Hyoid bone
舌骨

Thyrohyoid membrane
甲状舌骨膜

Thyroid cartilage
甲状软骨

Intrinsic muscles
喉内肌

Cricoid cartilage
环状软骨

Trachea 气管

Posterior view
后面观

Right lateral view
右外侧面观

舌骨 Hyoid bone

Mandible 下颌骨

Suprahyoid muscles
舌骨上肌群

Internal jugular vein
颈内静脉

Thyroid cartilage
甲状软骨

Common carotid artery 颈总动脉

Cricoid cartilage
环状软骨

Infrahyoid（"strap"）muscles 舌骨下（带状）肌群

Trapezius muscle
斜方肌

Thyroid gland
甲状腺

Trachea
气管

右迷走神经
Right vagus nerve

Left vagus nerve
左迷走神经

Right recurrent laryngeal nerve
右喉返神经

Left common
carotid artery
左颈总动脉

Right subclavian artery
右锁骨下动脉

Brachiocephalic trunk
头臂干

Left subclavian artery
左锁骨下动脉

Arch of aorta
主动脉弓

Left recurrent
laryngeal nerve
左喉返神经

图 5.7 喉部肌和神经支配

5.8 气管和支气管树

气管和支气管树可输送空气出入肺。气道近端还具有额外的功能，即通过黏膜内的纤毛上皮清除肺内的废物。**气管**位于颈部和胸腔纵隔内、食管前方、出入心的大动脉和静脉后方。气管壁具有 C 形软骨环，可防止气管腔塌陷。气管环开口向后，以允许吞咽时食管的扩张，软骨环游离缘间的间隙由气管肌（平滑肌）连接。**气管**在大约第 4 胸椎水平分为左、右主支气管，气管分叉处内面有一突出的软骨嵴称为**气管隆嵴**。左、右主支气管相继分为**叶支气管**（每个肺叶一个）、**段支气管**（与肺的每个支气管肺段相关）。随着支气管的不断分支，它们最终失去了壁上的软骨板，此时它们被称为**细支气管**。气管和支气管树接受来自**肺丛**的自主神经支配，肺丛在肺门处围绕在主支气管和肺血管周围。其中来自迷走神经的副交感神经纤维能维持支气管平滑肌的静息张力并可增加支气管黏液腺的分泌。交感神经递质可促进支气管扩张（另见 2.22）。

临床聚焦

右主支气管较左主支气管直径更宽、更垂直，因此吸入的异物更容易落入右主支气管内。**哮喘**患者的支气管树对过敏原（如霉菌、宠物皮屑）、剧烈的体育锻炼或环境因素（如烟雾和冷空气）过于敏感，由此产生的炎症引起支气管收缩和黏液积聚，从而导致呼吸困难。

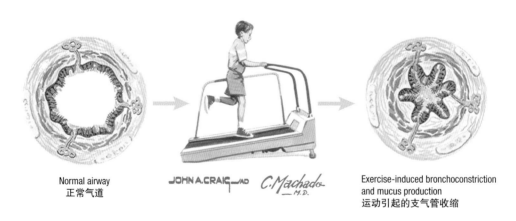

Normal airway
正常气道

JOHN A.CRAIG—MD   C.Machado —M.D.

Exercise-induced bronchoconstriction
and mucus production
运动引起的支气管收缩

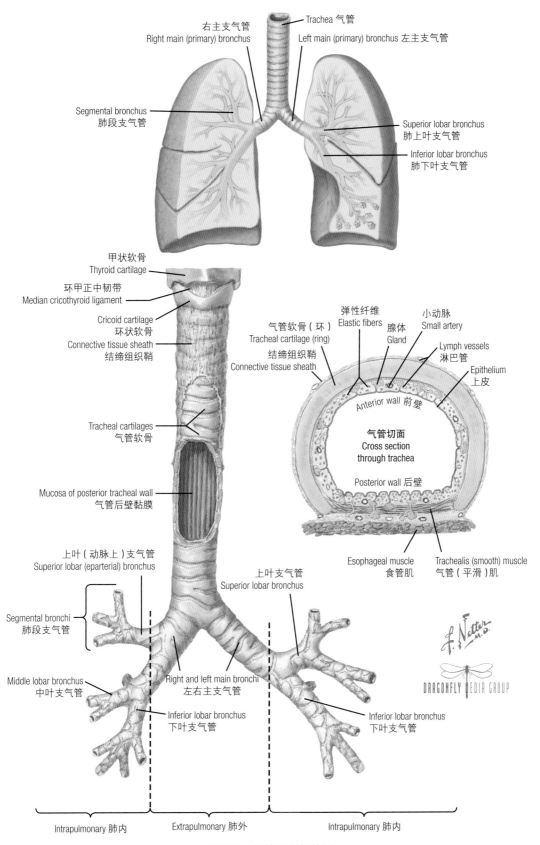

图5.8　气管和支气管树

5.9 肺

　　肺是呼吸的主要器官，为空气和血液之间进行气体交换的场所。每侧肺通过**斜裂**分为**上叶**和**下叶**。在右肺，上叶又进一步被**水平裂**细分形成**中叶**。肺的上部突出，伸入颈部形成**肺尖**。每个肺的内侧面的突出特征是**肺门**，是血管、神经和支气管树的分支进出肺的部位。左、右**肺动脉**将乏氧的血液从心输送到肺，**肺静脉**则将含氧的血液返回心。**支气管动脉**（胸主动脉的分支）为肺自身组织提供含氧血液。淋巴管将淋巴从肺部输送出去，并通过沿支气管树分支分布的各级淋巴结进行过滤。主要的淋巴结群包括肺门处的**支气管肺（肺门）淋巴结**、气管隆嵴处的**气管支气管下淋巴结**和邻近气管的**气管旁淋巴结**。

临床聚焦

　　支气管肺段是肺的一个功能独立区，由一个肺段支气管和肺动脉的一个分支供应。了解肺段知识对于必须进行的肺段手术切除是非常有用的。例如肺癌治疗中，可以只切除一个肺段而不影响其他肺段。

彩色区域代表右肺的支气管肺段
Colored areas represent bronchopulmonary segments of the right lung

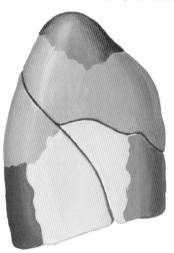
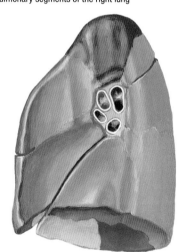

Right lung, lateral view
右肺，外侧面观

Right lung, medial view
右肺，内侧面观

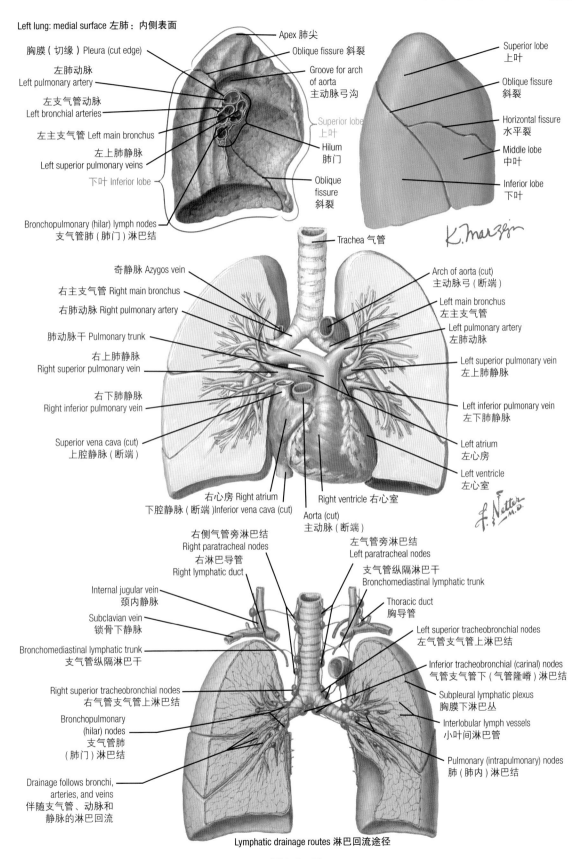

Left lung: medial surface 左肺：内侧表面

Apex 肺尖

Oblique fissure 斜裂

Groove for arch of aorta 主动脉弓沟

胸膜（切缘）Pleura (cut edge)

左肺动脉 Left pulmonary artery

左支气管动脉 Left bronchial arteries

左主支气管 Left main bronchus

左上肺静脉 Left superior pulmonary veins

下叶 Inferior lobe

Superior lobe 上叶

Hilum 肺门

Oblique fissure 斜裂

Bronchopulmonary (hilar) lymph nodes 支气管肺（肺门）淋巴结

Superior lobe 上叶

Oblique fissure 斜裂

Horizontal fissure 水平裂

Middle lobe 中叶

Inferior lobe 下叶

K. marzejen

Trachea 气管

奇静脉 Azygos vein

右主支气管 Right main bronchus

右肺动脉 Right pulmonary artery

肺动脉干 Pulmonary trunk

右上肺静脉 Right superior pulmonary vein

右下肺静脉 Right inferior pulmonary vein

Superior vena cava (cut) 上腔静脉（断端）

Arch of aorta (cut) 主动脉弓（断端）

Left main bronchus 左主支气管

Left pulmonary artery 左肺动脉

Left superior pulmonary vein 左上肺静脉

Left inferior pulmonary vein 左下肺静脉

Left atrium 左心房

Left ventricle 左心室

右心房 Right atrium

下腔静脉（断端）Inferior vena cava (cut)

Right ventricle 右心室

Aorta (cut) 主动脉（断端）

f. Netter M.D.

右侧气管旁淋巴结 Right paratracheal nodes

右淋巴导管 Right lymphatic duct

左气管旁淋巴结 Left paratracheal nodes

支气管纵隔淋巴干 Bronchomediastinal lymphatic trunk

Internal jugular vein 颈内静脉

Subclavian vein 锁骨下静脉

Thoracic duct 胸导管

Bronchomediastinal lymphatic trunk 支气管纵隔淋巴干

Left superior tracheobronchial nodes 左气管支气管上淋巴结

Right superior tracheobronchial nodes 右气管支气管上淋巴结

Inferior tracheobronchial (carinal) nodes 气管支气管下（气管隆嵴）淋巴结

Bronchopulmonary (hilar) nodes 支气管肺（肺门）淋巴结

Subpleural lymphatic plexus 胸膜下淋巴丛

Interlobular lymph vessels 小叶间淋巴管

Pulmonary (intrapulmonary) nodes 肺（肺内）淋巴结

Drainage follows bronchi, arteries, and veins 伴随支气管、动脉和静脉的淋巴回流

Lymphatic drainage routes 淋巴回流途径

图 5.9　肺

5.10 肺部影像学

临床聚焦

　　肺部病变通常用胸部X线片进行评估。由于在二维图像中肺叶相互叠加，因此需要后前位（PA）和侧位两个视图以充分评估肺叶。在X线片上肺呈黑色（可透射线），这是因为肺部充满了不吸收（减弱）X射线的空气。计算机断层扫描（CT）经常用于评估呼吸系统的结构，并提供良好的软组织对比度以区分在X线片上显示不清的结构。

正位胸片和侧位胸片
PA and lateral chest x-rays of the lungs

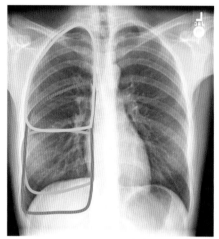

Lobes of the right lung in PA view 右肺叶后前位观

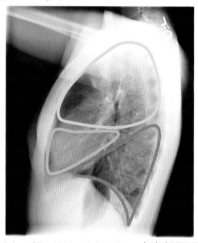

Lobes of the right lung in lateral view 右肺叶侧面观

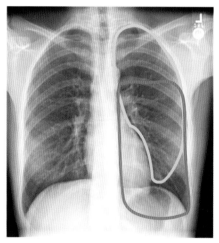

Lobes of the left lung in PA view 左肺叶后前位观

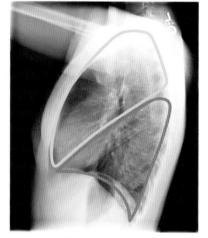

Lobes of the left lung in lateral view 左肺叶侧面观

—— Upper lobe 上叶　　—— Middle lobe 中叶　　▬▬▬ Lower lobe 下叶

　　以上影像学图片来自 Cochard LR, et al. Netter's Introduction to Imaging. Elsevier; 2011: 45. 已获再用许可。

临床聚焦（续）

Axial CT scan displayed in "soft tissue" window 轴位 CT 扫描显示"软组织"窗

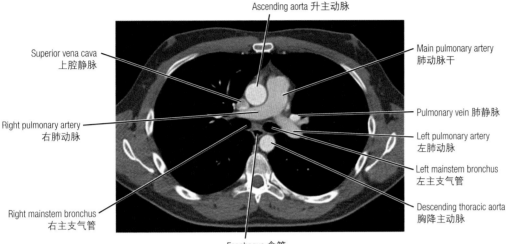

Ascending aorta 升主动脉

Superior vena cava 上腔静脉

Main pulmonary artery 肺动脉干

Right pulmonary artery 右肺动脉

Pulmonary vein 肺静脉

Left pulmonary artery 左肺动脉

Left mainstem bronchus 左主支气管

Right mainstem bronchus 右主支气管

Descending thoracic aorta 胸降主动脉

Esophagus 食管

Axial CT scan displayed in "lung" window to highlight lung parenchyma 轴位 CT 扫描显示"肺"窗，突出显示肺实质

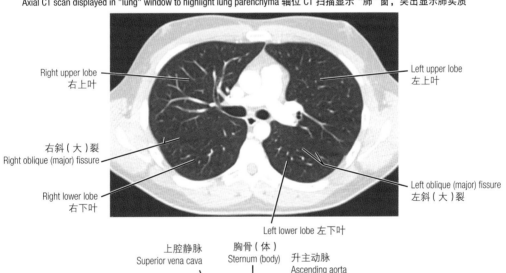

Right upper lobe 右上叶

Left upper lobe 左上叶

右斜（大）裂 Right oblique (major) fissure

Right lower lobe 右下叶

Left oblique (major) fissure 左斜（大）裂

Left lower lobe 左下叶

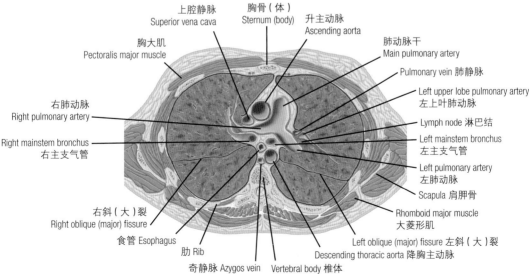

上腔静脉 Superior vena cava

胸骨（体）Sternum (body)

升主动脉 Ascending aorta

胸大肌 Pectoralis major muscle

肺动脉干 Main pulmonary artery

Pulmonary vein 肺静脉

右肺动脉 Right pulmonary artery

Left upper lobe pulmonary artery 左上叶肺动脉

Lymph node 淋巴结

Right mainstem bronchus 右主支气管

Left mainstem bronchus 左主支气管

Left pulmonary artery 左肺动脉

Scapula 肩胛骨

Rhomboid major muscle 大菱形肌

右斜（大）裂 Right oblique (major) fissure

食管 Esophagus

肋 Rib

Left oblique (major) fissure 左斜（大）裂

Descending thoracic aorta 降胸主动脉

奇静脉 Azygos vein

Vertebral body 椎体

以上影像学资料来自 Gotway M. Netter's Correlative Imaging: Cardiothoracic Anatomy. Elsevier; 2013: 47. 已获再用许可。

5.11 胸部肌与骨骼

　　肺位于胸腔内，胸腔是由肌和骨骼围成的大致呈圆柱形的腔隙。**胸壁**由骨骼（胸骨、肋、椎骨）和软组织（皮肤、筋膜、肌、胸膜）组成。胸骨构成胸廓前壁，胸骨包括**胸骨柄、胸骨体**和**剑突**三部分。胸骨柄的上缘和下缘有两个重要的可触及的体表标志：**颈静脉切迹**和**胸骨角**。在后部，肋骨与胸椎相连（肋椎关节）；在前部，肋骨通过肋软骨与胸骨或肋缘相关节（第11肋和第12肋前部没有关节）。这些关节的微小旋转和滑动，可使肋上升和下降，从而引起呼吸时胸腔的扩大和缩小。相邻两肋骨之间的间隙有三层肌，统称为**肋间肌**。这些肌可协助提升和降低肋，因而是呼吸的辅助肌，特别是在用力吸气或呼气时。肋间肌由**肋间前动脉**和**肋间后动脉**供血，它们分别是胸廓内动脉和胸主动脉的分支；肋间静脉与动脉伴行。肋间血管沿肋骨下缘绕胸壁走行。肋间血管与**肋间神经**（T1~T11前支）伴行，后者支配肋间肌和胸壁皮肤。

临床聚焦

　　第2肋的肋软骨在胸骨角处与胸骨相连，因此临床触诊胸骨角可以准确地识别第2肋，以进行肋骨计数（第1肋通常不易触及）。气管分叉也通常发生在胸骨角水平。了解肋间神经及其伴随血管的走行位置，对于一些需要进行肋间隙穿刺的操作（如胸腔穿刺术、胸廓造口术）是非常重要的。

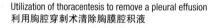

Utilization of thoracentesis to remove a pleural effusion
利用胸腔穿刺术清除胸膜腔积液

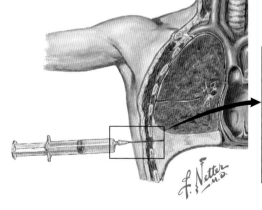

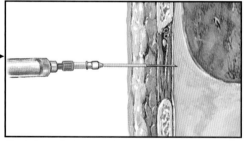

Needle inserted in the middle of the intercostal space to avoid intercostal vessels and nerve
针插入肋间隙中间，避开肋间血管和神经

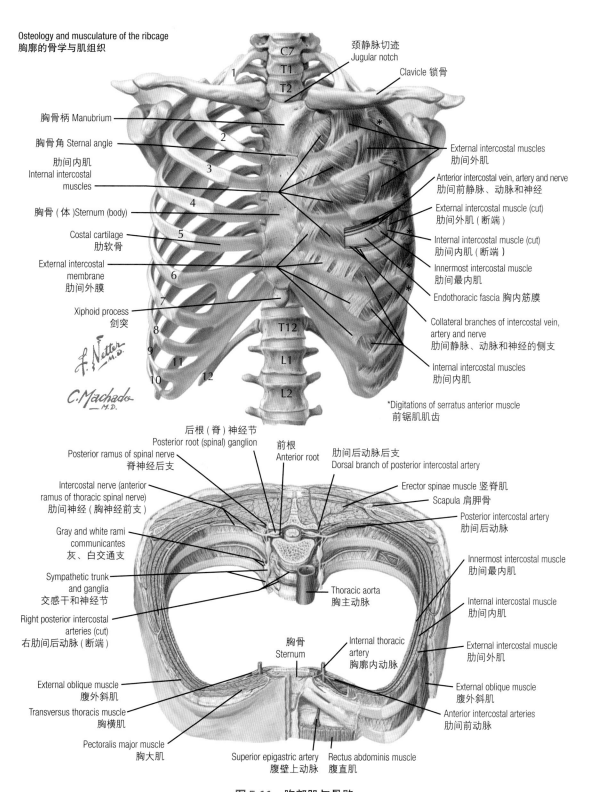

Osteology and musculature of the ribcage
胸廓的骨学与肌组织

颈静脉切迹
Jugular notch

Clavicle 锁骨

胸骨柄 Manubrium

胸骨角 Sternal angle

External intercostal muscles
肋间外肌

肋间内肌
Internal intercostal
muscles

Anterior intercostal vein, artery and nerve
肋间前静脉、动脉和神经

胸骨（体）Sternum (body)

External intercostal muscle (cut)
肋间外肌（断端）

Costal cartilage
肋软骨

Internal intercostal muscle (cut)
肋间内肌（断端）

Innermost intercostal muscle
肋间最内肌

External intercostal
membrane
肋间外膜

Endothoracic fascia 胸内筋膜

Collateral branches of intercostal vein,
artery and nerve
肋间静脉、动脉和神经的侧支

Xiphoid process
剑突

Internal intercostal muscles
肋间内肌

*Digitations of serratus anterior muscle
前锯肌肌齿

后根（脊）神经节
Posterior root (spinal) ganglion

前根
Anterior root

肋间后动脉后支
Dorsal branch of posterior intercostal artery

Posterior ramus of spinal nerve
脊神经后支

Erector spinae muscle 竖脊肌

Scapula 肩胛骨

Intercostal nerve (anterior
ramus of thoracic spinal nerve)
肋间神经（胸神经前支）

Posterior intercostal artery
肋间后动脉

Gray and white rami
communicantes
灰、白交通支

Innermost intercostal muscle
肋间最内肌

Sympathetic trunk
and ganglia
交感干和神经节

Internal intercostal muscle
肋间内肌

Thoracic aorta
胸主动脉

Right posterior intercostal
arteries (cut)
右肋间后动脉（断端）

胸骨
Sternum

Internal thoracic
artery
胸廓内动脉

External intercostal muscle
肋间外肌

External oblique muscle
腹外斜肌

External oblique muscle
腹外斜肌

Transversus thoracis muscle
胸横肌

Anterior intercostal arteries
肋间前动脉

Pectoralis major muscle
胸大肌

Superior epigastric artery
腹壁上动脉

Rectus abdominis muscle
腹直肌

图 5.11　胸部肌与骨骼

5.12 呼吸膈

　　呼吸的主要肌是**膈**，其是胸腔和腹腔之间的柔性隔板。膈由左、右两个肌性的"半膈"及一个**中心腱**组成。膈前方附着于胸骨、两侧附着于肋，后方通过左、右膈脚固定于脊柱。膈上有三个裂孔允许某些结构在胸、腹部之间通过。**腔静脉孔**内有下腔静脉通过，约位于第 8 胸椎水平。**食管裂孔**内有食管和迷走神经干通过，位于第 10 胸椎水平。**主动脉裂孔**有降主动脉和胸导管通过，位于膈后方、第 12 胸椎水平。膈收缩使其向下移动并变扁平，这一动作增加了胸腔的容积以供吸气。正常呼气大多是由于肺的弹性回缩引起的被动事件。膈由**膈神经**支配，膈神经由 C3~C5 脊神经组成。右侧膈神经支配右侧膈，左侧膈神经支配左侧膈；因此每侧膈功能活动都是独立的。膈有大量的动脉供血，包括分别来自胸主动脉和腹主动脉的**膈上动脉**和**膈下动脉**。

临床聚焦

　　膈可能有异常的裂孔，导致腹腔内容物疝入胸腔。有些裂孔是先天性的（如发育异常），而另有些可能是由创伤或衰老引起的。

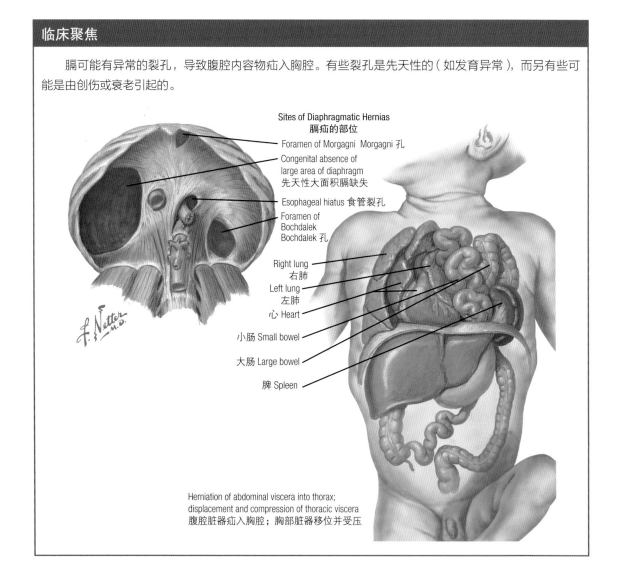

Sites of Diaphragmatic Hernias
膈疝的部位

Foramen of Morgagni　Morgagni 孔

Congenital absence of large area of diaphragm
先天性大面积膈缺失

Esophageal hiatus　食管裂孔

Foramen of Bochdalek
Bochdalek 孔

Right lung
右肺

Left lung
左肺

心 Heart

小肠 Small bowel

大肠 Large bowel

脾 Spleen

Herniation of abdominal viscera into thorax;
displacement and compression of thoracic viscera
腹腔脏器疝入胸腔；胸部脏器移位并受压

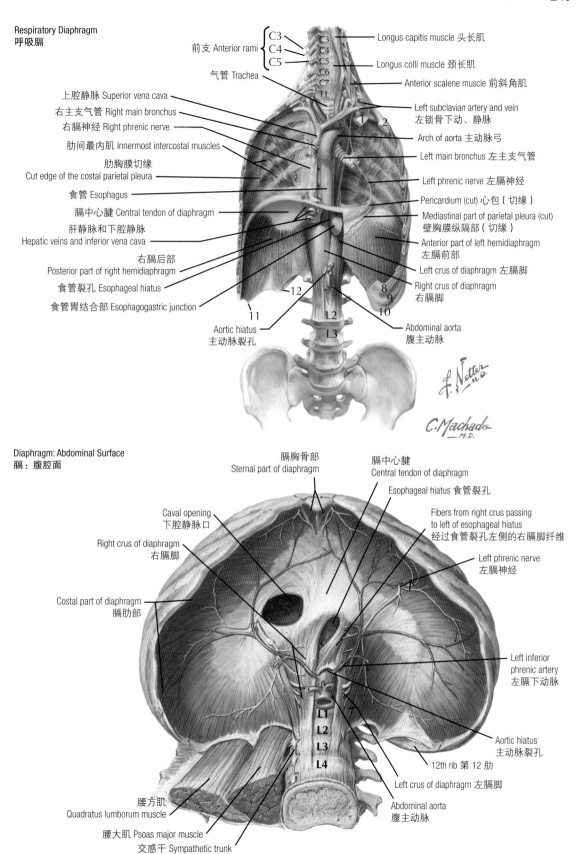

Respiratory Diaphragm
呼吸膈

前支 Anterior rami
C3
C4
C5

C3
C4
C5
C6
C7
T1

气管 Trachea

Longus capitis muscle 头长肌
Longus colli muscle 颈长肌
Anterior scalene muscle 前斜角肌

上腔静脉 Superior vena cava
右主支气管 Right main bronchus
右膈神经 Right phrenic nerve
肋间最内肌 Innermost intercostal muscles
肋胸膜切缘
Cut edge of the costal parietal pleura
食管 Esophagus
膈中心腱 Central tendon of diaphragm
肝静脉和下腔静脉
Hepatic veins and inferior vena cava
右膈后部
Posterior part of right hemidiaphragm
食管裂孔 Esophageal hiatus
食管胃结合部 Esophagogastric junction

Left subclavian artery and vein
左锁骨下动、静脉
Arch of aorta 主动脉弓
Left main bronchus 左主支气管
Left phrenic nerve 左膈神经
Pericardium (cut) 心包（切缘）
Mediastinal part of parietal pleura (cut)
壁胸膜纵隔部（切缘）
Anterior part of left hemidiaphragm
左膈前部
Left crus of diaphragm 左膈脚
Right crus of diaphragm
右膈脚

Aortic hiatus
主动脉裂孔

Abdominal aorta
腹主动脉

Diaphragm: Abdominal Surface
膈：腹腔面

膈胸骨部
Sternal part of diaphragm
膈中心腱
Central tendon of diaphragm
Esophageal hiatus 食管裂孔
Fibers from right crus passing
to left of esophageal hiatus
经过食管裂孔左侧的右膈脚纤维

Caval opening
下腔静脉口
Right crus of diaphragm
右膈脚
Costal part of diaphragm
膈肋部

Left phrenic nerve
左膈神经

Left inferior
phrenic artery
左膈下动脉

L1
L2
L3
L4

Aortic hiatus
主动脉裂孔
12th rib 第 12 肋
Left crus of diaphragm 左膈脚
Abdominal aorta
腹主动脉

腰方肌
Quadratus lumborum muscle
腰大肌 Psoas major muscle
交感干 Sympathetic trunk

图 5.12　呼吸膈

5.13 胸腔和胸膜

胸腔可分为三个室腔——容纳左、右肺的双侧**肺腔**，以及位于中心位置、容纳心和其他结构的**纵隔**。每个肺腔衬有浆膜，即**壁胸膜**，在肺门与肺表面的同源层（**脏胸膜**）相连。脏壁胸膜两层之间为**胸膜腔**（胸膜间隙），正常情况下，腔内含少量浆液，使得肺能够在胸腔内自由运动。壁胸膜又可以分为几部分，根据其所接触结构的不同来命名。例如：与胸壁和肋相接触的为**肋胸膜**；覆盖在膈上的为**膈胸膜**；**颈胸膜**延伸至肺尖，**纵隔胸膜**则形成纵隔结构的边界。壁胸膜**反折**指示了壁胸膜改变方向的位置，如当壁胸膜从肋胸膜过渡到膈胸膜时。在少数部位，最显著的是**肋膈隐窝**，在壁胸膜两层间没有肺组织伸入。壁胸膜对疼痛敏感，并接受支配邻近结构的传入神经支配。例如，肋胸膜与胸壁相邻，因此它接受**肋间神经**的支配。大部分膈胸膜受**膈神经**支配，除了其外周的大部分受肋间神经支配（这是由胸壁外周肌的发育起源决定的）外。纵隔胸膜与心包相邻，因此其传入神经也是膈神经。

临床聚焦

了解肺和胸膜相对胸壁的位置，对于肺部听诊和进入胸腔的临床操作（例如，胸腔穿刺术抽取异常液体）是很重要的。一个有用的记忆法是"6-8-10；8-10-12"，分别指的是在锁骨中线、腋中线和肩胛中线水平的肺和胸膜的下界对应的肋间隙。

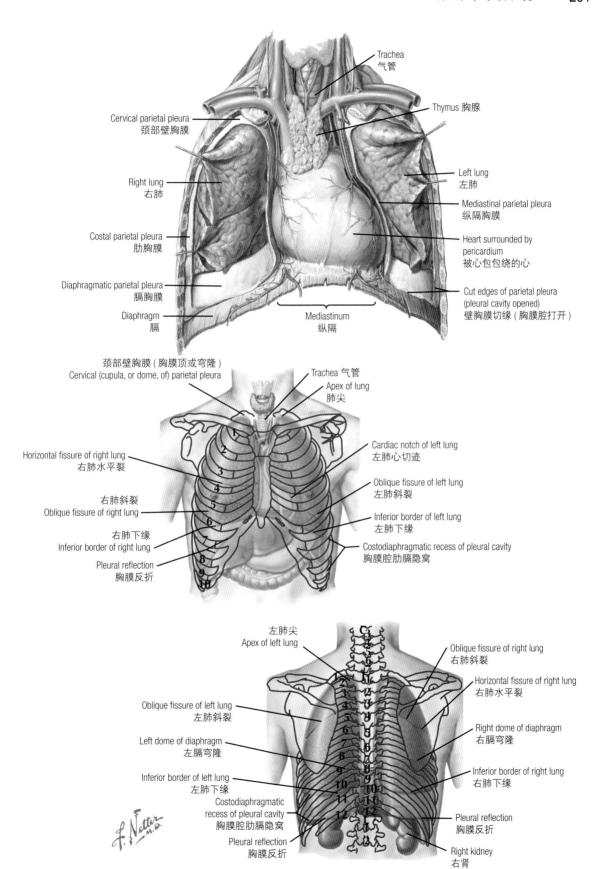

图 5.13　胸腔和胸膜

第6章 消化系统

6.1 消化系统 254

6.2 口腔和腭 256

6.3 咽 258

6.4 食管和胃 260

6.5 十二指肠和胰 262

6.6 肝和胆道系统 264

6.7 空肠和回肠 266

6.8 结肠 268

6.9 直肠和肛管 270

6.10 消化系统脏器的影像 272

6.11 消化系统脏器的血液供应 274

6.12 消化系统脏器的静脉回流 276

6.13 消化系统脏器的神经支配 278

6.14 消化系统脏器的淋巴管和淋巴结 280

6.1 消化系统

　　胃肠系统由具有消化功能的器官组成——消化过程是将摄入的物质分解成身体可以利用的能量形式。不能使用的材料作为废物被清除。消化开始于**口腔**，牙齿和舌通过物理过程处理食物，而**唾液腺**的分泌物则启动酶消化过程。**咽**和**食管**利用肌收缩推动食团至胃。**胃**、**胰**、**肝**和**小肠**的细胞都有助于进一步化学分解摄取的物质。**胃**也通过搅拌食物帮助机械消化，产生的半固态物质称为食糜。当食糜通过小肠时，营养物质和水分被小肠细胞吸收，而废物则被压缩成粪便，向**直肠**方向推动，最终以粪便形式排出。

　　消化器官存在于人体的多个部位，尽管大部分位于腹腔。腹腔内被覆一层浆膜，称为**腹膜**，这层膜也形成了大多数器官的外层，因此它们可以自由移动。位于体壁上的腹膜称为**壁腹膜**，而位于腹腔器官上的腹膜称为**脏腹膜**。

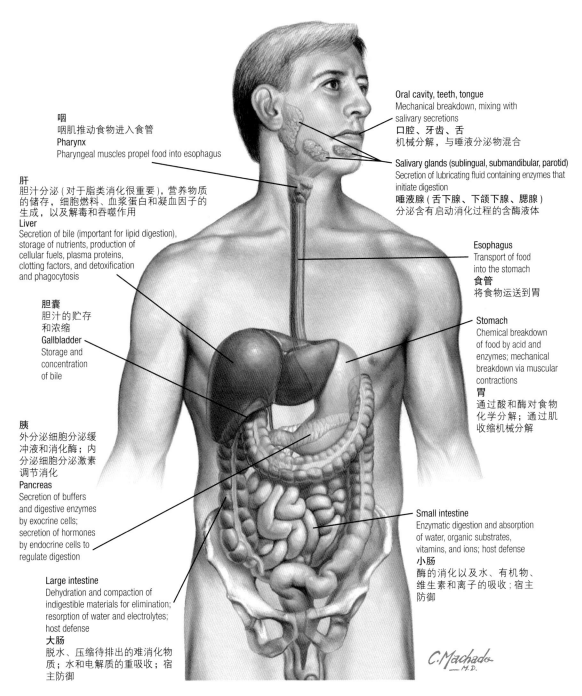

咽
咽肌推动食物进入食管
Pharynx
Pharyngeal muscles propel food into esophagus

肝
胆汁分泌（对于脂类消化很重要），营养物质的储存，细胞燃料、血浆蛋白和凝血因子的生成，以及解毒和吞噬作用
Liver
Secretion of bile (important for lipid digestion), storage of nutrients, production of cellular fuels, plasma proteins, clotting factors, and detoxification and phagocytosis

胆囊
胆汁的贮存和浓缩
Gallbladder
Storage and concentration of bile

胰
外分泌细胞分泌缓冲液和消化酶；内分泌细胞分泌激素调节消化
Pancreas
Secretion of buffers and digestive enzymes by exocrine cells; secretion of hormones by endocrine cells to regulate digestion

Large intestine
Dehydration and compaction of indigestible materials for elimination; resorption of water and electrolytes; host defense
大肠
脱水、压缩待排出的难消化物质；水和电解质的重吸收；宿主防御

Oral cavity, teeth, tongue
Mechanical breakdown, mixing with salivary secretions
口腔、牙齿、舌
机械分解，与唾液分泌物混合

Salivary glands (sublingual, submandibular, parotid)
Secretion of lubricating fluid containing enzymes that initiate digestion
唾液腺（舌下腺、下颌下腺、腮腺）
分泌含有启动消化过程的含酶液体

Esophagus
Transport of food into the stomach
食管
将食物运送到胃

Stomach
Chemical breakdown of food by acid and enzymes; mechanical breakdown via muscular contractions
胃
通过酸和酶对食物化学分解；通过肌收缩机械分解

Small intestine
Enzymatic digestion and absorption of water, organic substrates, vitamins, and ions; host defense
小肠
酶的消化以及水、有机物、维生素和离子的吸收；宿主防御

图 6.1 消化系统

6.2 口腔和腭

食物通过口进入口腔，牙和舌通过物理过程开始破碎食物。**口腔**上部为硬腭和软腭；侧面为颊；下部为口腔底。**腭舌弓**是一个突出的黏膜皱襞，分隔了口腔和咽。**舌**是口腔的主要结构，在味觉、语言、咀嚼和吞咽等方面发挥着重要作用。**舌肌**分为内、外两部分，舌内肌负责改变舌的形状，舌外肌负责舌整体的运动。**颏舌肌**是舌最大的舌外肌，它可以使舌下降及使舌伸出。舌内肌和颏舌肌都受**舌下神经**（CN Ⅻ）支配。舌的一般感觉主要来自**三叉神经**的**舌支**（舌前 2/3）和**舌咽神经**（舌后 1/3）。化学消化过程也发生在口腔中，主要通过大、小**唾液腺**分泌唾液进行。三对大唾液腺分别是腮腺、下颌下腺和舌下腺。**腮腺**位于耳前面，其导管跨过咬肌表面，在上颌第 2 磨牙附近开口于口腔。**下颌下腺**横跨口腔底部的下颌舌骨肌，因此部分腺体位于颈部；其导管开口于舌系带附近的舌下阜。**舌下腺**位于口腔底部的黏膜深处，有多个开口。口腔黏膜内还有大量的小唾液腺。**腭**分隔口腔和鼻腔，由骨性部分（**硬腭**）和肌性部分（**软腭**）组成。口腔后部可见软腭的下部，为腭垂或**悬雍垂**。吞咽时，为了防止食物进入鼻腔，软腭会抬高。这种作用由**迷走神经**（CN Ⅹ）调节。口腔和腭的结构由颈外动脉分支供血。

临床聚焦

临床用**咽反射**（另见 2.15 临床聚焦）来检测 CN Ⅸ 和 CN Ⅹ 的功能。此检测是以压舌板触碰患者舌后部或口咽部，并观察咽肌是否收缩（口咽部，像舌后部一样，受 CN Ⅸ 支配）。CN Ⅻ 的完整性也可以用类似的测试评估（另见 2.18 临床聚焦）。患者被要求伸舌，如舌向一侧偏斜，通常提示舌下神经有问题。

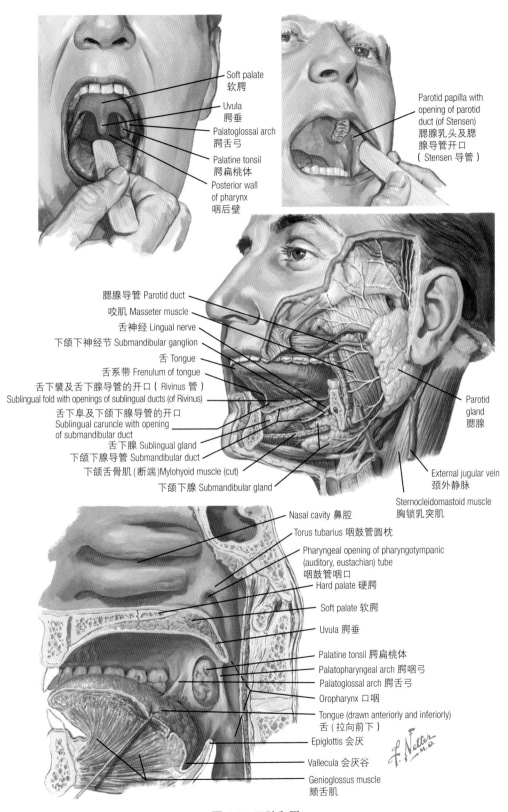

Soft palate
软腭

Uvula
腭垂

Palatoglossal arch
腭舌弓

Palatine tonsil
腭扁桃体

Posterior wall
of pharynx
咽后壁

Parotid papilla with
opening of parotid
duct (of Stensen)
腮腺乳头及腮
腺导管开口
（ Stensen 导管 ）

腮腺导管 Parotid duct
咬肌 Masseter muscle
舌神经 Lingual nerve
下颌下神经节 Submandibular ganglion
舌 Tongue
舌系带 Frenulum of tongue
舌下襞及舌下腺导管的开口（ Rivinus 管 ）
Sublingual fold with openings of sublingual ducts (of Rivinus)
舌下阜及下颌下腺导管的开口
Sublingual caruncle with opening
of submandibular duct
舌下腺 Sublingual gland
下颌下腺导管 Submandibular duct
下颌舌骨肌 (断端)Mylohyoid muscle (cut)
下颌下腺 Submandibular gland

Parotid
gland
腮腺

External jugular vein
颈外静脉

Sternocleidomastoid muscle
胸锁乳突肌

Nasal cavity 鼻腔
Torus tubarius 咽鼓管圆枕
Pharyngeal opening of pharyngotympanic
(auditory, eustachian) tube
咽鼓管咽口
Hard palate 硬腭
Soft palate 软腭
Uvula 腭垂
Palatine tonsil 腭扁桃体
Palatopharyngeal arch 腭咽弓
Palatoglossal arch 腭舌弓
Oropharynx 口咽
Tongue (drawn anteriorly and inferiorly)
舌 (拉向前下)
Epiglottis 会厌
Vallecula 会厌谷
Genioglossus muscle
颏舌肌

图 6.2　口腔和腭

6.3 咽

咽是主要在吞咽时起作用的肌性管道，在呼吸和说话时也可充当空气的通道。构成咽壁的环行肌被称为**咽缩肌**（上、中、下），因其收缩咽腔，将食团推向食管。咽缩肌以字母 C 的形状排列，其 C 的开口朝前。咽下缩肌的最下部与食管汇合称为**环咽肌**。它的腔是整个胃肠道最狭窄的部分，在咽和食管之间起括约肌的作用。咽也有纵行的肌束（如茎突咽肌），在吞咽时上提咽部。咽的内部分为三个区域。**鼻咽**是鼻腔后面的咽部；**口咽**位于口腔的后方；**喉咽（下咽）**位于喉后方。软腭构成鼻咽和口咽之间的边界，而会厌界定了口咽和喉咽之间的边界。**咽鼓管开口**和周围软骨（**咽鼓管圆枕**）是鼻咽的重要标志。咽扁桃体（**腺样体**）位于鼻咽后上部，而**腭扁桃体**位于腭舌弓后的口咽部。舌根和会厌前部之间的凹陷部位是**会厌谷**。喉咽最显著的特征是环状软骨两侧的成对**梨状隐窝**。由于咽长度较长，故其血液供应来自多条动脉，这些动脉主要是颈外动脉的分支。静脉在咽后壁形成丛，引流到颈部的多条静脉，包括甲状腺上、下静脉和**颈内静脉**。咽的神经支配主要是通过**舌咽神经**（CN Ⅸ）和**迷走神经**（CN Ⅹ），二者在咽后壁混合形成神经丛。CN Ⅸ主要提供咽的感觉神经支配，而 CN Ⅹ主要提供咽的运动神经支配。

临床聚焦

扁桃体是淋巴组织的集合，可以保护身体免受由鼻腔或口腔进入的病原体侵袭。扁桃体内的淋巴细胞可拦截抗原，并引发免疫反应。被抗原激活的扁桃体肿胀并可能引起炎症。肿胀的腺样体可导致经鼻呼吸困难，也可阻塞咽鼓管的开口，影响听力。**会厌谷**是气管**插管**时的一个重要标志，气管插管是对无法维持气道通畅的患者插入一个气管内导管的过程。喉镜的一部分插入会厌谷，将舌向前拉，并在导管插入前需看到声带。**梨状隐窝**在临床上也很重要，因为摄入的异物（如鱼骨）经常滞留在这个位置。

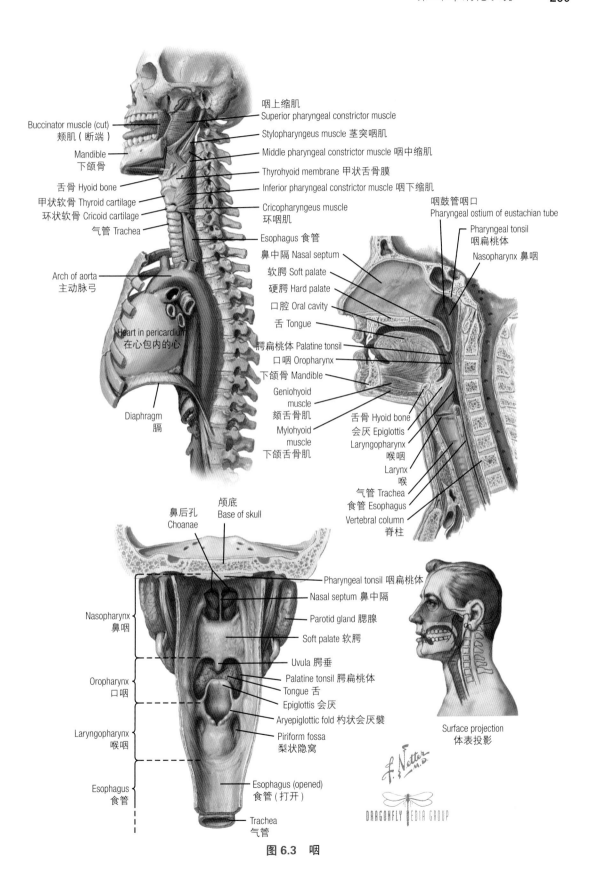

Buccinator muscle (cut) 颊肌（断端）
Mandible 下颌骨
舌骨 Hyoid bone
甲状软骨 Thyroid cartilage
环状软骨 Cricoid cartilage
气管 Trachea
Arch of aorta 主动脉弓
Heart in pericardium 在心包内的心
Diaphragm 膈

咽上缩肌 Superior pharyngeal constrictor muscle
Stylopharyngeus muscle 茎突咽肌
Middle pharyngeal constrictor muscle 咽中缩肌
Thyrohyoid membrane 甲状舌骨膜
Inferior pharyngeal constrictor muscle 咽下缩肌
Cricopharyngeus muscle 环咽肌
Esophagus 食管
鼻中隔 Nasal septum
软腭 Soft palate
硬腭 Hard palate
口腔 Oral cavity
舌 Tongue
腭扁桃体 Palatine tonsil
口咽 Oropharynx
下颌骨 Mandible
Geniohyoid muscle 颏舌骨肌
Mylohyoid muscle 下颌舌骨肌

咽鼓管咽口 Pharyngeal ostium of eustachian tube
Pharyngeal tonsil 咽扁桃体
Nasopharynx 鼻咽
舌骨 Hyoid bone
会厌 Epiglottis
Laryngopharynx 喉咽
Larynx 喉
气管 Trachea
食管 Esophagus
Vertebral column 脊柱

鼻后孔 Choanae
颅底 Base of skull
Nasopharynx 鼻咽
Oropharynx 口咽
Laryngopharynx 喉咽
Esophagus 食管

Pharyngeal tonsil 咽扁桃体
Nasal septum 鼻中隔
Parotid gland 腮腺
Soft palate 软腭
Uvula 腭垂
Palatine tonsil 腭扁桃体
Tongue 舌
Epiglottis 会厌
Aryepiglottic fold 杓状会厌襞
Piriform fossa 梨状隐窝
Esophagus (opened) 食管（打开）
Trachea 气管

Surface projection 体表投影

图 6.3　咽

6.4 食管和胃

食管是一个肌性管道，把食团从咽运送到胃。近端由自主控制的骨骼肌组成，以协助吞咽过程。远端管壁有平滑肌，平滑肌以波浪状收缩，称为**蠕动**。食管始于颈部，位于气管的正后方。它通过胸腔上口进入胸腔纵隔，位于脊柱前方。食管通过膈的**食管裂孔**出胸腔，食管裂孔大约位于第 10 胸椎水平。一旦进入腹腔，食管就在**食管胃结合部**（esophagogastric junction，EGJ）与胃融合。在 EGJ，两个结构组成生理性括约肌，以防止胃内容物反流回食管。首先，结合部的肌比邻近的肌具有更大的静息张力，这部分称为**食管下括约肌**（lower esophageal sphincter，LES）。其次，食管裂孔周围的膈肌在收缩时也起到括约肌的作用。**胃**是消化管的膨大部分，位于腹部左上象限。胃可以分为四部分（**贲门**、**胃底**、**胃体**、**幽门**）和两个弯曲（**大弯和小弯**）。胃的内表面有纵向**皱襞**，可增加胃的表面积。胃参与机械消化和化学消化，食糜进入十二指肠是由**幽门括约肌**调节的。胃通过双层腹膜皱襞与其他器官相连。肝胃韧带是**小网膜**的一部分，连接肝和胃小弯。沿着胃大弯向下延伸的腹膜覆于小肠的前方，形成**大网膜**，通常会积聚脂肪。

临床聚焦

如果食管下括约肌（LES）较弱或在不适当的时间松弛，胃酸会反流到食管引起胃灼热（烧心）——一种由于食管黏膜受到刺激而引起的胸部疼痛。这种慢性疾病称为**胃食管反流病**（gastroesophageal reflex disease，GERD），其也可能由膈括约肌功能障碍引起。如果食管裂孔或支撑韧带过度拉伸（如由于年龄相关的变化），EGJ 或胃上部可以通过食管裂孔突入胸腔。这种情况称为**食管裂孔疝**。有些食管裂孔疝是无症状的，但其他的可引起反酸、胃灼热（烧心）、吞咽困难等症状。

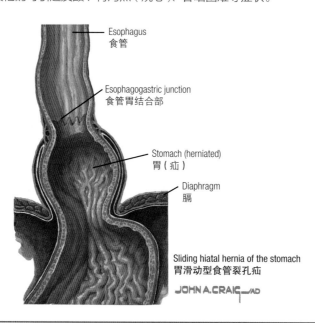

Esophagus
食管

Esophagogastric junction
食管胃结合部

Stomach (herniated)
胃（疝）

Diaphragm
膈

Sliding hiatal hernia of the stomach
胃滑动型食管裂孔疝

JOHN A. CRAIG—AD

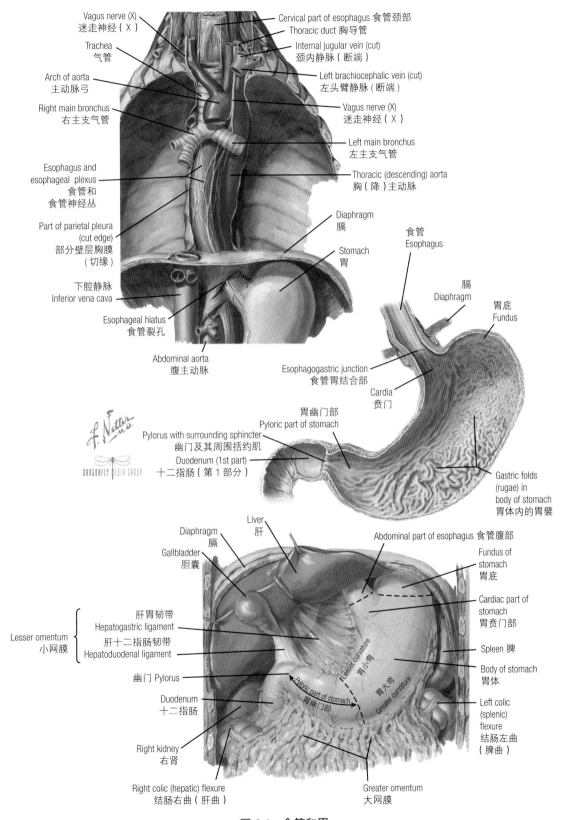

Vagus nerve (X)
迷走神经（Ⅹ）

Cervical part of esophagus 食管颈部

Thoracic duct 胸导管

Trachea
气管

Internal jugular vein (cut)
颈内静脉（断端）

Arch of aorta
主动脉弓

Left brachiocephalic vein (cut)
左头臂静脉（断端）

Right main bronchus
右主支气管

Vagus nerve (X)
迷走神经（Ⅹ）

Left main bronchus
左主支气管

Esophagus and
esophageal plexus
食管和
食管神经丛

Thoracic (descending) aorta
胸（降）主动脉

Diaphragm
膈

食管
Esophagus

Part of parietal pleura
(cut edge)
部分壁层胸膜
（切缘）

Stomach
胃

膈
Diaphragm

胃底
Fundus

下腔静脉
Inferior vena cava

Esophagogastric junction
食管胃结合部

Esophageal hiatus
食管裂孔

Cardia
贲门

Abdominal aorta
腹主动脉

胃幽门部
Pyloric part of stomach

Gastric folds
(rugae) in
body of stomach
胃体内的胃襞

Pylorus with surrounding sphincter
幽门及其周围括约肌

Duodenum (1st part)
十二指肠（第 1 部分）

Liver
肝

Diaphragm
膈

Abdominal part of esophagus 食管腹部

Fundus of
stomach
胃底

Gallbladder
胆囊

Cardiac part of
stomach
胃贲门部

肝胃韧带
Hepatogastric ligament

Spleen 脾

Lesser omentum
小网膜

肝十二指肠韧带
Hepatoduodenal ligament

Lesser curvature
胃小弯

Body of stomach
胃体

幽门 Pylorus

Pyloric part of stomach
胃幽门部

Greater curvature
胃大弯

Left colic
(splenic)
flexure
结肠左曲
（脾曲）

Duodenum
十二指肠

Right kidney
右肾

Right colic (hepatic) flexure
结肠右曲（肝曲）

Greater omentum
大网膜

图 6.4　食管和胃

6.5 十二指肠和胰

小肠包括三部分，从近向远分别为**十二指肠、空肠和回肠**。十二指肠起始于胃幽门括约肌的远端，呈"C"形包绕胰头。胆总管和主胰管均通过**十二指肠大乳头**开口于十二指肠的第二部分。有些人有副胰管，在这种情况下，会存在一个十二指肠小乳头。十二指肠的第三部分（横部）行经下腔静脉和腹主动脉前方。第四部分垂直，与**十二指肠空肠结合部**的空肠相延续。**胰**是重要的消化器官，因为它分泌多种酶，这些酶能够共同分解糖类、脂质和蛋白质。这些酶以非活性形式分泌，但当它们与肠道细胞的分泌物相互作用时就被激活。胰有**头、颈、体和尾**几个部分。胰头的一个小的突出部分称为**钩突**，延伸至肠系膜上血管的深方。十二指肠和胰均为腹膜后位器官，因为它们均位于腹膜后方。

临床聚焦

胰头癌可阻塞胰管和胆总管。如果胆汁不能排入十二指肠，就会在血液中积聚，导致黄疸。

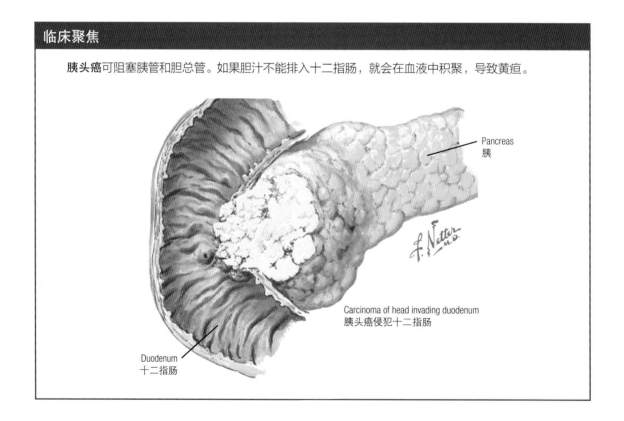

Pancreas
胰

Carcinoma of head invading duodenum
胰头癌侵犯十二指肠

Duodenum
十二指肠

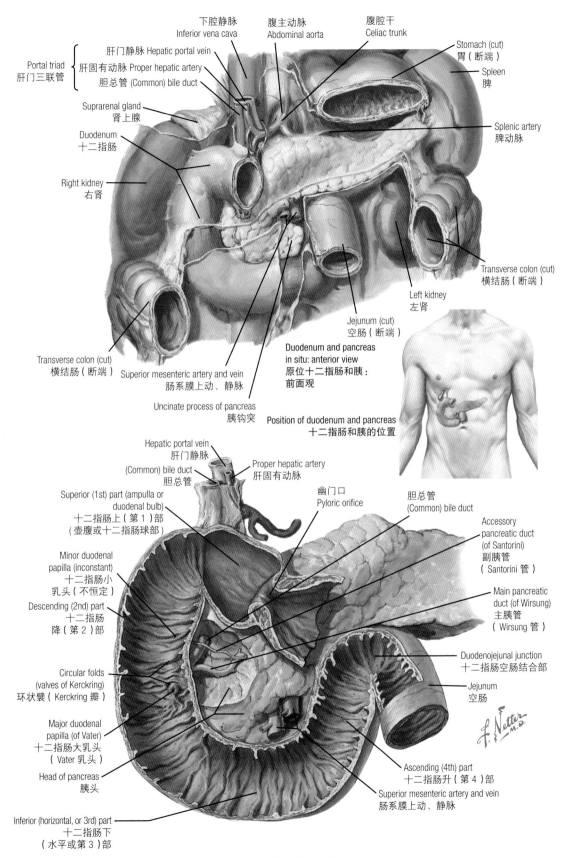

下腔静脉
Inferior vena cava

腹主动脉
Abdominal aorta

腹腔干
Celiac trunk

Stomach (cut)
胃（断端）

Spleen
脾

肝门静脉 Hepatic portal vein
肝固有动脉 Proper hepatic artery
胆总管 (Common) bile duct

Portal triad
肝门三联管

Splenic artery
脾动脉

Suprarenal gland
肾上腺

Duodenum
十二指肠

Right kidney
右肾

Transverse colon (cut)
横结肠（断端）

Left kidney
左肾

Jejunum (cut)
空肠（断端）

Transverse colon (cut)
横结肠（断端）

Superior mesenteric artery and vein
肠系膜上动、静脉

Uncinate process of pancreas
胰钩突

Duodenum and pancreas
in situ: anterior view
原位十二指肠和胰：
前面观

Position of duodenum and pancreas
十二指肠和胰的位置

Hepatic portal vein
肝门静脉

(Common) bile duct
胆总管

Proper hepatic artery
肝固有动脉

幽门口
Pyloric orifice

胆总管
(Common) bile duct

Superior (1st) part (ampulla or
duodenal bulb)
十二指肠上（第1）部
（壶腹或十二指肠球部）

Accessory
pancreatic duct
(of Santorini)
副胰管
（Santorini 管）

Minor duodenal
papilla (inconstant)
十二指肠小
乳头（不恒定）

Main pancreatic
duct (of Wirsung)
主胰管
（Wirsung 管）

Descending (2nd) part
十二指肠
降（第2）部

Duodenojejunal junction
十二指肠空肠结合部

Jejunum
空肠

Circular folds
(valves of Kerckring)
环状襞（Kerckring 瓣）

Major duodenal
papilla (of Vater)
十二指肠大乳头
（Vater 乳头）

Head of pancreas
胰头

Ascending (4th) part
十二指肠升（第4）部

Superior mesenteric artery and vein
肠系膜上动、静脉

Inferior (horizontal, or 3rd) part
十二指肠下
（水平或第3）部

图 6.5　十二指肠和胰

6.6 肝和胆道系统

肝是一个实质性器官，主要位于腹部右上象限。从解剖学上看，它有**左、右**两个叶（由腹膜皱襞**镰状韧带**所分隔），一个**方形的方叶**邻近胆囊、一个小的**尾状叶靠近**下腔静脉。肝有两个面：一个是与膈接触的**膈面**，另一个是与腹腔脏器接触的**脏面**。肝的门部称为**肝门**。肝动脉、门静脉和肝管在此进出肝。肝主要被脏腹膜包围，除了与膈接触的后上表面的一小块区域外，这个区域被称为肝的"**裸区**"。**胆囊**是一个小的梨形中空器官，位于肝的脏面。肝有多种功能，其中之一是参与消化过程。肝细胞产生胆汁，胆汁使脂质乳化，从而被酶消化。胆汁通过**左、右肝管**离开肝，左、右肝管汇合形成**肝总管**。**胆囊管**运输胆汁进出胆囊。胆囊管和肝总管汇合形成**胆总管**，终止于**肝胰壶腹（Vater 壶腹）**。当脂肪被摄入时，壶腹括约肌打开，将胆汁释放到十二指肠腔。当括约肌闭合时，所有胆汁都会回到胆总管，然后经胆囊管进入胆囊储存。

临床聚焦

超重或高脂饮食的人有患**胆结石**的风险。胆结石是胆汁中坚硬的物质沉积，如胆红素和胆固醇。如果胆结石卡在胆管中，胆汁的排出就会受阻。胆汁淤积会引起胆囊炎症（**胆囊炎**），导致右上腹疼痛。胆囊大约位于右锁骨中线和肋缘的交点处。此区触痛（**墨菲征**）提示胆囊炎。

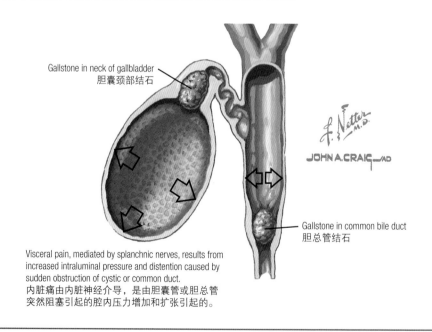

Gallstone in neck of gallbladder
胆囊颈部结石

Gallstone in common bile duct
胆总管结石

Visceral pain, mediated by splanchnic nerves, results from increased intraluminal pressure and distention caused by sudden obstruction of cystic or common duct.
内脏痛由内脏神经介导，是由胆囊管或胆总管突然阻塞引起的腔内压力增加和扩张引起的。

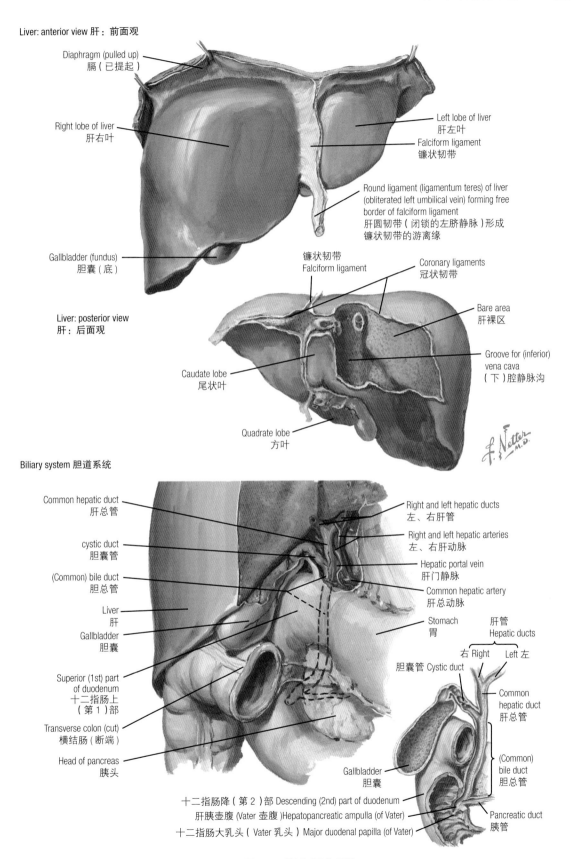

Liver: anterior view 肝：前面观

Diaphragm (pulled up)
膈（已提起）

Right lobe of liver
肝右叶

Left lobe of liver
肝左叶

Falciform ligament
镰状韧带

Round ligament (ligamentum teres) of liver
(obliterated left umbilical vein) forming free
border of falciform ligament
肝圆韧带（闭锁的左脐静脉）形成
镰状韧带的游离缘

Gallbladder (fundus)
胆囊（底）

镰状韧带
Falciform ligament

Coronary ligaments
冠状韧带

Bare area
肝裸区

Liver: posterior view
肝：后面观

Groove for (inferior)
vena cava
（下）腔静脉沟

Caudate lobe
尾状叶

Quadrate lobe
方叶

Biliary system 胆道系统

Common hepatic duct
肝总管

Right and left hepatic ducts
左、右肝管

cystic duct
胆囊管

Right and left hepatic arteries
左、右肝动脉

(Common) bile duct
胆总管

Hepatic portal vein
肝门静脉

Liver
肝

Common hepatic artery
肝总动脉

Gallbladder
胆囊

Stomach
胃

肝管
Hepatic ducts

右 Right　Left 左

Superior (1st) part
of duodenum
十二指肠上
（第1）部

胆囊管 Cystic duct

Common
hepatic duct
肝总管

Transverse colon (cut)
横结肠（断端）

(Common)
bile duct
胆总管

Head of pancreas
胰头

Gallbladder
胆囊

Pancreatic duct
胰管

十二指肠降（第2）部 Descending (2nd) part of duodenum
肝胰壶腹 (Vater 壶腹)Hepatopancreatic ampulla (of Vater)
十二指肠大乳头（ Vater 乳头 ）Major duodenal papilla (of Vater)

图 6.6　肝和胆道系统

6.7 空肠和回肠

　　不同于十二指肠，空肠和回肠被脏腹膜包围，并由肠系膜悬挂于体壁。**小肠系膜**是有脂肪聚集的双层腹膜结构，与腹后壁上的壁腹膜相延续。肠系膜根是小肠系膜附着线的名字，其从左上斜行延伸到右下腹部。**空肠**始于左上象限的**十二指肠空肠结合部**。它的内表面有许多环行皱襞（**环状襞**），可增加营养物质吸收的表面积。**回肠**是小肠的远端部分，较空肠壁薄、环状襞少。在空肠的末端和回肠的起始处并没有明显的结构特征，其肠壁的厚度和环状襞的数量是逐渐过渡的。回肠在**回盲部**续于盲肠而终止。

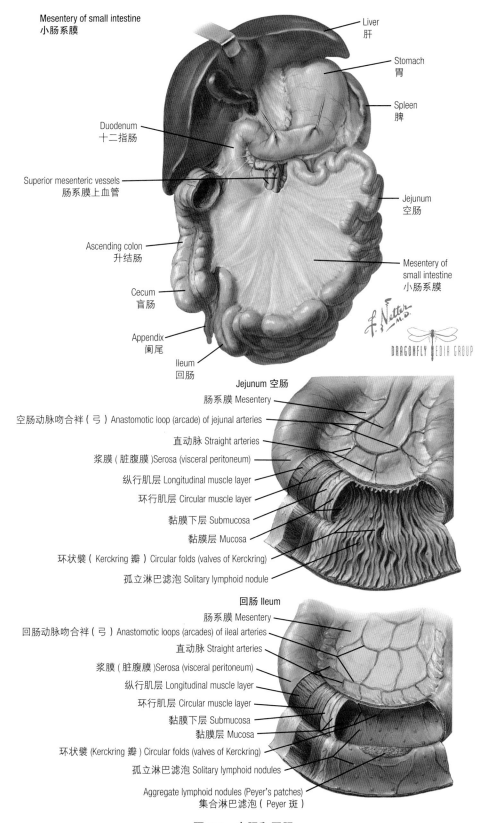

Mesentery of small intestine
小肠系膜

Liver
肝

Stomach
胃

Spleen
脾

Duodenum
十二指肠

Superior mesenteric vessels
肠系膜上血管

Jejunum
空肠

Ascending colon
升结肠

Mesentery of
small intestine
小肠系膜

Cecum
盲肠

Appendix
阑尾

Ileum
回肠

Jejunum 空肠

肠系膜 Mesentery

空肠动脉吻合袢（弓）Anastomotic loop (arcade) of jejunal arteries

直动脉 Straight arteries

浆膜（脏腹膜）Serosa (visceral peritoneum)

纵行肌层 Longitudinal muscle layer

环行肌层 Circular muscle layer

黏膜下层 Submucosa

黏膜层 Mucosa

环状襞（Kerckring 瓣）Circular folds (valves of Kerckring)

孤立淋巴滤泡 Solitary lymphoid nodule

回肠 Ileum

肠系膜 Mesentery

回肠动脉吻合袢（弓）Anastomotic loops (arcades) of ileal arteries

直动脉 Straight arteries

浆膜（脏腹膜）Serosa (visceral peritoneum)

纵行肌层 Longitudinal muscle layer

环行肌层 Circular muscle layer

黏膜下层 Submucosa

黏膜层 Mucosa

环状襞 (Kerckring 瓣) Circular folds (valves of Kerckring)

孤立淋巴滤泡 Solitary lymphoid nodules

Aggregate lymphoid nodules (Peyer's patches)
集合淋巴滤泡（Peyer 斑）

图 6.7　空肠和回肠

6.8 结肠

一旦在小肠中被吸收，剩余的消化产物就会进入**大肠（结肠）**。结肠持续吸收水分，产生固体废物（粪便），通过肛管排出。结肠始于**盲肠**，盲肠与一个称为**阑尾**的蠕虫状附属物相连。阑尾的位置变异较多，有时位于盲肠的后方（盲肠后阑尾）。结肠的其余部分是**升结肠、横结肠、降结肠和乙状结肠**。升结肠和降结肠为腹膜后位器官，因此位置相对固定。横结肠和乙状结肠移动性更强，因为它们为腹膜内位器官，通过肠系膜（**横结肠系膜和乙状结肠系膜**）悬于体壁上。升结肠和横结肠之间的过渡处以一个突然的弯曲为特征，称为**结肠右（肝）曲**。**结肠左（脾）曲**则标志着横结肠和降结肠之间的连接处。大多数胃肠道的管壁上都有一层连续的纵向排列的平滑肌；然而，在结肠中，纵行肌集中形成三条明显的带，称为**结肠带**。结肠的其他特征还包括**结肠袋**和称为**肠脂垂**的小型脂肪附件。结肠的内部有**半月形皱襞**，其并不能围绕肠腔形成一个完整的环。小肠和大肠皱襞模式的差异有助于在 X 线片上区分这些器官。

临床聚焦

阑尾易于发炎，是因其终末为盲端且管腔狭窄。如果管腔被阻塞（例如，被种子或硬的排泄物堵塞），细菌就会迅速繁殖并导致感染（**阑尾炎**）。阑尾炎引起的触痛或疼痛通常发生在 McBurney 点区域——从脐到髂前上棘（ASIS）连线的 2/3 处，此处为指示阑尾相对于腹壁的典型位置。然而，如果阑尾位于非典型部位，疼痛可发生于其他部位，如背部。

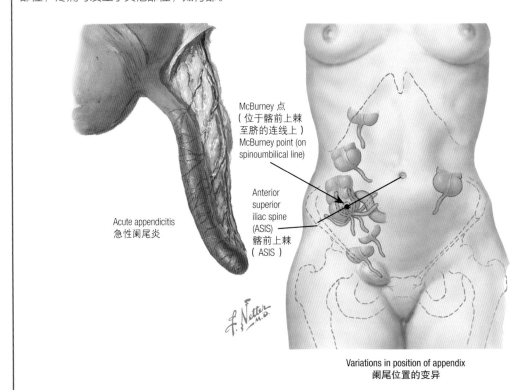

Acute appendicitis
急性阑尾炎

McBurney 点
（位于髂前上棘
至脐的连线上）
McBurney point (on
spinoumbilical line)

Anterior
superior
iliac spine
(ASIS)
髂前上棘
（ASIS）

Variations in position of appendix
阑尾位置的变异

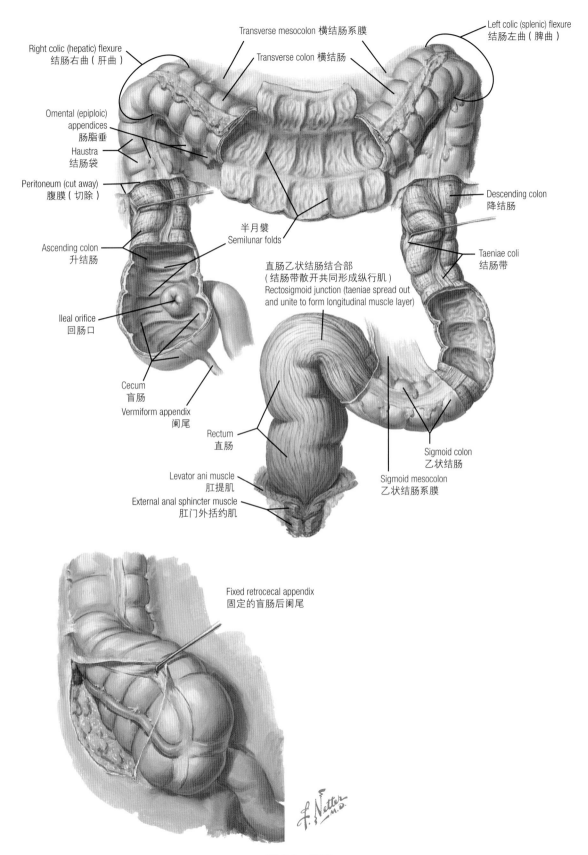

Right colic (hepatic) flexure
结肠右曲（肝曲）

Transverse mesocolon 横结肠系膜

Transverse colon 横结肠

Left colic (splenic) flexure
结肠左曲（脾曲）

Omental (epiploic)
appendices
肠脂垂

Haustra
结肠袋

Peritoneum (cut away)
腹膜（切除）

Descending colon
降结肠

Ascending colon
升结肠

半月襞
Semilunar folds

Taeniae coli
结肠带

Ileal orifice
回肠口

直肠乙状结肠结合部
（结肠带散开共同形成纵行肌）
Rectosigmoid junction (taeniae spread out
and unite to form longitudinal muscle layer)

Cecum
盲肠

Vermiform appendix
阑尾

Rectum
直肠

Sigmoid colon
乙状结肠

Levator ani muscle
肛提肌

External anal sphincter muscle
肛门外括约肌

Sigmoid mesocolon
乙状结肠系膜

Fixed retrocecal appendix
固定的盲肠后阑尾

图 6.8 结肠

6.9 直肠和肛管

　　直肠始于直肠乙状结肠结合部，下行进入骶骨前方的盆腔。直肠被描述为腹膜外器官，因其位于腹膜之外。直肠黏膜形成三个**横襞**，有助于排泄前支撑排泄物。直肠的远端变窄，在**肛直肠结合部**与肛管相延续。肛直肠结合部存在一个大约 90° 的角，以帮助维持控便能力（通过在肛门直肠管中形成一个"扭结"）。此角由部分肛提肌（**耻骨直肠肌**）维持。肛管近端内衬黏膜，而其远端被覆皮肤。**齿状线**标志着这两部分之间的结合部。肛管的功能是调节排便，因此需要一种机制来打开和关闭其管腔。肛门有两种括约肌，**外括约肌**由骨骼肌组成，可随意调控；**内括约肌**由平滑肌组成，是非随意控制的。两者在排便时都会放松。肛门以成对的**坐骨肛门窝**为界，窝内充满脂肪，这使得肛管在排便时得以扩张。

临床聚焦

　　大便失禁是指无法控制直肠运动，导致粪便漏出。分娩是常见的原因，因为胎儿通过阴道娩出可撕裂邻近的肌组织，如肛提肌和肛门括约肌。

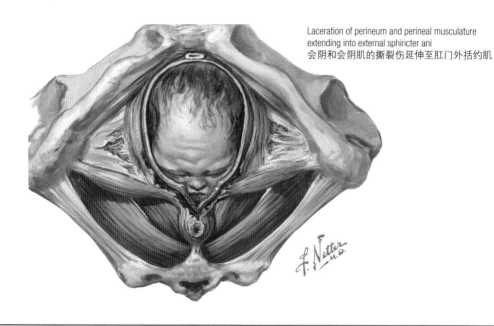

Laceration of perineum and perineal musculature
extending into external sphincter ani
会阴和会阴肌的撕裂伤延伸至肛门外括约肌

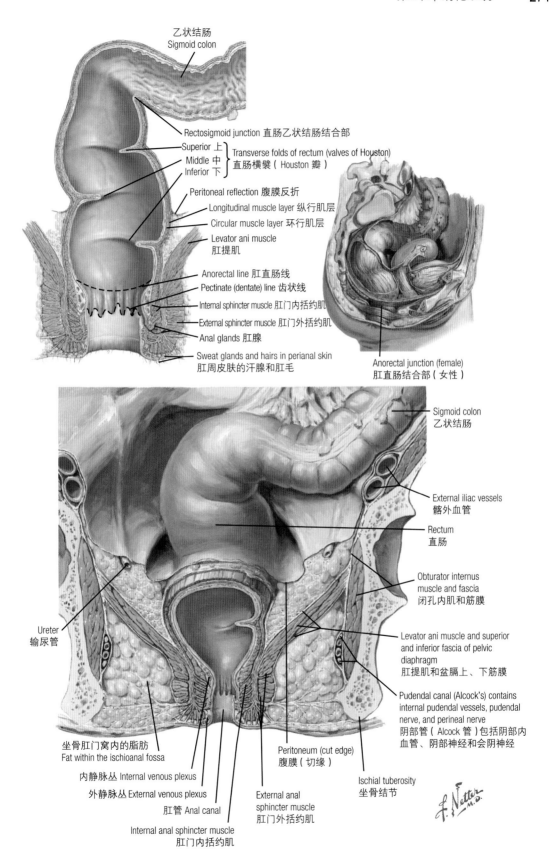

乙状结肠
Sigmoid colon

Rectosigmoid junction 直肠乙状结肠结合部

Superior 上
Middle 中　Transverse folds of rectum (valves of Houston)
Inferior 下　直肠横襞（Houston 瓣）

Peritoneal reflection 腹膜反折

Longitudinal muscle layer 纵行肌层

Circular muscle layer 环行肌层

Levator ani muscle
肛提肌

Anorectal line 肛直肠线

Pectinate (dentate) line 齿状线

Internal sphincter muscle 肛门内括约肌

External sphincter muscle 肛门外括约肌

Anal glands 肛腺

Sweat glands and hairs in perianal skin
肛周皮肤的汗腺和肛毛

Anorectal junction (female)
肛直肠结合部（女性）

Sigmoid colon
乙状结肠

External iliac vessels
髂外血管

Rectum
直肠

Obturator internus
muscle and fascia
闭孔内肌和筋膜

Levator ani muscle and superior
and inferior fascia of pelvic
diaphragm
肛提肌和盆膈上、下筋膜

Pudendal canal (Alcock's) contains
internal pudendal vessels, pudendal
nerve, and perineal nerve
阴部管（Alcock 管）包括阴部内
血管、阴部神经和会阴神经

Ureter
输尿管

坐骨肛门窝内的脂肪
Fat within the ischioanal fossa

内静脉丛 Internal venous plexus

外静脉丛 External venous plexus

肛管 Anal canal

Internal anal sphincter muscle
肛门内括约肌

Peritoneum (cut edge)
腹膜（切缘）

External anal
sphincter muscle
肛门外括约肌

Ischial tuberosity
坐骨结节

图 6.9　直肠和肛管

6.10 消化系统脏器的影像

临床聚焦

　　许多不同的成像方式被用来评估消化系统的器官。当胃或肠等中空器官充满了空气，可以用**X线摄影**进行检查。**X线透视检查**可以观察动态过程，如吞咽、蠕动和消化器官的运动。使用这种技术，患者需口服造影剂，图像在造影剂通过消化道时被实时捕捉。**计算机断层扫描**（CT）提供了良好的软组织对比，可用来评估由感染或癌症等病变引起的单个器官的结构改变（如炎症、肿大）。

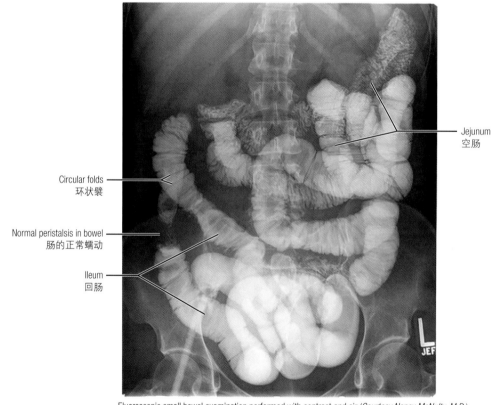

Fluoroscopic small bowel examination performed with contrast and air (*Courtesy Nancy McNulty, M.D.*).
用造影剂和空气进行的小肠 X 线透视检查 (Nancy McNulty 博士供图)

图中标注：
- Jejunum 空肠
- Circular folds 环状襞
- Normal peristalsis in bowel 肠的正常蠕动
- Ileum 回肠

临床聚焦（续）

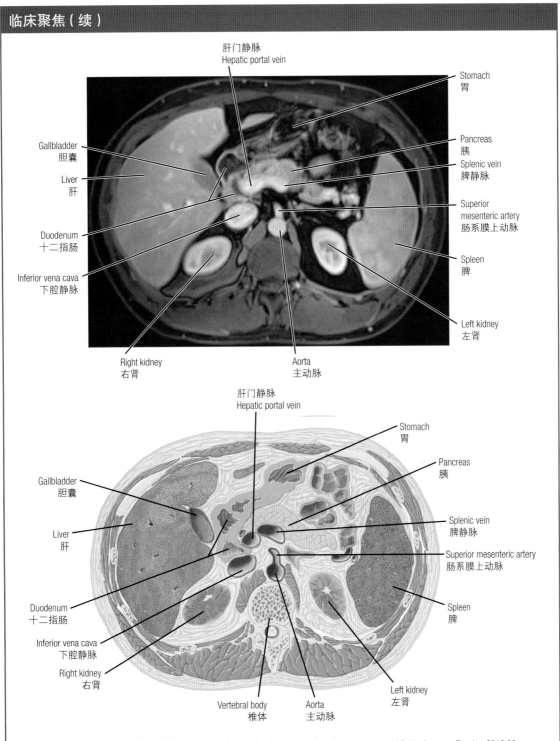

肝门静脉
Hepatic portal vein

Stomach
胃

Gallbladder
胆囊

Liver
肝

Pancreas
胰

Splenic vein
脾静脉

Superior
mesenteric artery
肠系膜上动脉

Duodenum
十二指肠

Spleen
脾

Inferior vena cava
下腔静脉

Left kidney
左肾

Right kidney
右肾

Aorta
主动脉

肝门静脉
Hepatic portal vein

Stomach
胃

Gallbladder
胆囊

Pancreas
胰

Liver
肝

Splenic vein
脾静脉

Superior mesenteric artery
肠系膜上动脉

Duodenum
十二指肠

Spleen
脾

Inferior vena cava
下腔静脉

Right kidney
右肾

Left kidney
左肾

Vertebral body
椎体

Aorta
主动脉

Imaging reused with permission from Torigian DA, Hammell MK. Netter's Correlative Imaging: Abdominal and Pelvic Anatomy. Elsevier; 2012:28.
影像学数据来自 Torigian DA, Hammell MK. Netter's Correlative Imaging: Abdominal and Pelvic Anatomy. Elsevier; 2012:28.，已获再用许可。

6.11 消化系统脏器的血液供应

胸部食管主要接受来自降**主动脉**多个分支的动脉血。腹腔脏器的血液供应由起始于腹主动脉前面的三个分支提供。每个分支都与消化管的一个胚胎分部有关：**腹腔干**供应来自前肠的器官，**肠系膜上动脉**（superior mesenteric artery, SMA）供应中肠器官，**肠系膜下动脉**（inferior mesenteric artery, IMA）供应后肠器官。腹腔干由主动脉发出后，立即分为三个终末支。**胃左动脉**沿着胃小弯走行，供应胃和食管腹部。**脾动脉**沿着胰的上缘走行，发出分支到胃、胰和脾（免疫系统的一个器官）。**肝总动脉**有多个分支供应胃、十二指肠、胰、肝和胆囊；其中两个主要分支是**胃十二指肠动脉**和**肝固有动脉**。SMA 供应小肠的全部三个部分以及盲肠、阑尾、升结肠和横结肠的近端 2/3。其分支逻辑上被命名为：**空肠**和**回肠动脉**，供应小肠；**回结肠动脉**，供应回盲部；**右结肠动脉**，供应升结肠；**中结肠动脉**，供应横结肠。IMA 供应肠的其余部分，包括横结肠的远端 1/3 和降结肠由**左结肠动脉**供应，乙状结肠由**乙状结肠动脉**供应，直肠上段由**直肠上动脉**供应。直肠也接受骨盆内起自髂内动脉的**直肠中动脉**、**直肠下动脉**的血液供应。

临床聚焦

存在于过渡区的吻合，例如**结肠边缘动脉**在脾曲处连接 SMA 的中结肠支和 IMA 的左结肠支，这些"分水岭"区域的侧支血运通常有限，因此在灌注不足或动脉阻塞的情况下，这些区域存在**缺血**的风险。

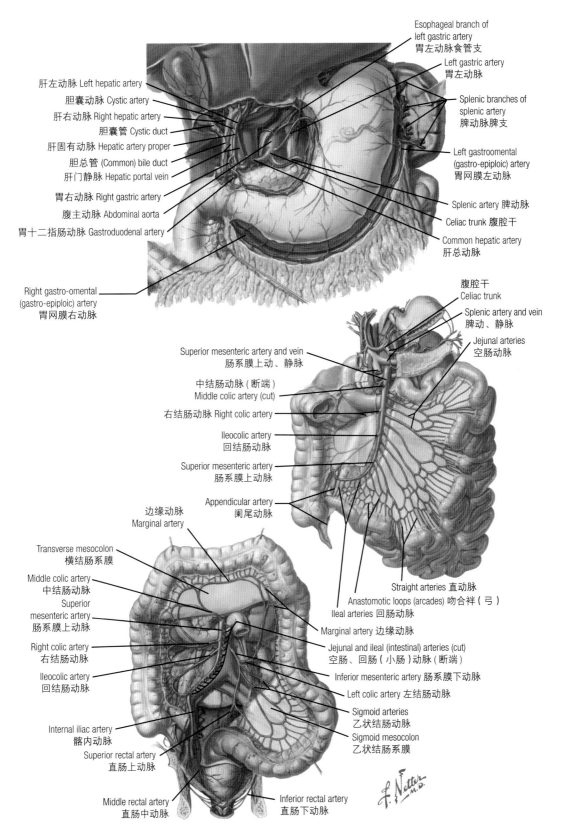

图6.11 消化系统脏器的血供

6.12 消化系统脏器的静脉回流

　　胸部食管的静脉回流是通过**奇静脉系统**的属支进行的，而腹部食管的静脉则回流到**胃左静脉**的食管支。来自腹部器官静脉血中的营养物质可以被肠道毛细血管吸收。这些血液需要进入肝进行代谢处理；因此血液直接流向**肝门静脉**。**肠系膜上静脉**和**脾静脉**汇合形成肝门静脉。**肠系膜下静脉**通常回流至脾静脉。一旦血液进入肝，即通过窦状毛细血管，营养物质可被肝细胞吸收。然后，静脉血通过肝静脉输送出肝，**肝静脉**是体循环的静脉，其回流入下腔静脉。这种独特的排列——在两个毛细血管床之间存在一个静脉系统——称为门静脉系统（另见 4.1）。

临床聚焦

　　减缓肝血流的病变可引起**门静脉高压**——门静脉或其属支的高血压。病因可为肝内（如肝硬化）或肝外（如门静脉血栓）的。由于血液反流到门静脉的属支，导致的并发症包括**食管静脉曲张**（扩张的食管静脉可能破裂出血）和**脾大**（肿大的脾）。

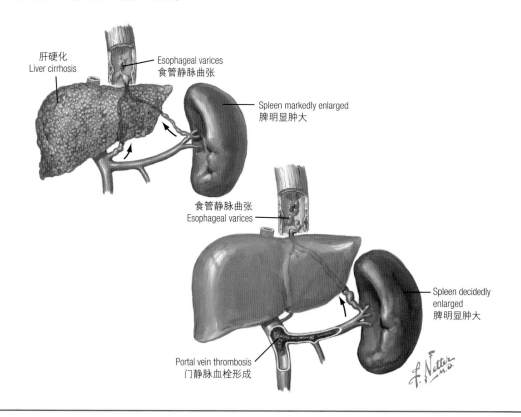

肝硬化
Liver cirrhosis

Esophageal varices
食管静脉曲张

Spleen markedly enlarged
脾明显肿大

食管静脉曲张
Esophageal varices

Spleen decidedly enlarged
脾明显肿大

Portal vein thrombosis
门静脉血栓形成

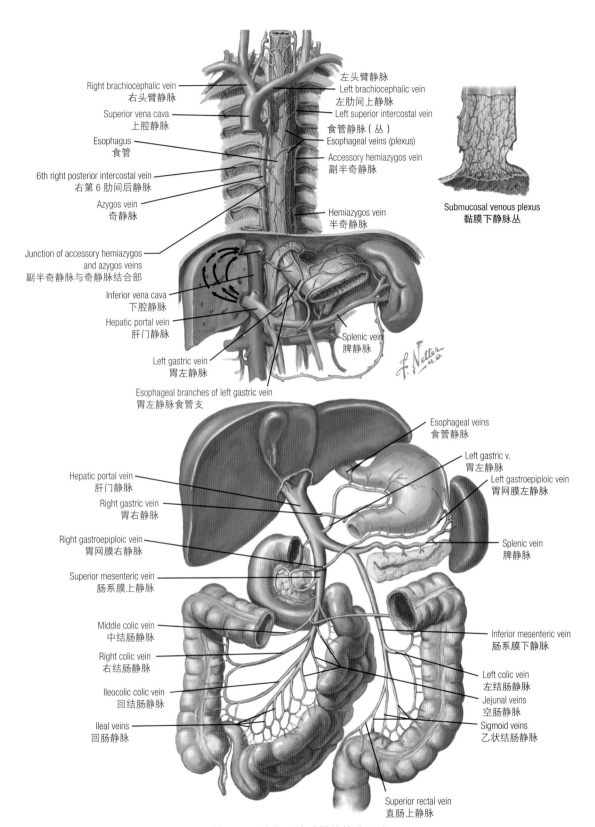

图 6.12　消化系统脏器的静脉回流

6.13 消化系统脏器的神经支配

　　食管的肌组织由**迷走神经**分支支配。躯体传出神经元支配食管上部的骨骼肌，而副交感神经元支配其余的平滑肌部分。腹部脏器由加入腹主动脉前面**主动脉丛**的自主神经来支配。**交感神经元**起源于胸腰段脊髓，通过**胸内脏神经**和**腰内脏神经**到达主动脉丛；胸内脏神经分为内脏大神经、内脏小神经和内脏最小神经三种。这些节前神经元与位于主动脉的主要分支附近的交感神经节（如腹腔神经节）形成突触。节后神经元伴随主要血管的分支到达靶器官。交感神经活动可刺激身体的"战斗或逃跑"反应，使身体为紧张状态做好准备，因此其抑制消化过程。它对胃肠系统的作用包括将血液从肠道分流（血管收缩），通过放松平滑肌来抑制胃肠运动，收缩括约肌并抑制腺体分泌。支配胃肠器官的**副交感神经元**有两个来源。迷走神经与食管一起通过食管裂孔进入腹部，形成**迷走神经干**。这些神经通过副交感纤维支配腹腔干和肠系膜上动脉（SMA）供血的脏器（迷走神经的支配大约终止于结肠脾曲处）。支配胃肠道其余部分的副交感神经元起自骶髓，并于**盆内脏神经**内上行至所支配的脏器。典型的副交感节前神经元与位于靶器官壁上平滑肌层之间的神经节形成突触。副交感神经元促进"休息和消化"——此过程可以保存和恢复身体的能量。因此，副交感神经刺激可增加胃肠道蠕动，刺激腺体分泌，放松括约肌，促进消化和排便。肛门外括约肌（骨骼肌）由**直肠下神经**支配，直肠下神经是阴部神经的分支。

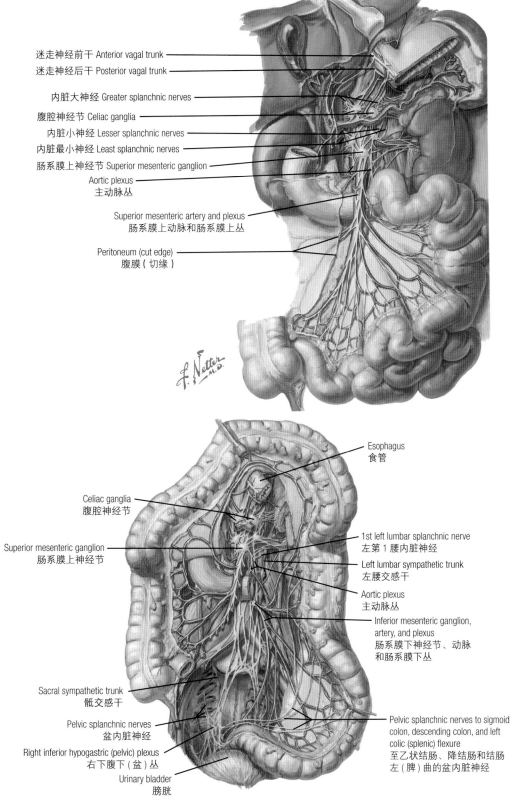

迷走神经前干 Anterior vagal trunk

迷走神经后干 Posterior vagal trunk

内脏大神经 Greater splanchnic nerves

腹腔神经节 Celiac ganglia

内脏小神经 Lesser splanchnic nerves

内脏最小神经 Least splanchnic nerves

肠系膜上神经节 Superior mesenteric ganglion

Aortic plexus
主动脉丛

Superior mesenteric artery and plexus
肠系膜上动脉和肠系膜上丛

Peritoneum (cut edge)
腹膜（切缘）

Esophagus
食管

Celiac ganglia
腹腔神经节

Superior mesenteric ganglion
肠系膜上神经节

1st left lumbar splanchnic nerve
左第1腰内脏神经

Left lumbar sympathetic trunk
左腰交感干

Aortic plexus
主动脉丛

Inferior mesenteric ganglion,
artery, and plexus
肠系膜下神经节、动脉
和肠系膜下丛

Sacral sympathetic trunk
骶交感干

Pelvic splanchnic nerves
盆内脏神经

Right inferior hypogastric (pelvic) plexus
右下腹下（盆）丛

Urinary bladder
膀胱

Pelvic splanchnic nerves to sigmoid
colon, descending colon, and left
colic (splenic) flexure
至乙状结肠、降结肠和结肠
左（脾）曲的盆内脏神经

图 6.13　消化系统脏器的神经支配

6.14 消化系统脏器的淋巴管和淋巴结

由于食管从颈部延伸到腹部，因此食管的淋巴汇入许多淋巴结，包括颈部的**颈深淋巴结**、胸部的**后纵隔淋巴结**和腹部的**胃左淋巴结**。腹部器官的淋巴引流类似于血管模式。淋巴最初汇入毗邻特定器官的淋巴结（如**胃淋巴结、结肠旁淋巴结**）。来自这些淋巴结的淋巴管汇入邻近胃肠系统主要血管的淋巴结群（**腹腔淋巴结、肠系膜上淋巴结、肠系膜下淋巴结**）。这些位于主动脉前表面的淋巴结统称为**主动脉前淋巴结**。而位于主动脉外侧面的淋巴结称为**主动脉外侧淋巴结**或**腰淋巴结**。经过主动脉前和主动脉外侧淋巴结的淋巴最终汇入**乳糜池**，乳糜池是胸导管下端的囊状膨大。**胸导管**通过与位于锁骨下静脉和颈内静脉结合部的静脉系统融合，将来自腹部器官的所有淋巴输送到血液循环。

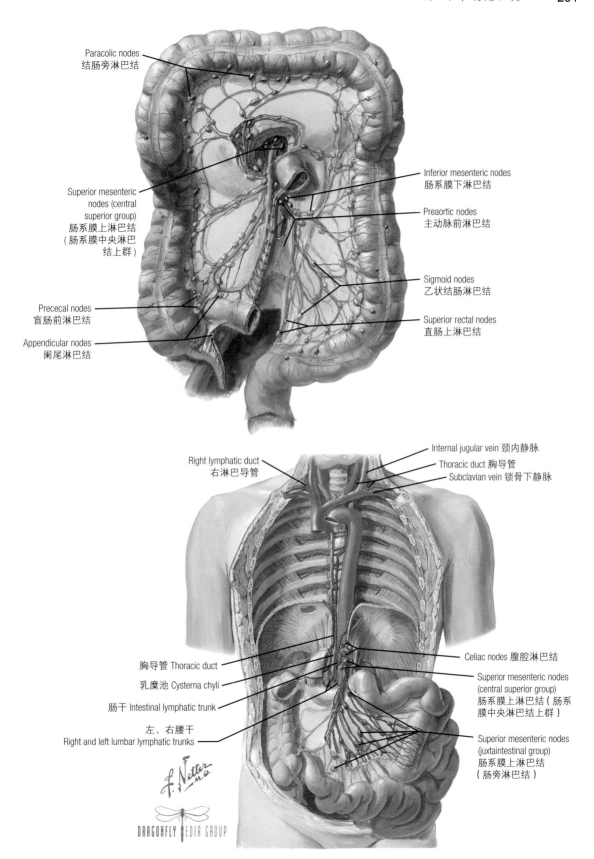

图 6.14　消化系统脏器的淋巴管和淋巴结

第7章 内分泌系统

7.1 内分泌系统 284

7.2 垂体 286

7.3 甲状腺和甲状旁腺 288

7.4 胰 290

7.5 肾上腺 292

7.1 内分泌系统

　　内分泌系统由产生和分泌激素的器官、腺体和组织组成。激素影响身体中许多细胞的活动和调节过程，如生长、发育、繁殖，以及身体对压力的反应。某些器官有内分泌功能，比如心可以分泌一种或多种激素，但这并不是心在体内的主要功能。其他内分泌组织分散在身体各个部位。例如，脂肪也是一种内分泌组织，因为它的细胞能分泌一种调节食物摄入和脂肪储存的激素。在本章中，我们将聚焦于讨论五个主要内分泌腺：**垂体**、**甲状腺**、**甲状旁腺**、**肾上腺**和**胰**。卵巢和睾丸是重要的内分泌腺体，与生殖有关，这部分内容将在第 9 章生殖系统中讨论。不像外分泌腺那样将产物分泌至导管，内分泌腺释放激素直接进入血液或淋巴系统。因此，内分泌腺通常有发达的血管和淋巴引流。

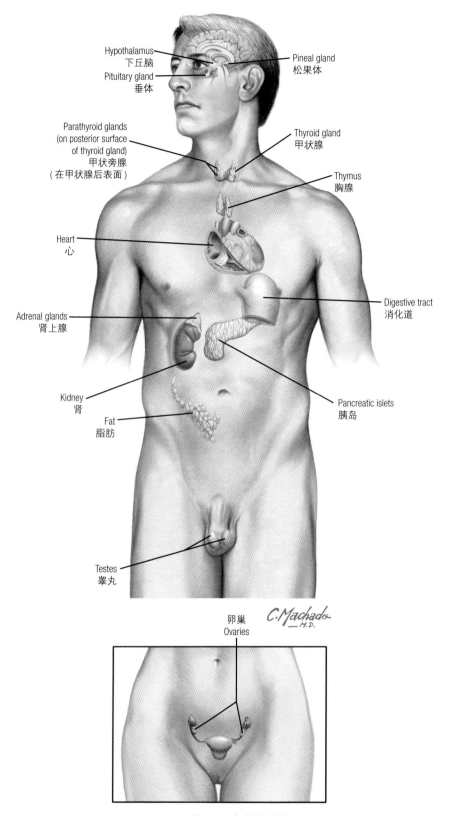

Hypothalamus
下丘脑

Pituitary gland
垂体

Pineal gland
松果体

Parathyroid glands
(on posterior surface
of thyroid gland)
甲状旁腺
（在甲状腺后表面）

Thyroid gland
甲状腺

Thymus
胸腺

Heart
心

Digestive tract
消化道

Adrenal glands
肾上腺

Kidney
肾

Fat
脂肪

Pancreatic islets
胰岛

Testes
睾丸

卵巢
Ovaries

图 7.1　内分泌系统

7.2 垂体

　　垂体是一个小腺体，借**漏斗**与下丘脑相连，它位于称为蝶鞍的保护性骨窝中，蝶鞍是蝶骨的一部分。垂体有两个叶，其组成和功能各不相同。**前叶**（腺垂体）是由腺组织构成的，可以合成和释放多种激素，下丘脑产生的激素对垂体前叶有调控作用，可以增强或抑制腺垂体的分泌。**后叶**（神经垂体）由神经组织特别是轴突、轴突终末和神经胶质细胞组成。垂体后叶轴突的神经元胞体位于下丘脑核团内，这些轴突被统称为**下丘脑垂体束**。在下丘脑中合成的激素沿着下丘脑垂体束的轴突运输，并储存在垂体后叶的神经末梢中。当受到神经冲动的刺激时，激素被释放并通过垂体后叶的毛细血管进入血液。因此，垂体后叶不是内分泌腺，而是激素的储存部位。垂体接受来自**垂体上、下动脉**的动脉血，它们属于颈内动脉的分支。垂体后叶的循环模式是很典型的——动脉分支形成小动脉，最终形成毛细血管，然后毛细血管汇集形成**垂体静脉**，汇入海绵窦。而垂体前叶与**垂体的门脉系统**相关，该系统由下丘脑初级毛细血管丛和前叶次级毛细血管床之间的静脉系统组成。该系统建立了下丘脑和垂体前叶间的直接沟通，这是下丘脑调节功能所必需的。前叶分泌的激素通过垂体静脉进入血液，然后回流至海绵窦。

临床聚焦

　　垂体瘤（**垂体腺瘤**）是垂体功能障碍最常见的病因。由于垂体几乎完全被骨包围，肿瘤经常向上扩张到达颅腔，并可能通过压迫视交叉引起视觉障碍。如果需要手术干预，那么垂体和蝶窦之间的位置关系为手术从鼻腔进入（经蝶窦入路）提供了可能。

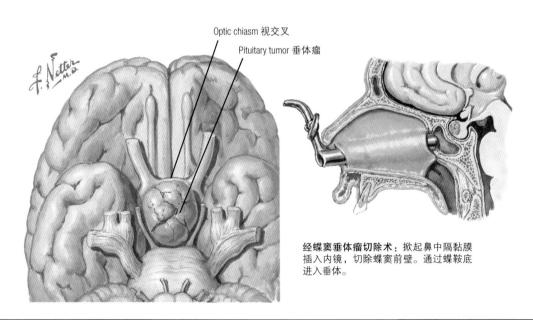

Optic chiasm 视交叉
Pituitary tumor 垂体瘤

经蝶窦垂体瘤切除术：掀起鼻中隔黏膜插入内镜，切除蝶窦前壁。通过蝶鞍底进入垂体。

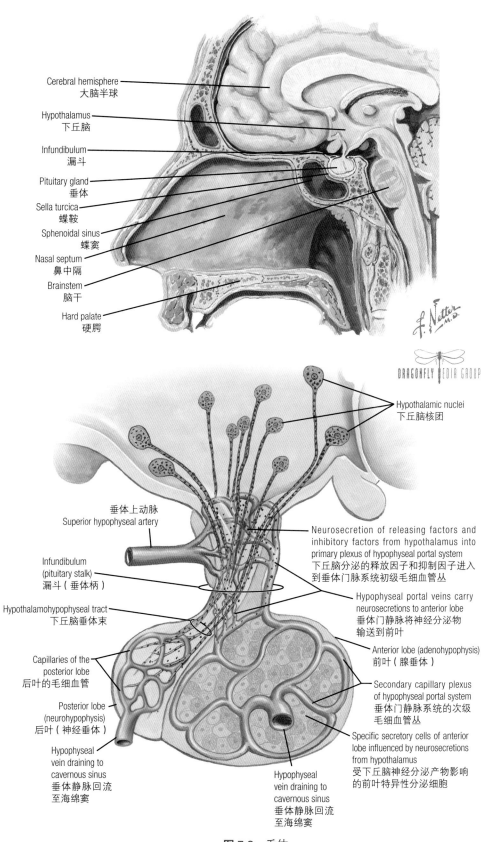

Cerebral hemisphere
大脑半球

Hypothalamus
下丘脑

Infundibulum
漏斗

Pituitary gland
垂体

Sella turcica
蝶鞍

Sphenoidal sinus
蝶窦

Nasal septum
鼻中隔

Brainstem
脑干

Hard palate
硬腭

Hypothalamic nuclei
下丘脑核团

垂体上动脉
Superior hypophyseal artery

Infundibulum
(pituitary stalk)
漏斗（垂体柄）

Hypothalamohypophyseal tract
下丘脑垂体束

Capillaries of the
posterior lobe
后叶的毛细血管

Posterior lobe
(neurohypophysis)
后叶（神经垂体）

Hypophyseal
vein draining to
cavernous sinus
垂体静脉回流
至海绵窦

Neurosecretion of releasing factors and
inhibitory factors from hypothalamus into
primary plexus of hypophyseal portal system
下丘脑分泌的释放因子和抑制因子进入
到垂体门脉系统初级毛细血管丛

Hypophyseal portal veins carry
neurosecretions to anterior lobe
垂体门静脉将神经分泌物
输送到前叶

Anterior lobe (adenohypophysis)
前叶（腺垂体）

Secondary capillary plexus
of hypophyseal portal system
垂体门静脉系统的次级
毛细血管丛

Specific secretory cells of anterior
lobe influenced by neurosecretions
from hypothalamus
受下丘脑神经分泌产物影响
的前叶特异性分泌细胞

Hypophyseal
vein draining to
cavernous sinus
垂体静脉回流
至海绵窦

图 7.2　垂体

7.3 甲状腺和甲状旁腺

　　甲状腺位于颈部气管近端的前外侧。它由通过甲状腺峡连接的左、右两个叶组成，**甲状腺峡**多位于第二和第三气管环的前方。有些人也存在一个细的从上表面突出的**锥状叶**，这是一种发育的残留（见临床聚焦）。甲状腺的功能是产生和分泌甲状腺激素和降钙素。甲状腺激素有两种：甲状腺素（T$_4$）和三碘甲状腺原氨酸（T$_3$），它们调节新陈代谢、生长和发育的重要过程。降钙素促进骨中的钙沉积，从而减少血液中钙的含量。甲状腺通过甲状腺上、下动脉提供丰富的血液供应。**甲状腺上动脉**通常是颈外动脉的第一个分支，它沿着腺体的上表面走行。**甲状腺下动脉**起源于甲状颈干，并向上延伸到腺体的深面。甲状腺共有三对甲状腺静脉。**甲状腺上静脉**和**中静脉**汇入颈内静脉，而**甲状腺下静脉**通常汇入头臂静脉。值得注意的是，甲状腺中静脉没有伴行动脉。**甲状旁腺**产生和分泌甲状旁腺激素（PTH），从而增加血液中钙的含量。在甲状腺的后表面通常有四个甲状旁腺，上、下各一对，但腺体的数量和位置可能会有所不同。甲状旁腺通常由**甲状腺下动脉**供血，并由**甲状腺下静脉**引流。

临床聚焦

　　在发育过程中，甲状腺组织从咽底向下迁移到颈部，被甲状舌管拴住。甲状舌管通常会逐渐退化；然而，部分可能以管道或**甲状舌管囊肿**持续存在。某些人的甲状腺组织不能完全迁移。**异位甲状腺组织**在迁移过程中随处可见，锥状叶就是一个例子。偶尔甲状腺也接受来自称作**甲状腺最下动脉**的小动脉的额外动脉供应。甲状腺最下动脉通常起源于主动脉弓或头臂干，并上升到气管前面的甲状腺。因此，在气管切开术等手术过程中，它可能会造成意想不到的动脉出血。临床医生还应了解甲状腺与喉返神经的密切关系，以避免甲状腺手术过程中损伤神经。这些神经支配喉肌，因此损伤后可导致声带麻痹和声音嘶哑。

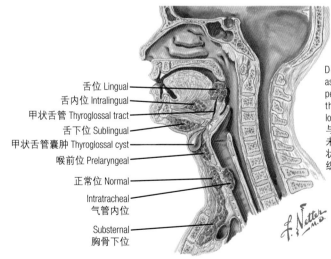

舌位 Lingual
舌内位 Intralingual
甲状舌管 Thyroglossal tract
舌下位 Sublingual
甲状舌管囊肿 Thyroglossal cyst
喉前位 Prelaryngeal
正常位 Normal
Intratracheal
气管内位
Substernal
胸骨下位

Developmental malformations associated with the thyroid gland: persistent thyroglossal duct (tract), thyroglossal cyst and common locations of ectopic thyroid tissue. 与甲状腺相关的发育畸形：未退化的甲状舌管（道）、甲状舌管囊肿和异位甲状腺组织的常见位置。

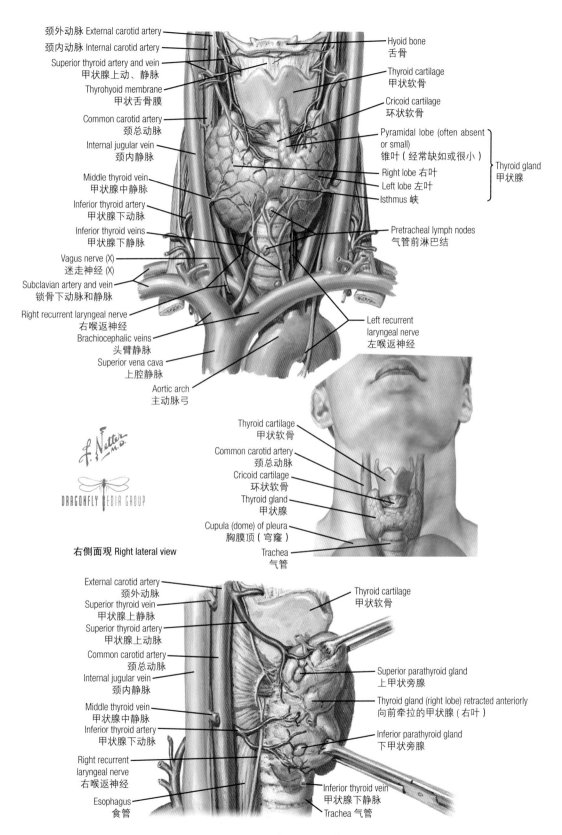

颈外动脉 External carotid artery
颈内动脉 Internal carotid artery
Superior thyroid artery and vein 甲状腺上动、静脉
Thyrohyoid membrane 甲状舌骨膜
Common carotid artery 颈总动脉
Internal jugular vein 颈内静脉
Middle thyroid vein 甲状腺中静脉
Inferior thyroid artery 甲状腺下动脉
Inferior thyroid veins 甲状腺下静脉
Vagus nerve (X) 迷走神经 (X)
Subclavian artery and vein 锁骨下动脉和静脉
Right recurrent laryngeal nerve 右喉返神经
Brachiocephalic veins 头臂静脉
Superior vena cava 上腔静脉
Aortic arch 主动脉弓

Hyoid bone 舌骨
Thyroid cartilage 甲状软骨
Cricoid cartilage 环状软骨
Pyramidal lobe (often absent or small) 锥叶（经常缺如或很小）
Right lobe 右叶
Left lobe 左叶
Isthmus 峡
Thyroid gland 甲状腺
Pretracheal lymph nodes 气管前淋巴结
Left recurrent laryngeal nerve 左喉返神经

Thyroid cartilage 甲状软骨
Common carotid artery 颈总动脉
Cricoid cartilage 环状软骨
Thyroid gland 甲状腺
Cupula (dome) of pleura 胸膜顶（穹窿）
Trachea 气管

右侧面观 Right lateral view

External carotid artery 颈外动脉
Superior thyroid vein 甲状腺上静脉
Superior thyroid artery 甲状腺上动脉
Common carotid artery 颈总动脉
Internal jugular vein 颈内静脉
Middle thyroid vein 甲状腺中静脉
Inferior thyroid artery 甲状腺下动脉
Right recurrent laryngeal nerve 右喉返神经
Esophagus 食管

Thyroid cartilage 甲状软骨
Superior parathyroid gland 上甲状旁腺
Thyroid gland (right lobe) retracted anteriorly 向前牵拉的甲状腺（右叶）
Inferior parathyroid gland 下甲状旁腺
Inferior thyroid vein 甲状腺下静脉
Trachea 气管

图7.3 甲状腺和甲状旁腺

7.4 胰

　　胰既是外分泌腺，又是内分泌腺。胰的腺泡细胞合成消化酶前体并分泌到胰管系统（外分泌功能；见第6章消化系统）。胰的内分泌部细胞成簇排列，称为**胰岛**。胰岛细胞产生并分泌调节碳水化合物代谢的激素，即胰岛素、胰高血糖素和生长抑素。胰位于腹膜后，分头、颈、体和尾四部分。**胰头**被十二指肠包绕，**胰颈**位于肠系膜上血管的前方，**胰尾**邻近脾。胰头的钩状突起——**钩突**，位于肠系膜上血管深方。胰接受来自**脾动脉**（胰背动脉和胰大动脉、胰尾动脉）、**胃十二指肠动脉**（胰十二指肠上动脉）和**肠系膜上动脉**（胰十二指肠下动脉）的动脉供应。相应的静脉最终回流至肝门静脉。胰受自主神经系统的传出神经和内脏传入神经支配。**胸内脏神经**的交感神经纤维调节流向胰的血流量；这些节前神经纤维与腹腔神经节和肠系膜上神经节形成突触联系。**迷走神经**的副交感纤维支配胰的内分泌部，引起激素分泌的增加。来自胰的痛觉由内脏传入神经传递，这些神经通常与交感神经伴行，并在T5~T10脊髓水平进入脊髓。因此，牵涉痛可以累及T5~T10皮节（上腹部和背中部）。

临床聚焦

　　与胰相关的最常见的疾病是**糖尿病**，一种导致血糖水平升高的疾病。根据病因不同，糖尿病分为两种主要类型。在**1型糖尿病**中，自身免疫破坏胰岛细胞导致胰岛素缺乏。患者必须通过其他途径获得胰岛素，例如注射或使用胰岛素泵周期性地向皮下组织释放胰岛素。在**2型糖尿病**中，细胞对胰岛素不能做出适当反应，这种情况被称为胰岛素抵抗。造成胰岛素抵抗的因素很多，如超重、睡眠不足、吸烟和缺乏运动等。因此，可以通过养成健康的生活习惯（如饮食和锻炼）来控制2型糖尿病，但一些患者也需要药物来帮助调节血糖。

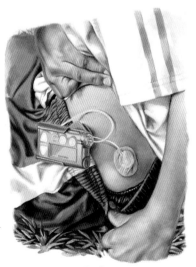

Insulin pump
胰岛素泵

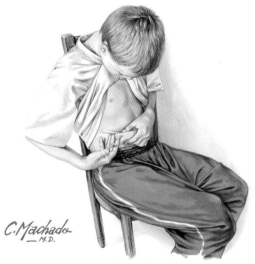

Multiple daily insulin injection
每日胰岛素多次注射治疗

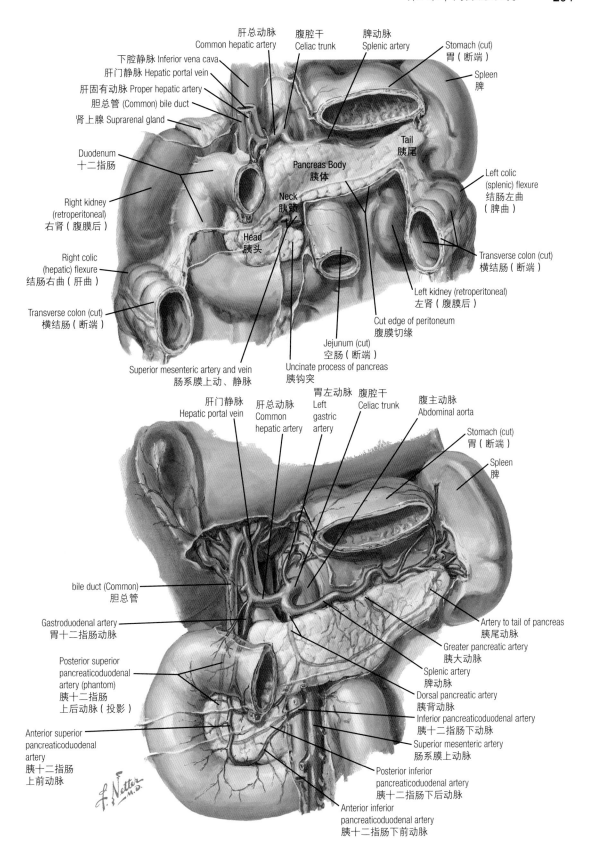

肝总动脉
Common hepatic artery

腹腔干
Celiac trunk

脾动脉
Splenic artery

Stomach (cut)
胃（断端）

下腔静脉 Inferior vena cava

肝门静脉 Hepatic portal vein

肝固有动脉 Proper hepatic artery

胆总管 (Common) bile duct

肾上腺 Suprarenal gland

Spleen
脾

Tail
胰尾

Duodenum
十二指肠

Pancreas Body
胰体

Left colic
(splenic) flexure
结肠左曲
（脾曲）

Right kidney
(retroperitoneal)
右肾（腹膜后）

Neck
胰颈

Head
胰头

Transverse colon (cut)
横结肠（断端）

Right colic
(hepatic) flexure
结肠右曲（肝曲）

Left kidney (retroperitoneal)
左肾（腹膜后）

Transverse colon (cut)
横结肠（断端）

Cut edge of peritoneum
腹膜切缘

Jejunum (cut)
空肠（断端）

Uncinate process of pancreas
胰钩突

Superior mesenteric artery and vein
肠系膜上动、静脉

肝门静脉
Hepatic portal vein

肝总动脉
Common
hepatic artery

胃左动脉
Left
gastric
artery

腹腔干
Celiac trunk

腹主动脉
Abdominal aorta

Stomach (cut)
胃（断端）

Spleen
脾

bile duct (Common)
胆总管

Gastroduodenal artery
胃十二指肠动脉

Artery to tail of pancreas
胰尾动脉

Greater pancreatic artery
胰大动脉

Splenic artery
脾动脉

Dorsal pancreatic artery
胰背动脉

Inferior pancreaticoduodenal artery
胰十二指肠下动脉

Superior mesenteric artery
肠系膜上动脉

Posterior superior
pancreaticoduodenal
artery (phantom)
胰十二指肠
上后动脉（投影）

Anterior superior
pancreaticoduodenal
artery
胰十二指肠
上前动脉

Posterior inferior
pancreaticoduodenal artery
胰十二指肠下后动脉

Anterior inferior
pancreaticoduodenal artery
胰十二指肠下前动脉

图7.4　胰

7.5 肾上腺

　　成对的**肾上腺**位于腹膜后，毗邻肾上极。每个腺体由**外层的皮质**和**内部的髓质**组成，不同部分的细胞具有不同的功能。皮质细胞产生和分泌的类固醇激素有助于调节身体的许多生命过程，例如新陈代谢、维持血压和电解质平衡、骨形成和免疫反应。髓质细胞合成儿茶酚胺（肾上腺素和去甲肾上腺素），在交感神经"战斗或逃跑"反应期间分泌，以加强和延长其效果。肾上腺的动脉供应广泛，由**肾上腺上、中、下动脉**提供，分别为膈下动脉、腹主动脉和肾动脉的分支。与动脉不同的是，每个腺体都有单一的**肾上腺静脉**，身体左侧的肾上腺静脉注入肾静脉，右侧的肾上腺静脉注入下腔静脉（IVC）。肾上腺主要受**胸内脏大神经**的交感神经纤维支配。一些节前交感神经元与腹腔神经节形成突触，节后神经元终止于血管，以调节血流。另一些则直接与等同于节后交感神经元的肾上腺髓质细胞发生突触联系。刺激髓质细胞会导致肾上腺素和去甲肾上腺素的分泌。

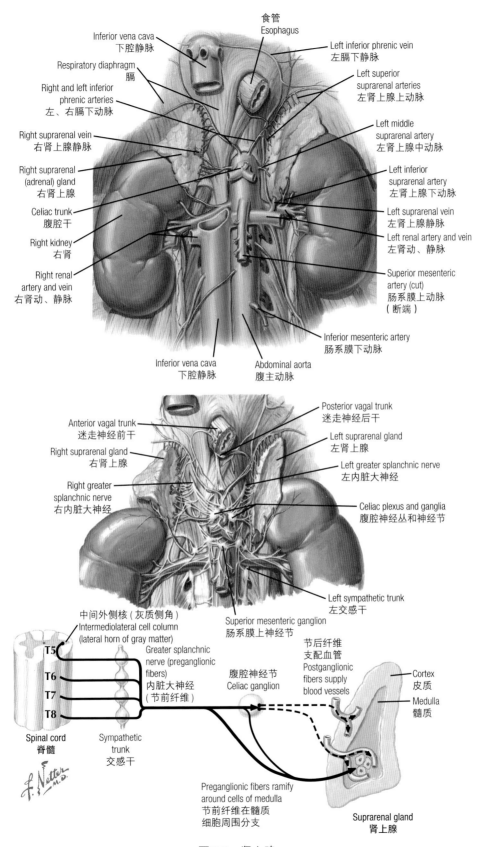

图 7.5　肾上腺

第8章　泌尿系统

8.1　泌尿系统 296

8.2　肾 298

8.3　输尿管 300

8.4　膀胱和尿道 302

8.5　泌尿系统的神经支配 304

8.1 泌尿系统

泌尿系统的任务是收集并排出体内的废物，也通过调节血液中水、电解质、代谢产物和红细胞的含量来帮助机体维持内环境稳定。泌尿系统由**肾**、**输尿管**、**膀胱**、**尿道**组成。肾过滤血液以产生尿液，其他三个器官负责运输并储存尿液直至排出。肾位于腹膜后，与后腹壁肌和第 12 肋毗邻。尽管肾与肾上腺各司其职，但这两个器官紧密相连。肾被**肾旁脂肪**、**肾周脂肪**及**肾筋膜**良好地保护。输尿管从肾的内侧延伸至膀胱。膀胱和尿道位于腹膜下方的骨盆内。

临床聚焦

　　肋脊角（costovertebral angle, CVA）是由第 12 肋和脊柱形成的夹角。肾紧邻肋脊角，因此此区域的疼痛和压痛通常是由于肾的病变造成的，例如感染（肾盂肾炎）或肾结石。

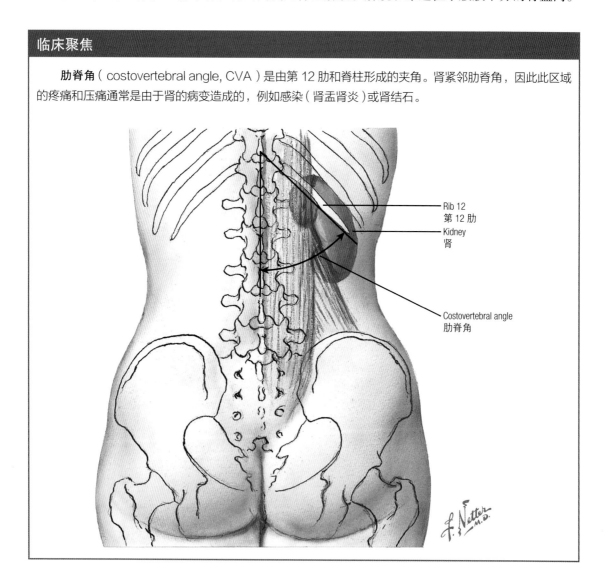

Rib 12
第 12 肋

Kidney
肾

Costovertebral angle
肋脊角

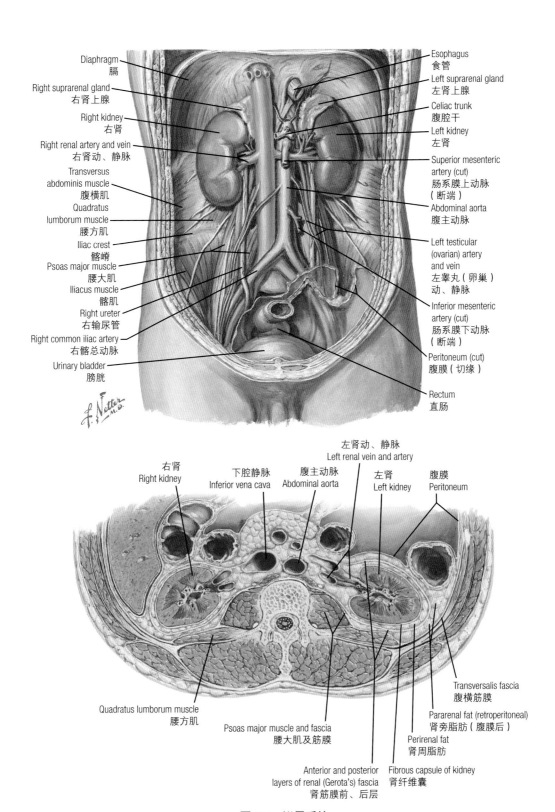

Diaphragm
膈

Right suprarenal gland
右肾上腺

Right kidney
右肾

Right renal artery and vein
右肾动、静脉

Transversus
abdominis muscle
腹横肌

Quadratus
lumborum muscle
腰方肌

Iliac crest
髂嵴

Psoas major muscle
腰大肌

Iliacus muscle
髂肌

Right ureter
右输尿管

Right common iliac artery
右髂总动脉

Urinary bladder
膀胱

Esophagus
食管

Left suprarenal gland
左肾上腺

Celiac trunk
腹腔干

Left kidney
左肾

Superior mesenteric
artery (cut)
肠系膜上动脉
（断端）

Abdominal aorta
腹主动脉

Left testicular
(ovarian) artery
and vein
左睾丸（卵巢）
动、静脉

Inferior mesenteric
artery (cut)
肠系膜下动脉
（断端）

Peritoneum (cut)
腹膜（切缘）

Rectum
直肠

左肾动、静脉
Left renal vein and artery

右肾
Right kidney

下腔静脉
Inferior vena cava

腹主动脉
Abdominal aorta

左肾
Left kidney

腹膜
Peritoneum

Transversalis fascia
腹横筋膜

Pararenal fat (retroperitoneal)
肾旁脂肪（腹膜后）

Perirenal fat
肾周脂肪

Fibrous capsule of kidney
肾纤维囊

Anterior and posterior
layers of renal (Gerota's) fascia
肾筋膜前、后层

Psoas major muscle and fascia
腰大肌及筋膜

Quadratus lumborum muscle
腰方肌

图 8.1　泌尿系统

8.2 肾

　　每个**肾**都有上、下两极并由被膜包裹。血管和神经进出肾的内侧，这一区域被称为**肾门**。同时该区域也是输尿管起始的地方。肾门周围的空间称为**肾窦**，充满了脂肪。肾的内部结构由外层的皮质和内部的髓质组成，髓质呈圆锥状（**肾锥体**），每个肾锥体的尖端朝向肾中心，每个尖端都有一个**肾乳头**。肾皮质深入肾锥体之间的部分，称为**肾柱**。肾产生的尿液由一系列的管道收集，这些管道最终止于一个扩张的区域，即**肾盂**。最小的管道称为**肾小盏**，尿液经肾锥体尖端的乳头孔流入肾小盏。肾小盏合并形成**肾大盏**，进而合并形成肾盂。肾盂变窄并在肾盂输尿管移行部（ureteropelvic junction, UPJ）延续为**输尿管**。肾接受由腹主动脉外侧约在第1腰椎锥体水平发出的一对**肾动脉**的血供。每条动脉随后分成大约五支节段动脉，供应肾的不同区域。引流静脉血的**肾静脉**是下腔静脉（IVC）的属支。右肾静脉直接汇入下腔静脉；然而，由于左肾静脉起始于身体的左侧，它从肾发出，需跨过主动脉前表面，从肠系膜上动脉深方穿过注入下腔静脉。

临床聚焦

　　在胚胎发育过程中，肾由骨盆上升至腹部，在上升过程中有许多临时动脉为肾供血。这些动脉通常会退化，但**副肾动脉**在大约25%的人群中可见。动脉硬化在肾动脉中很常见，肾血流量减少可导致**慢性肾病**（chronic kidney disease, CKD）。

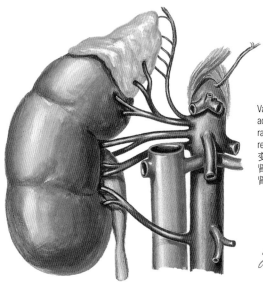

Variation showing multiple accessory renal arteries rather than a single right renal artery
变异显示该肾有多个副肾动脉而不是单一的右肾动脉

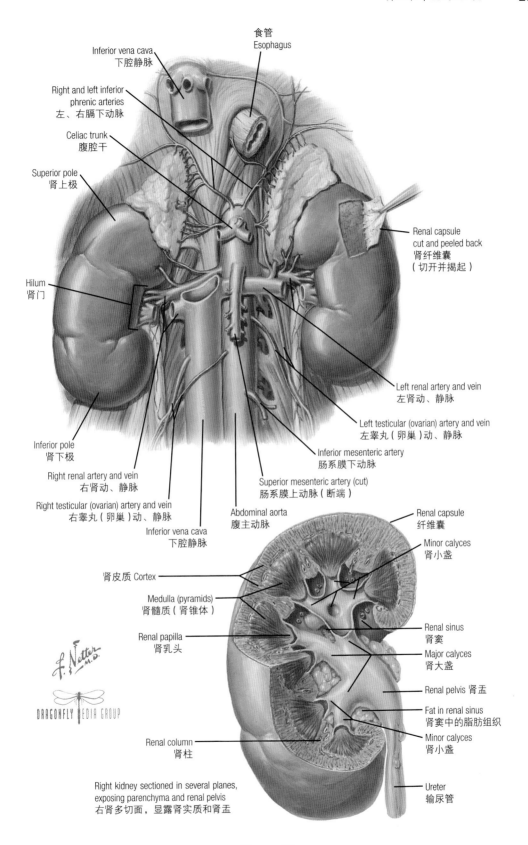

食管
Esophagus

Inferior vena cava
下腔静脉

Right and left inferior
phrenic arteries
左、右膈下动脉

Celiac trunk
腹腔干

Superior pole
肾上极

Hilum
肾门

Renal capsule
cut and peeled back
肾纤维囊
（切开并揭起）

Left renal artery and vein
左肾动、静脉

Left testicular (ovarian) artery and vein
左睾丸（卵巢）动、静脉

Inferior mesenteric artery
肠系膜下动脉

Inferior pole
肾下极

Right renal artery and vein
右肾动、静脉

Right testicular (ovarian) artery and vein
右睾丸（卵巢）动、静脉

Inferior vena cava
下腔静脉

Abdominal aorta
腹主动脉

Superior mesenteric artery (cut)
肠系膜上动脉（断端）

Renal capsule
纤维囊

Minor calyces
肾小盏

肾皮质 Cortex

Medulla (pyramids)
肾髓质（肾锥体）

Renal papilla
肾乳头

Renal sinus
肾窦

Major calyces
肾大盏

Renal pelvis 肾盂

Fat in renal sinus
肾窦中的脂肪组织

Minor calyces
肾小盏

Renal column
肾柱

Ureter
输尿管

Right kidney sectioned in several planes,
exposing parenchyma and renal pelvis
右肾多切面，显露肾实质和肾盂

图 8.2　肾

8.3 输尿管

输尿管是将尿液从肾运输到膀胱的一对肌性管道。每条输尿管均起自**肾盂输尿管移行部**并与肾盂相连，随后在腹膜后下降，经髂总动脉分叉处前方进入盆腔，在**输尿管膀胱移行部**穿入膀胱后壁并终止于此。输尿管由肾动脉、腹主动脉、睾丸（卵巢）动脉以及髂动脉发出的诸多小动脉供血。

临床聚焦

肾结石可在肾内形成，如那些产生浓缩尿的人就易形成肾结石。小的结石通常很容易从泌尿系统中排出，但大的结石可能卡在输尿管内并引起疼痛（"**肾绞痛**"）。肾盂和输尿管移行处管径缩窄，肾结石易堵塞于此。另外两个结石易堵塞的部位分别是：输尿管向前越过髂总动脉处以及输尿管膀胱移行部。

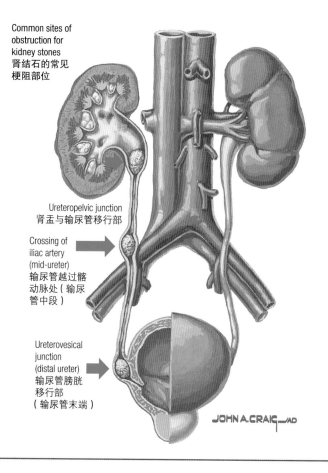

Common sites of
obstruction for
kidney stones
肾结石的常见
梗阻部位

Ureteropelvic junction
肾盂与输尿管移行部

Crossing of
iliac artery
(mid-ureter)
输尿管越过髂
动脉处（输尿
管中段）

Ureterovesical
junction
(distal ureter)
输尿管膀胱
移行部
（输尿管末端）

JOHN A.CRAIG_AD

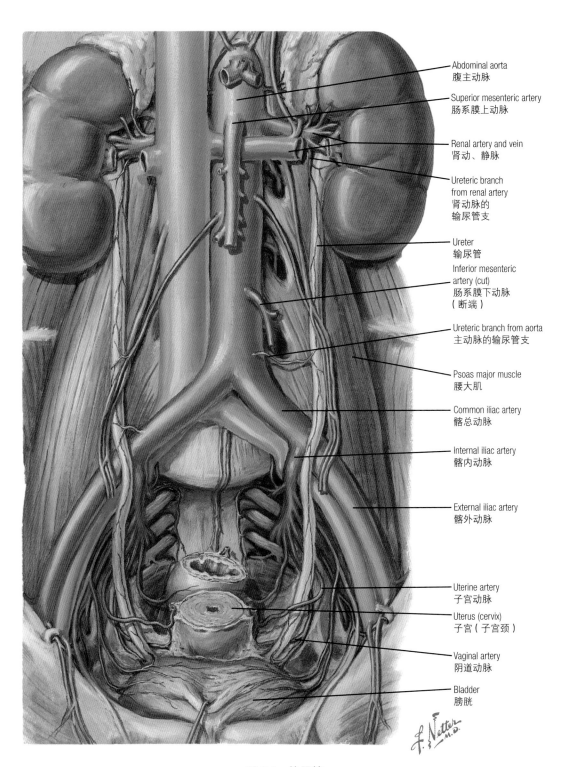

Abdominal aorta
腹主动脉

Superior mesenteric artery
肠系膜上动脉

Renal artery and vein
肾动、静脉

Ureteric branch
from renal artery
肾动脉的
输尿管支

Ureter
输尿管

Inferior mesenteric
artery (cut)
肠系膜下动脉
（断端）

Ureteric branch from aorta
主动脉的输尿管支

Psoas major muscle
腰大肌

Common iliac artery
髂总动脉

Internal iliac artery
髂内动脉

External iliac artery
髂外动脉

Uterine artery
子宫动脉

Uterus (cervix)
子宫（子宫颈）

Vaginal artery
阴道动脉

Bladder
膀胱

图 8.3　输尿管

8.4 膀胱和尿道

膀胱在盆腔中，位于腹膜下方、耻骨后方。女性的膀胱位于阴道前方，男性的膀胱位于直肠前方。当膀胱处于充盈状态时，其上表面（**膀胱顶**）可向上延伸超过耻骨联合上缘水平。膀胱下部缩窄，称为**膀胱颈**。膀胱壁主要由**逼尿肌**构成，收缩可助排尿。膀胱的后壁上可见输尿管的左、右两个开口（**输尿管口**），在膀胱颈处可见**尿道内口**。由这三个开口围成的三角形光滑区域被称作**膀胱三角**。由尿道内口向下延续为**尿道**，是将尿液从膀胱排出到体外的通道。女性的尿道短而直，止于外阴前庭的**尿道外口**。男性的尿道很长，有四个部分：位于膀胱颈内的**尿道前列腺前部**；穿过前列腺的**尿道前列腺部**；位于前列腺和尿生殖膈筋膜之间的**尿道膜部**；以及位于阴茎海绵体的**尿道海绵体（阴茎）部**。尿道近端位于膀胱颈内部分被平滑肌构成的**尿道内括约肌**包围。由横纹肌构成的**尿道外括约肌**在尿道内括约肌的远端，可受意识控制排尿。由多条韧带组成的尿道悬吊机制固定尿道，有助于维持排尿节制。其中一条主要韧带是**耻骨膀胱韧带**，它将膀胱颈以及尿道固定在耻骨上（另见图 9.3）；男性的这条韧带也被称作耻骨前列腺韧带。

临床聚焦

尿失禁是指尿液不受意识控制而自行流出。导致尿失禁的原因很多，包括：尿道与膀胱颈缺乏支撑（尿道活动度过大）、尿道括约肌受损、逼尿肌过度活跃（"膀胱过度活跃"）、逼尿肌松弛或膀胱出口梗阻（例如因良性前列腺增生压迫尿道；另见 9.12 临床聚焦）。

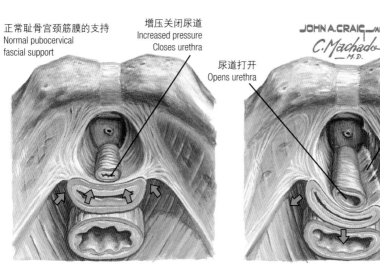

正常耻骨宫颈筋膜的支持
Normal pubocervical fascial support

增压关闭尿道
Increased pressure Closes urethra

尿道打开
Opens urethra

JOHN A. CRAIG—MD
C. Machado—M.D.

耻骨宫颈筋膜吊床撕裂
Torn pubocervical fascial sling

Increased intra-abdominal pressure forces urethra against intact pubocervical fascia, closing urethra and maintaining continence
腹内压力增加，压迫尿道紧贴于耻骨宫颈筋膜上，使尿道闭合维持排尿节制

Defective fascial support allows posterior rotation of U-V junction with increased pressure, opening urethra and causing urine loss
耻骨宫颈筋膜支撑不良，导致尿道 - 阴道结合部后旋、压力增加、尿道开放，造成尿失禁

Female: midsagittal section
女性：正中矢状切面

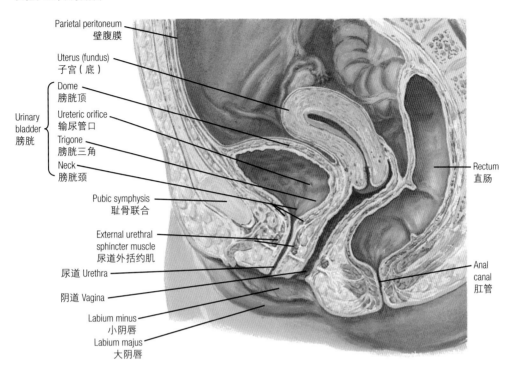

Parietal peritoneum
壁腹膜

Uterus (fundus)
子宫（底）

Urinary bladder 膀胱
- Dome 膀胱顶
- Ureteric orifice 输尿管口
- Trigone 膀胱三角
- Neck 膀胱颈

Pubic symphysis
耻骨联合

External urethral sphincter muscle
尿道外括约肌

尿道 Urethra

阴道 Vagina

Labium minus
小阴唇

Labium majus
大阴唇

Rectum
直肠

Anal canal
肛管

Male: midsagittal section
男性：正中矢状切面

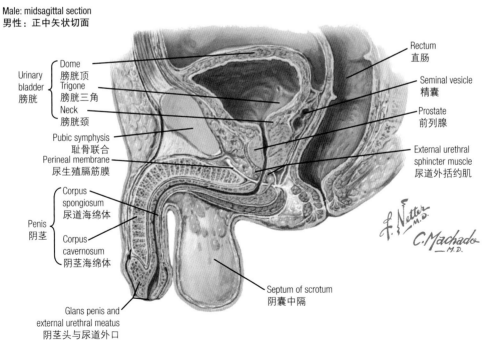

Urinary bladder 膀胱
- Dome 膀胱顶
- Trigone 膀胱三角
- Neck 膀胱颈

Pubic symphysis
耻骨联合

Perineal membrane
尿生殖膈筋膜

Penis 阴茎
- Corpus spongiosum 尿道海绵体
- Corpus cavernosum 阴茎海绵体

Glans penis and external urethral meatus
阴茎头与尿道外口

Rectum
直肠

Seminal vesicle
精囊

Prostate
前列腺

External urethral sphincter muscle
尿道外括约肌

Septum of scrotum
阴囊中隔

图 8.4 膀胱和尿道（另见图 9.4 与图 9.12）

8.5 泌尿系统的神经支配

泌尿系统的器官受内脏神经支配，这些神经来自攀附于腹主动脉前表面的**主动脉丛**和盆腔脏器侧面的**盆丛**。交感神经起自脊髓的下胸段和上腰段，然后汇入**胸和腰内脏神经**相关神经丛。副交感神经起自骶髓节段，然后汇入**盆内脏神经**。肾功能主要受激素调节，但交感神经也有一定的调节作用，主要作用于肾血管平滑肌以调节血液流向肾。交感神经还可加强输尿管的蠕动。副交感神经通过使逼尿肌收缩和尿道内括约肌舒张来促进排尿。尿道外括约肌由来自脊髓骶部（尤其是 S2~S4）的躯体神经纤维支配。这些神经纤维随**阴部神经**走行，属于骨盆骶丛的一个分支。泌尿系统器官产生的疼痛由内脏感觉神经传导，内脏感觉神经与交感神经伴行，并在 T11~L2 节段水平与脊髓相连。

临床聚焦

肾和输尿管的疼痛（如肾结石导致的疼痛）与 T11~L2 的皮节有关，因此，肾和输尿管的牵涉痛区域广泛，包括下背部、腹壁、腹股沟和大腿内侧。

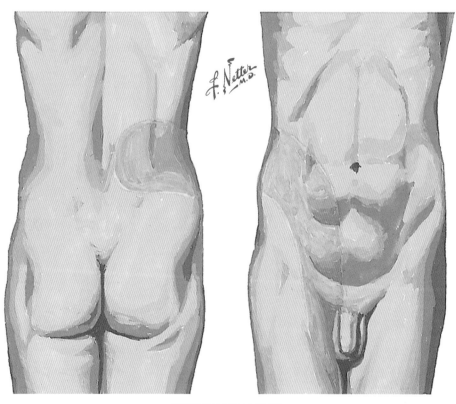

Distribution of pain in renal colic
肾绞痛的体表投影区

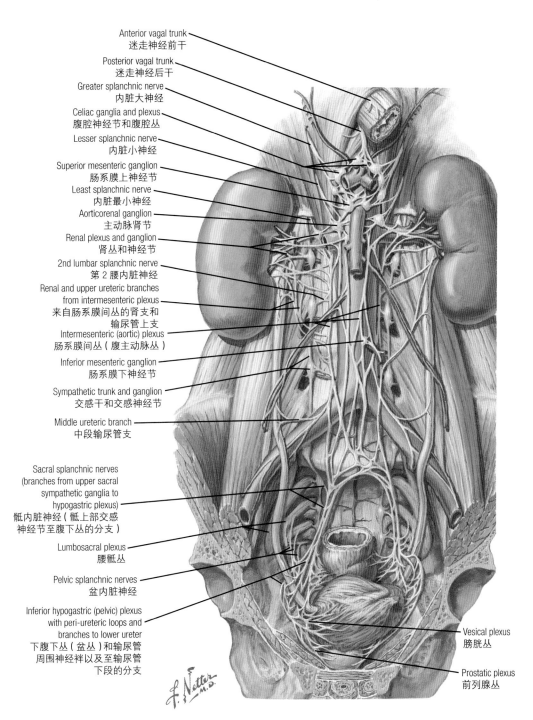

Anterior vagal trunk
迷走神经前干

Posterior vagal trunk
迷走神经后干

Greater splanchnic nerve
内脏大神经

Celiac ganglia and plexus
腹腔神经节和腹腔丛

Lesser splanchnic nerve
内脏小神经

Superior mesenteric ganglion
肠系膜上神经节

Least splanchnic nerve
内脏最小神经

Aorticorenal ganglion
主动脉肾节

Renal plexus and ganglion
肾丛和神经节

2nd lumbar splanchnic nerve
第 2 腰内脏神经

Renal and upper ureteric branches
from intermesenteric plexus
来自肠系膜间丛的肾支和
输尿管上支

Intermesenteric (aortic) plexus
肠系膜间丛（腹主动脉丛）

Inferior mesenteric ganglion
肠系膜下神经节

Sympathetic trunk and ganglion
交感干和交感神经节

Middle ureteric branch
中段输尿管支

Sacral splanchnic nerves
(branches from upper sacral
sympathetic ganglia to
hypogastric plexus)
骶内脏神经（骶上部交感
神经节至腹下丛的分支）

Lumbosacral plexus
腰骶丛

Pelvic splanchnic nerves
盆内脏神经

Inferior hypogastric (pelvic) plexus
with peri-ureteric loops and
branches to lower ureter
下腹下丛（盆丛）和输尿管
周围神经袢以及至输尿管
下段的分支

Vesical plexus
膀胱丛

Prostatic plexus
前列腺丛

图 8.5　泌尿系统的神经支配

第9章　生殖系统

9.1　生殖系统 308

9.2　骨性骨盆 310

9.3　骨盆支持结构 312

9.4　女性生殖器官：腹膜和附件 314

9.5　女性生殖器官：子宫和阴道 316

9.6　女性会阴 318

9.7　乳房 320

9.8　女性脉管系统 322

9.9　女性神经支配 324

9.10　女性淋巴管和淋巴结 326

9.11　男性生殖器官：阴囊内容物 328

9.12　男性生殖器官：盆腔内容物 330

9.13　男性会阴 332

9.14　男性脉管系统 334

9.15　男性神经支配 336

9.16　男性淋巴管和淋巴结 338

9.1 生殖系统

生殖系统的器官和腺体起着创造和孕育新生命的作用。女性生殖器包括**卵巢**、**子宫**、**输卵管**、**阴道**和**乳腺**。男性生殖器主要包括**睾丸**、**附睾**、**输精管**、**精囊**、**前列腺**和**阴茎**。除了乳腺，其他生殖器都位于**骨盆**或**会阴**。骨盆区域是骨性骨盆围成的空腔。盆腔上方与腹腔相延续，下方与盆膈相连。盆腔的上界由骨质边缘的**骨盆入（上）口**构成，这条界线将"真骨盆"与"假骨盆"分开，假骨盆是腹腔的下部，上界是髂嵴。会阴是位于盆膈下方的区域，内含外生殖器和肛门。

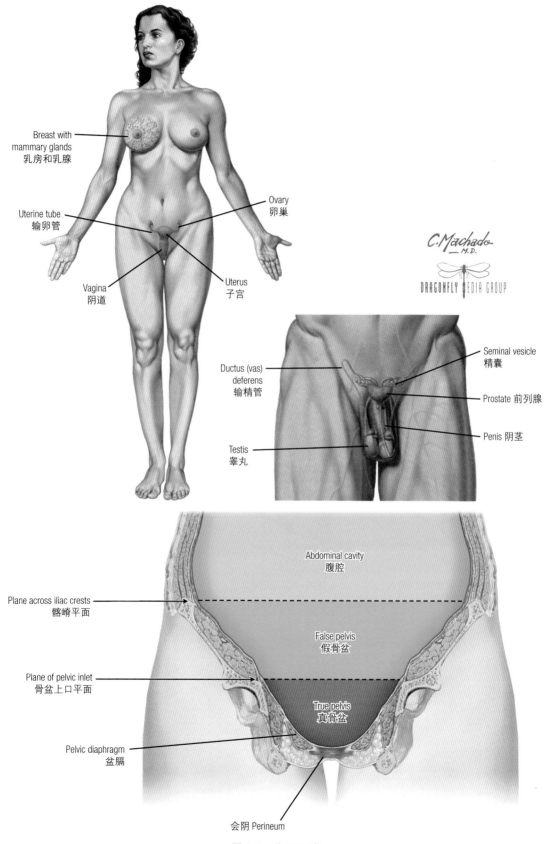

Breast with mammary glands
乳房和乳腺

Uterine tube
输卵管

Vagina
阴道

Ovary
卵巢

Uterus
子宫

Ductus (vas) deferens
输精管

Testis
睾丸

Seminal vesicle
精囊

Prostate 前列腺

Penis 阴茎

Abdominal cavity
腹腔

Plane across iliac crests
髂嵴平面

False pelvis
假骨盆

Plane of pelvic inlet
骨盆上口平面

True pelvis
真骨盆

Pelvic diaphragm
盆膈

会阴 Perineum

图9.1　生殖系统

9.2 骨性骨盆

　　骨性骨盆为骨盆区域提供支撑，由两块**髋骨**和一块**骶骨**构成。**耻骨联合**是纤维软骨盘，在前面连接两块髋骨。髋骨在**骶髂关节**处与骶骨相连。腹腔和盆腔的交界处在**骨盆入（上）口**，由耻骨联合的上表面、成对的界线和骶岬构成。盆腔最窄部位在两侧坐骨棘之间的骨盆中部。盆腔后下方的边界为菱形的**骨盆出（下）口**，由耻骨弓、坐骨耻骨支、坐骨结节和尾骨组成。骶结节韧带也参与围成骨盆出口，因为其延伸到了骶骨和坐骨结节之间（另见 3.38）。骨盆有不同的形状，两种最常见的分别是**女性骨盆**（"女性型"）和**男性骨盆**（"男性型"）。

　　女性型骨盆入口呈圆形或卵圆形，坐骨棘间距较宽，耻骨弓夹角为 80° 或更大，这些特征有助于分娩。男性型骨盆入口呈三角形或心形，坐骨棘之间的距离相对较窄，耻骨弓夹角通常小于 70°，所有这些特征都可能阻碍分娩。并不是所有女性都有女性型骨盆，因此，怀孕期间的骨盆测量对于评估骨盆是否适合分娩非常重要。如果骨盆不足以让胎儿通过，称为**头盆不称**。

临床聚焦

　　分娩涉及胎儿通过骨性骨盆，这需要胎头改变位置，称为**分娩的基本动作**。入盆的定义是胎头下降进入骨盆入口。此时，胎儿通常面向母体的左侧或右侧，因为骨盆入口的横径比前后径宽。在骨盆中部，前后径大于棘突间距，故胎儿头部发生转动（内旋转）以便于通过。当胎儿通过骨盆出口离开骨盆时，胎头通常在耻骨弓下方仰伸，以便于通过。

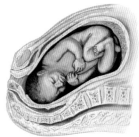

1. 入盆：胎头最宽的部分进入骨盆入口（通常指横位）。

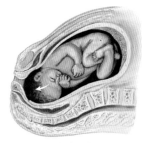

2. 下降：常伴随俯屈发生。

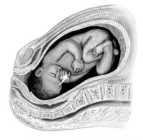

3. 俯屈：下降使胎儿移动到下巴抵在胸部的位置。

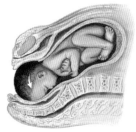

4. 内旋转：旋转到枕前位置（通常）。

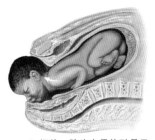

5. 仰伸：胎头在母体耻骨弓下方仰伸。

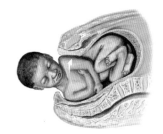

6. 外旋转：胎头复位到横位，胎肩在前后平面出现。

7. 娩出：胎儿的娩出

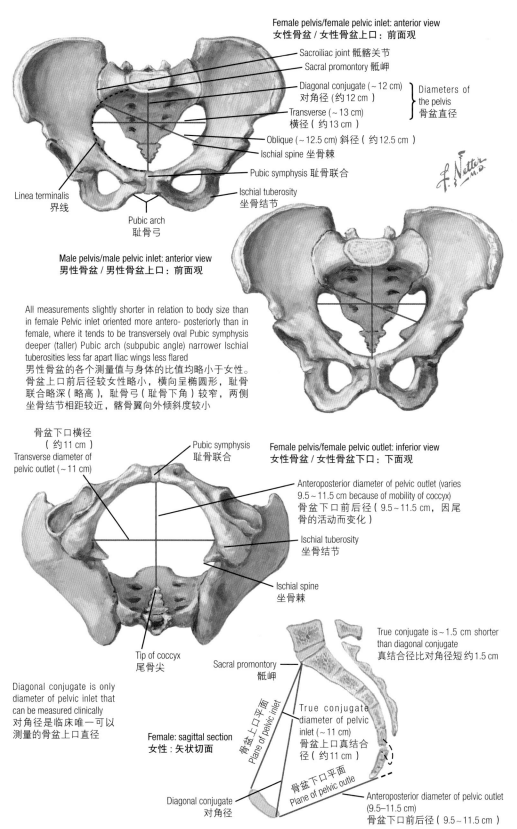

Female pelvis/female pelvic inlet: anterior view
女性骨盆 / 女性骨盆上口：前面观

Sacroiliac joint 骶髂关节
Sacral promontory 骶岬
Diagonal conjugate (~ 12 cm)
对角径（约12 cm）
Transverse (~ 13 cm)
横径（约13 cm）
Oblique (~ 12.5 cm) 斜径（约12.5 cm）
Ischial spine 坐骨棘
Pubic symphysis 耻骨联合
Ischial tuberosity
坐骨结节

Diameters of
the pelvis
骨盆直径

Linea terminalis
界线

Pubic arch
耻骨弓

Male pelvis/male pelvic inlet: anterior view
男性骨盆 / 男性骨盆上口：前面观

All measurements slightly shorter in relation to body size than in female Pelvic inlet oriented more antero- posteriorly than in female, where it tends to be transversely oval Pubic symphysis deeper (taller) Pubic arch (subpubic angle) narrower Ischial tuberosities less far apart Iliac wings less flared
男性骨盆的各个测量值与身体的比值均略小于女性。骨盆上口前后径较女性略小，横向呈椭圆形，耻骨联合略深（略高），耻骨弓（耻骨下角）较窄，两侧坐骨结节相距较近，髂骨翼向外倾斜度较小

骨盆下口横径
（约11 cm）
Transverse diameter of
pelvic outlet (~ 11 cm)

Pubic symphysis
耻骨联合

Female pelvis/female pelvic outlet: inferior view
女性骨盆 / 女性骨盆下口：下面观

Anteroposterior diameter of pelvic outlet (varies 9.5 ~ 11.5 cm because of mobility of coccyx)
骨盆下口前后径（9.5 ~ 11.5 cm，因尾骨的活动而变化）

Ischial tuberosity
坐骨结节

Ischial spine
坐骨棘

Tip of coccyx
尾骨尖

Diagonal conjugate is only diameter of pelvic inlet that can be measured clinically
对角径是临床唯一可以测量的骨盆上口直径

True conjugate is ~ 1.5 cm shorter than diagonal conjugate
真结合径比对角径短约1.5 cm

Sacral promontory
骶岬

骨盆上口平面
Plane of pelvic inlet

True conjugate
diameter of pelvic
inlet (~ 11 cm)
骨盆上口真结合
径（约11 cm）

Female: sagittal section
女性：矢状切面

骨盆下口平面
Plane of pelvic outlet

Diagonal conjugate
对角径

Anteroposterior diameter of pelvic outlet
(9.5–11.5 cm)
骨盆下口前后径（9.5 ~ 11.5 cm）

Transverse diameter is the widest distance of pelvic inlet
横径是骨盆上口的最宽距离

图 9.2　骨性骨盆

9.3 骨盆支持结构

由于骨性骨盆开口向下，骨盆内器官需要其他结构的支撑。其支撑作用是由一组碗状的称为**盆膈**的横纹肌和多个筋膜韧带提供。盆膈包括两块肌，即**肛提肌**和**尾骨肌**。沿着骨盆外侧壁增厚的筋膜（肛提肌腱弓）是肛提肌的主要起点，而尾骨肌则起自坐骨棘。两侧肛提肌的肌纤维在中线融合，尾骨肌止于骶骨和尾骨。肌纤维之间存在间隙，使盆腔和会阴之间保持相通，女性有尿道、阴道和肛门通过这些间隙，而男性有尿道和肛门通过。盆膈收缩使其向上提，为盆腔脏器提供支撑。盆膈还能抵抗腹肌收缩时（如排便时）盆腔内压力的变化，并有助于自主控制排尿。增厚的骨盆内筋膜含有平滑肌纤维，也为承载盆腔脏器提供了重要支持。这些增厚的筋膜被称为"韧带"，这一术语听起来有些令人困惑，因为它们并不像骨骼韧带那样由致密而规则的结缔组织组成。女性的**耻骨宫颈韧带**、**子宫主韧带**和**子宫骶韧带**起着支撑子宫体、子宫颈和阴道的作用，并将其固定于骨性骨盆。男性的**耻骨前列腺韧带**对前列腺有支撑作用。**盆筋膜腱弓**是一特别致密的结缔组织束，对临床医生具有重要意义，因为在手术过程中该结构可被用于固定缝合线。

临床聚焦

自然分娩时，盆底肌和筋膜韧带可能受损。由于失去支撑，可能导致**子宫脱垂**和骨盆中的非生殖器官脱垂。脱垂的膀胱膨出突入阴道前壁被称为**膀胱膨出**，而**直肠膨出**是指直肠膨出突入阴道后壁。依据疾病情况，可选择非手术治疗或手术治疗。

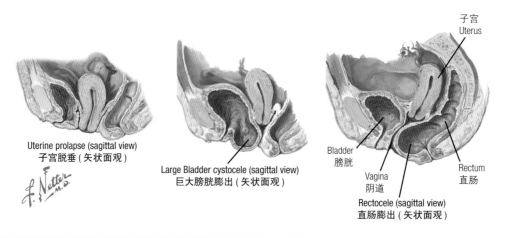

Uterine prolapse (sagittal view)
子宫脱垂（矢状面观）

Large Bladder cystocele (sagittal view)
巨大膀胱膨出（矢状面观）

子宫
Uterus

Bladder
膀胱

Vagina
阴道

Rectum
直肠

Rectocele (sagittal view)
直肠膨出（矢状面观）

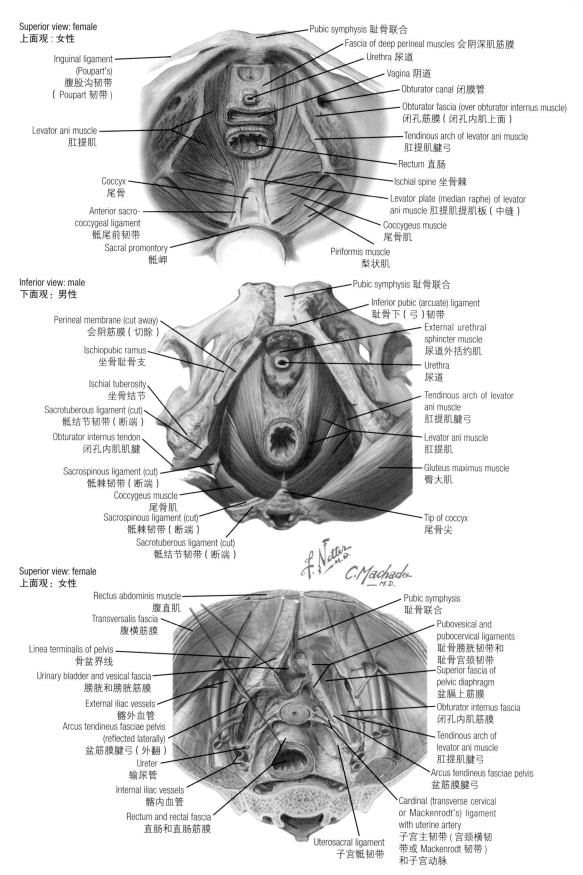

Superior view: female
上面观：女性

Inguinal ligament (Poupart's)
腹股沟韧带（Poupart 韧带）

Levator ani muscle
肛提肌

Coccyx
尾骨

Anterior sacro-coccygeal ligament
骶尾前韧带

Sacral promontory
骶岬

Pubic symphysis 耻骨联合
Fascia of deep perineal muscles 会阴深肌筋膜
Urethra 尿道
Vagina 阴道
Obturator canal 闭膜管
Obturator fascia (over obturator internus muscle)
闭孔筋膜（闭孔内肌上面）
Tendinous arch of levator ani muscle
肛提肌腱弓
Rectum 直肠
Ischial spine 坐骨棘
Levator plate (median raphe) of levator ani muscle 肛提肌提肌板（中缝）
Coccygeus muscle
尾骨肌
Piriformis muscle
梨状肌

Inferior view: male
下面观：男性

Perineal membrane (cut away)
会阴筋膜（切除）

Ischiopubic ramus
坐骨耻骨支

Ischial tuberosity
坐骨结节

Sacrotuberous ligament (cut)
骶结节韧带（断端）

Obturator internus tendon
闭孔内肌肌腱

Sacrospinous ligament (cut)
骶棘韧带（断端）

Coccygeus muscle
尾骨肌

Sacrospinous ligament (cut)
骶棘韧带（断端）

Sacrotuberous ligament (cut)
骶结节韧带（断端）

Pubic symphysis 耻骨联合
Inferior pubic (arcuate) ligament
耻骨下（弓）韧带
External urethral sphincter muscle
尿道外括约肌
Urethra
尿道
Tendinous arch of levator ani muscle
肛提肌腱弓
Levator ani muscle
肛提肌
Gluteus maximus muscle
臀大肌
Tip of coccyx
尾骨尖

Superior view: female
上面观：女性

Rectus abdominis muscle
腹直肌

Transversalis fascia
腹横筋膜

Linea terminalis of pelvis
骨盆界线

Urinary bladder and vesical fascia
膀胱和膀胱筋膜

External iliac vessels
髂外血管

Arcus tendineus fasciae pelvis (reflected laterally)
盆筋膜腱弓（外翻）

Ureter
输尿管

Internal iliac vessels
髂内血管

Rectum and rectal fascia
直肠和直肠筋膜

Uterosacral ligament
子宫骶韧带

Pubic symphysis
耻骨联合
Pubovesical and pubocervical ligaments
耻骨膀胱韧带和耻骨宫颈韧带
Superior fascia of pelvic diaphragm
盆膈上筋膜
Obturator internus fascia
闭孔内肌筋膜
Tendinous arch of levator ani muscle
肛提肌腱弓
Arcus tendineus fasciae pelvis
盆筋膜腱弓
Cardinal (transverse cervical or Mackenrodt's) ligament with uterine artery
子宫主韧带（宫颈横韧带或 Mackenrodt 韧带）和子宫动脉

图 9.3　骨盆支持结构

9.4 女性生殖器官：腹膜和附件

女性生殖器官包括**子宫**、**输卵管**、**卵巢**、**阴道**和**乳腺**。阴道下部位于会阴区，乳腺位于胸前壁乳房内，其他器官都位于骨盆腔内。膀胱和直肠也位于骨盆腔内，分别在子宫的前部和后部。腹腔内**腹膜**被覆于盆腔脏器表面，彼此相互移行中形成"陷凹"，在膀胱和子宫之间的是**膀胱子宫陷凹**，在子宫和直肠之间的是**直肠子宫陷凹**。腹膜被覆于子宫、输卵管和卵巢形成双层系膜，称为**子宫阔韧带**。**子宫系膜**、**输卵管系膜**和**卵巢系膜**分别是指与子宫体、输卵管和卵巢相连的子宫阔韧带的特定部位。阔韧带以及卵巢和输卵管是**附件**的一部分，附件在常用的临床术语中指与子宫相邻的区域。**卵巢**是产生卵子（卵子发生）的器官。成熟的卵子排入腹腔，并经手指状的**输卵管伞**引导进入邻近的输卵管口。每侧卵巢通过**卵巢韧带**与子宫相连。成对的**输卵管**固定于子宫体，输卵管的膨大区域（**输卵管壶腹**）是卵子受精的部位。

临床聚焦

　　直肠子宫陷凹位于腹膜腔最下方。此陷凹内的积液或脓肿可通过阴道后穹（阴道后穹是阴道靠近直肠子宫陷凹的部分）穿刺引流。

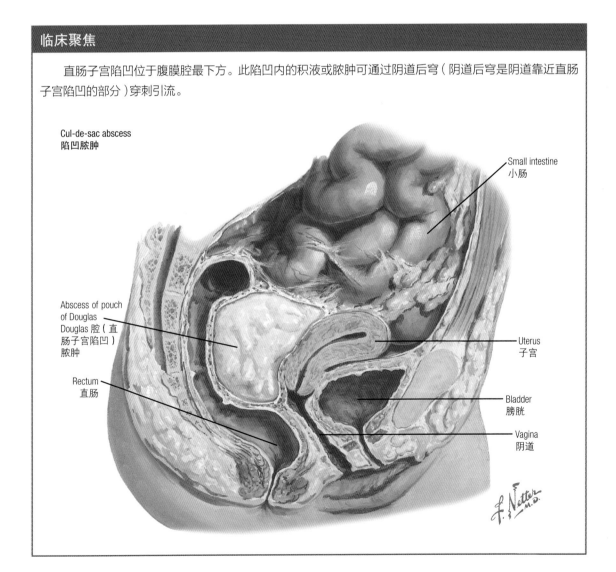

Cul-de-sac abscess
陷凹脓肿

Small intestine
小肠

Abscess of pouch of Douglas
Douglas 腔（直肠子宫陷凹）脓肿

Rectum
直肠

Uterus
子宫

Bladder
膀胱

Vagina
阴道

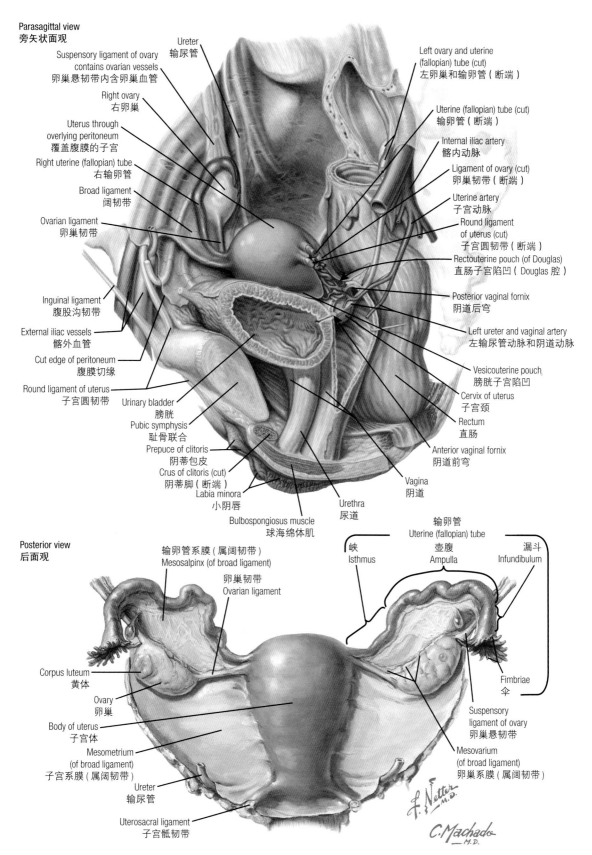

Parasagittal view
旁矢状面观

Ureter
输尿管

Suspensory ligament of ovary
contains ovarian vessels
卵巢悬韧带内含卵巢血管

Right ovary
右卵巢

Uterus through
overlying peritoneum
覆盖腹膜的子宫

Right uterine (fallopian) tube
右输卵管

Broad ligament
阔韧带

Ovarian ligament
卵巢韧带

Inguinal ligament
腹股沟韧带

External iliac vessels
髂外血管

Cut edge of peritoneum
腹膜切缘

Round ligament of uterus
子宫圆韧带

Urinary bladder
膀胱

Pubic symphysis
耻骨联合

Prepuce of clitoris
阴蒂包皮

Crus of clitoris (cut)
阴蒂脚（断端）

Labia minora
小阴唇

Bulbospongiosus muscle
球海绵体肌

Left ovary and uterine
(fallopian) tube (cut)
左卵巢和输卵管（断端）

Uterine (fallopian) tube (cut)
输卵管（断端）

Internal iliac artery
髂内动脉

Ligament of ovary (cut)
卵巢韧带（断端）

Uterine artery
子宫动脉

Round ligament
of uterus (cut)
子宫圆韧带（断端）

Rectouterine pouch (of Douglas)
直肠子宫陷凹（Douglas腔）

Posterior vaginal fornix
阴道后穹

Left ureter and vaginal artery
左输尿管动脉和阴道动脉

Vesicouterine pouch
膀胱子宫陷凹

Cervix of uterus
子宫颈

Rectum
直肠

Anterior vaginal fornix
阴道前穹

Vagina
阴道

Urethra
尿道

Posterior view
后面观

输卵管系膜（属阔韧带）
Mesosalpinx (of broad ligament)

卵巢韧带
Ovarian ligament

输卵管
Uterine (fallopian) tube

峡
Isthmus

壶腹
Ampulla

漏斗
Infundibulum

Corpus luteum
黄体

Ovary
卵巢

Body of uterus
子宫体

Mesometrium
(of broad ligament)
子宫系膜（属阔韧带）

Ureter
输尿管

Uterosacral ligament
子宫骶韧带

Fimbriae
伞

Suspensory
ligament of ovary
卵巢悬韧带

Mesovarium
(of broad ligament)
卵巢系膜（属阔韧带）

图9.4 女性生殖器官：腹膜和附件

9.5 女性生殖器官：子宫和阴道

子宫是一个中空的肌性器官，具有滋养受精卵直至分娩的功能。**子宫体**上端钝圆游离，称为**子宫底**。**子宫圆韧带**是一对圆形的纤维索，起于子宫，经腹股沟管止于腹股沟区。妊娠期间子宫圆韧带的牵拉可能是引起腹股沟区疼痛的一个原因（"子宫圆韧带疼痛"）。**子宫颈**位于子宫下端，伸入阴道的上部。子宫颈内腔称为**子宫颈管**，其**内口**与子宫相续，**外口**与阴道相通。在妊娠期间，子宫颈形成一个严密的屏障，以保护子宫内的胎儿。分娩时，子宫颈扩张并变薄，使胎儿得以顺利通过。子宫颈相对于阴道通常向前弯曲（**前倾**），尽管其位置可能变动。如果子宫颈长轴位于阴道后方，则称为子宫**后倾**，通常不会影响子宫的功能，但在体检时更难触诊。相对于子宫颈的位置，子宫体也是弯曲的（依据子宫底位置不同，分为**前屈**和**后屈**两种情况）。典型的子宫在略微前屈位置。阴道是一个可扩张的肌性管腔，从子宫颈延伸到阴道前庭，环绕子宫颈的阴道部分形成腔隙，称为**阴道穹**。阴道属于女性的交接器官，在分娩过程中也作为胎儿离开母亲身体的通道。

临床聚焦

在**盆腔检查**中，通过阴道可以看到和触诊很多结构，包括膀胱后壁、子宫颈、阴道穹和坐骨棘。宫颈癌筛查是通过采集宫颈细胞样本（"**巴氏涂片**"）进行的。

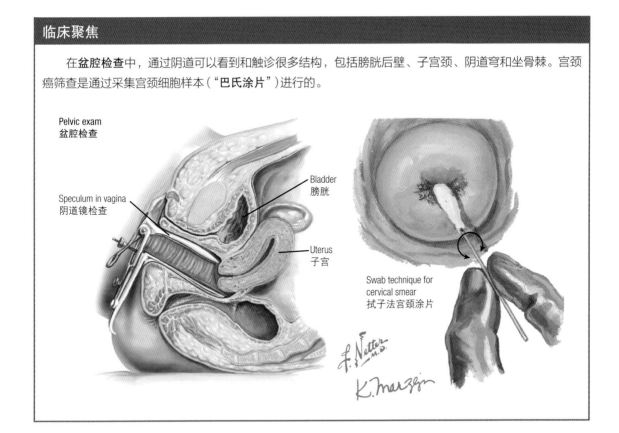

Pelvic exam
盆腔检查

Speculum in vagina
阴道镜检查

Bladder
膀胱

Uterus
子宫

Swab technique for
cervical smear
拭子法宫颈涂片

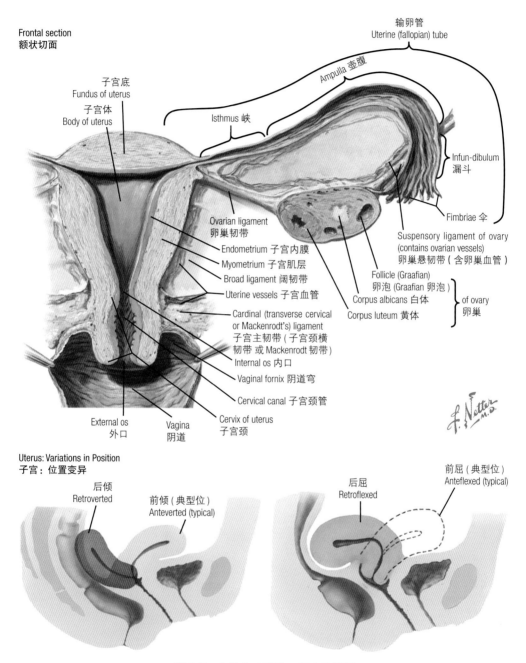

图 9.5　女性生殖器官：子宫和阴道

9.6 女性会阴

男性和女性的尿生殖区被一层称为**会阴膜**的结缔组织分为浅、深两个间隙。会阴膜在两侧坐耻骨支之间延伸，为尿生殖区结构提供支持。会阴膜外（下方）的结构是**会阴浅隙**，**会阴深隙**位于会阴膜上方和盆膈下方。女性会阴浅隙内的外生殖器又称**女阴**。成对**大阴唇**组成女阴的外侧边界。两个较薄的皱襞，即**小阴唇**，位于大阴唇内侧，作为阴道前庭的外侧边界。**阴道前庭**是一个较浅的中心腔，包含尿道、阴道和前庭大腺的开口。前庭大腺通常被称为 Bartholin 腺，分泌黏液以润滑前庭和阴道，特别是在性唤醒期间。阴蒂和成对的前庭球都是勃起组织，对性反应也很重要。**阴蒂**由位于中线的阴蒂头、阴蒂体和一对阴蒂脚共同组成，两个阴蒂脚将阴蒂固定于坐骨耻骨支。**前庭球**位于阴唇皮肤的深部，阴道前庭的两侧，在性唤醒期间，其勃起组织血管腔内血液充盈。**球海绵体肌**和**坐骨海绵体肌**是两块骨骼肌，分别环绕前庭球和阴蒂脚，这些肌的收缩将促使血液流向阴蒂头，使其勃起。球海绵体肌还协助前庭大腺排出分泌物。在会阴膜的深面，还有其他横纹肌（如尿道外括约肌）与泌尿系统有关，此外尿道阴道括约肌也具有收缩阴道的作用。

临床聚焦

Bartholin 腺的导管阻塞，会使分泌物在腺体中积聚，导致囊肿形成。Bartholin 腺囊肿通常表现为阴唇下部的无痛性囊肿。如果囊肿被感染，可能发展成疼痛性脓肿，可能需要引流或用抗生素治疗。

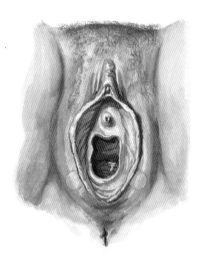

Bartholin's glands located at 5:00 and 7:00 o'clock positions
Bartholin 腺位于 5 点钟和 7 点钟的位置

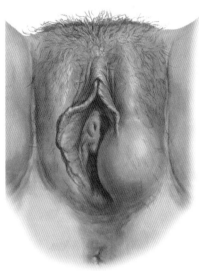

Bartholin's cyst at 5:00 position
位于 5 点钟位置的 Bartholin 腺囊肿

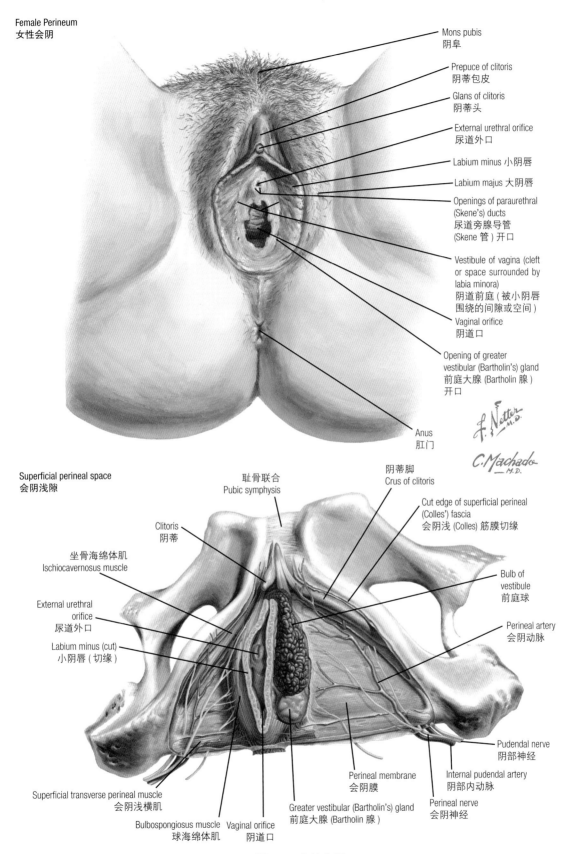

Female Perineum
女性会阴

Mons pubis
阴阜

Prepuce of clitoris
阴蒂包皮

Glans of clitoris
阴蒂头

External urethral orifice
尿道外口

Labium minus 小阴唇

Labium majus 大阴唇

Openings of paraurethral
(Skene's) ducts
尿道旁腺导管
(Skene 管) 开口

Vestibule of vagina (cleft
or space surrounded by
labia minora)
阴道前庭 (被小阴唇
围绕的间隙或空间)

Vaginal orifice
阴道口

Opening of greater
vestibular (Bartholin's) gland
前庭大腺 (Bartholin 腺)
开口

Anus
肛门

Superficial perineal space
会阴浅隙

耻骨联合
Pubic symphysis

阴蒂脚
Crus of clitoris

Cut edge of superficial perineal
(Colles') fascia
会阴浅 (Colles) 筋膜切缘

Clitoris
阴蒂

坐骨海绵体肌
Ischiocavernosus muscle

External urethral
orifice
尿道外口

Labium minus (cut)
小阴唇 (切缘)

Bulb of
vestibule
前庭球

Perineal artery
会阴动脉

Pudendal nerve
阴部神经

Internal pudendal artery
阴部内动脉

Perineal nerve
会阴神经

Superficial transverse perineal muscle
会阴浅横肌

Bulbospongiosus muscle
球海绵体肌

Vaginal orifice
阴道口

Greater vestibular (Bartholin's) gland
前庭大腺 (Bartholin 腺)

Perineal membrane
会阴膜

图 9.6　女性会阴

9.7 乳房

男性和女性的乳房均位于胸壁，主要由脂肪包绕乳腺各叶组成。**乳头**和**乳晕**（环形色素区）是乳房中心的显著特征。乳晕含有润滑乳头皮肤的腺体。每个**乳腺**由位于乳腺浅筋膜的大约 20 个腺叶组成。在腺组织的深方为乳房后间隙，内有一层疏松结缔组织，这种结缔组织允许乳房独立于胸壁肌移动。乳腺腺叶由称为**乳房悬韧带**的结缔组织隔膜来分隔和支撑。每个腺叶由一个单独的**输乳管**引流，输乳管在乳头末端附近扩大成囊状，称为**输乳管窦**。乳腺的功能是分泌乳汁滋养婴儿。由于受激素的影响，只有女性乳腺有此功能。随着乳腺组织的发育，更多脂肪沉积在乳腺周围。

临床聚焦

乳腺癌是女性常见的癌症。乳房检查时，可由穿过乳头的假想水平线和垂直线，把乳房分为四个象限。上外象限的腺体组织延伸到腋窝（"腋尾"），因此在检查过程中要牢记触诊腋窝和乳房。根据癌症的形成位置，它可能会对输乳管和乳房悬韧带产生牵引，导致乳头回缩或皮肤凹陷。

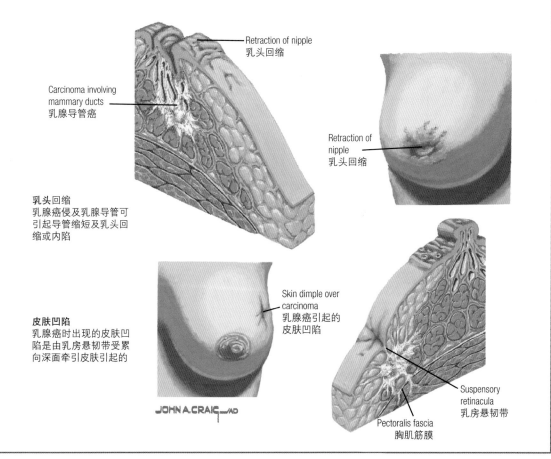

Retraction of nipple
乳头回缩

Carcinoma involving
mammary ducts
乳腺导管癌

Retraction of
nipple
乳头回缩

乳头回缩
乳腺癌侵及乳腺导管可引起导管缩短及乳头回缩或内陷

皮肤凹陷
乳腺癌时出现的皮肤凹陷是由乳房悬韧带受累向深面牵引皮肤引起的

Skin dimple over
carcinoma
乳腺癌引起的
皮肤凹陷

JOHN A. CRAIG__AD

Suspensory
retinacula
乳房悬韧带

Pectoralis fascia
胸肌筋膜

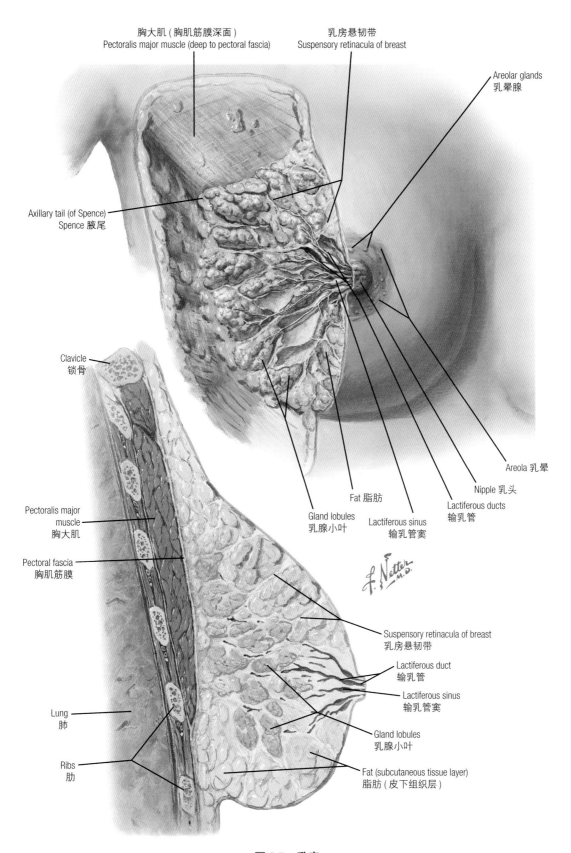

胸大肌（胸肌筋膜深面）
Pectoralis major muscle (deep to pectoral fascia)

乳房悬韧带
Suspensory retinacula of breast

Areolar glands
乳晕腺

Axillary tail (of Spence)
Spence 腋尾

Clavicle
锁骨

Pectoralis major
muscle
胸大肌

Pectoral fascia
胸肌筋膜

Lung
肺

Ribs
肋

Fat 脂肪

Gland lobules
乳腺小叶

Lactiferous sinus
输乳管窦

Lactiferous ducts
输乳管

Nipple 乳头

Areola 乳晕

Suspensory retinacula of breast
乳房悬韧带

Lactiferous duct
输乳管

Lactiferous sinus
输乳管窦

Gland lobules
乳腺小叶

Fat (subcutaneous tissue layer)
脂肪（皮下组织层）

图 9.7　乳房

9.8 女性脉管系统

　　位于盆腔和会阴的大多数女性生殖器官由**髂内动脉**的分支供血。卵巢则是一个例外，其由腹后壁发生的位置下降入盆腔，因此直接接受来自腹主动脉的供血。**子宫动脉**供应子宫、输卵管、子宫颈、部分卵巢和阴道。**阴道动脉**可自子宫动脉或髂内动脉发出，主要供应阴道。**卵巢动脉**从腹主动脉发出，在腹膜皱襞即**卵巢悬韧带**内下行入盆腔，主要供应卵巢和输卵管。会阴部由**阴部内动脉**供应，动脉分支起自盆腔内的髂内动脉，经盆膈深方，行于阴部管内，到达尿生殖区，阴部内动脉发出穿过会阴浅隙和会阴深隙的分支。乳腺接受胸部的动脉营养，特别是**胸廓内动脉**、**胸外侧动脉**和**肋间后动脉**（另见 3.34）。女性生殖器官的静脉与同名动脉伴行，最终汇入下腔静脉。

临床聚焦

　　女性输尿管在子宫动脉和阴道动脉之间通过。因此，在进行子宫切除术时必须留意，避免切断输尿管。

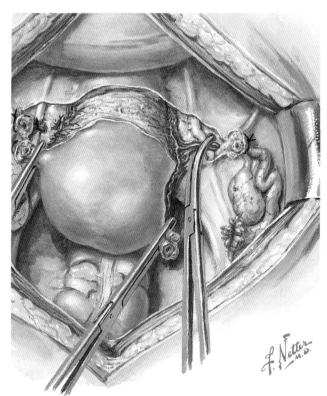

Ureter caught in clamp applied to overlying uterine vessels in course of hysterectomy
子宫切除术中夹闭其上方的子宫血管时，输尿管也被夹闭

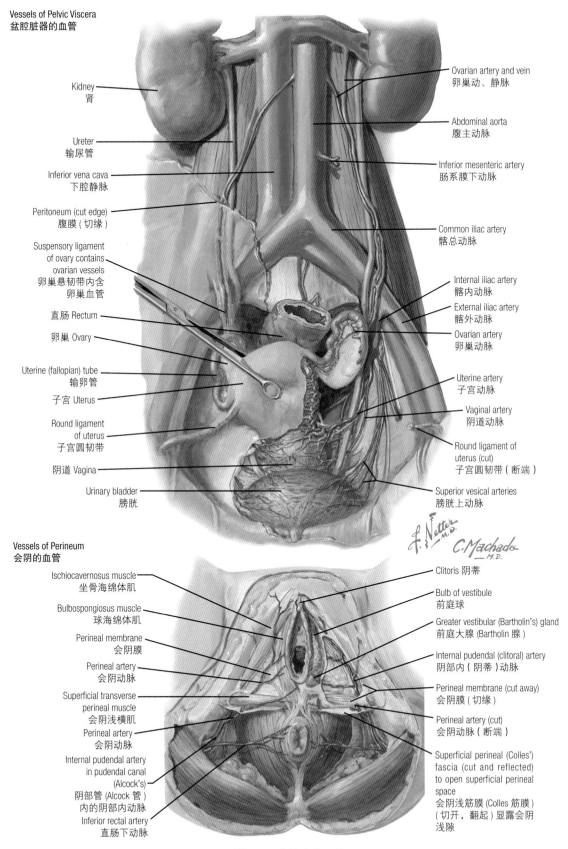

Vessels of Pelvic Viscera
盆腔脏器的血管

Kidney
肾

Ureter
输尿管

Inferior vena cava
下腔静脉

Peritoneum (cut edge)
腹膜（切缘）

Suspensory ligament
of ovary contains
ovarian vessels
卵巢悬韧带内含
卵巢血管

直肠 Rectum

卵巢 Ovary

Uterine (fallopian) tube
输卵管

子宫 Uterus

Round ligament
of uterus
子宫圆韧带

阴道 Vagina

Urinary bladder
膀胱

Ovarian artery and vein
卵巢动、静脉

Abdominal aorta
腹主动脉

Inferior mesenteric artery
肠系膜下动脉

Common iliac artery
髂总动脉

Internal iliac artery
髂内动脉

External iliac artery
髂外动脉

Ovarian artery
卵巢动脉

Uterine artery
子宫动脉

Vaginal artery
阴道动脉

Round ligament of
uterus (cut)
子宫圆韧带（断端）

Superior vesical arteries
膀胱上动脉

Vessels of Perineum
会阴的血管

Ischiocavernosus muscle
坐骨海绵体肌

Bulbospongiosus muscle
球海绵体肌

Perineal membrane
会阴膜

Perineal artery
会阴动脉

Superficial transverse
perineal muscle
会阴浅横肌

Perineal artery
会阴动脉

Internal pudendal artery
in pudendal canal
(Alcock's)
阴部管（Alcock 管）
内的阴部内动脉

Inferior rectal artery
直肠下动脉

Clitoris 阴蒂

Bulb of vestibule
前庭球

Greater vestibular (Bartholin's) gland
前庭大腺（Bartholin 腺）

Internal pudendal (clitoral) artery
阴部内（阴蒂）动脉

Perineal membrane (cut away)
会阴膜（切缘）

Perineal artery (cut)
会阴动脉（断端）

Superficial perineal (Colles')
fascia (cut and reflected)
to open superficial perineal
space
会阴浅筋膜（Colles 筋膜）
（切开，翻起）显露会阴
浅隙

图 9.8　女性脉管系统

9.9 女性神经支配

　　除卵巢外，女性盆腔器官接受来自**盆丛（下腹下丛）**交感与副交感神经的支配。节前交感神经纤维以**腰、骶内脏神经**离开交感干。这些纤维在位于盆丛或盆丛较小分支（如子宫阴道丛）内的交感神经节中形成突触，节后纤维随血管行至靶器官。节前副交感神经纤维由脊髓S2~S4节段发出，组成**盆内脏神经**，并行进到其靶器官，在靶器官周围或靶器官壁内与节后神经元形成突触。卵巢主要接受来自**主动脉丛**的自主神经支配，神经纤维随卵巢血管进入骨盆。由于女性生殖功能主要受激素水平调控，内脏传出神经对盆腔器官的影响尚不清楚。**内脏传入神经**在盆丛内走行，传递痛觉（例如，与月经和分娩相关的疼痛）。会阴部的体壁结构（如皮肤、骨骼肌）由**阴部神经**支配，阴部神经起于骶丛（S2~S4），绕坐骨棘经盆腔进入会阴部。会阴的勃起组织由盆内脏神经支配，神经通过扩张供应这些组织的血管，导致阴蒂勃起和前庭球充血。乳腺的分泌活动受激素调节，而其皮肤由**肋间神经**支配。

临床聚焦

　　阴部神经阻滞可用于会阴部皮肤麻醉，常见于外科手术或者减轻分娩时的疼痛。麻醉方法可在坐骨棘附近阴部神经处，注射局部麻醉药物。坐骨棘可通过阴道触诊或超声检查定位。

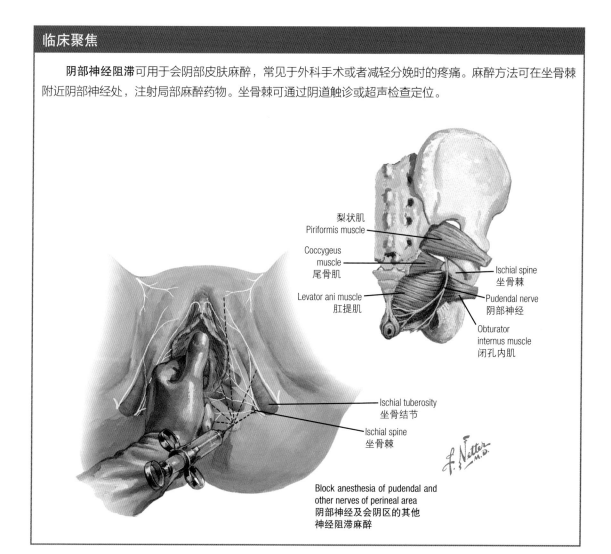

梨状肌
Piriformis muscle

Coccygeus muscle
尾骨肌

Levator ani muscle
肛提肌

Ischial spine
坐骨棘

Pudendal nerve
阴部神经

Obturator internus muscle
闭孔内肌

Ischial tuberosity
坐骨结节

Ischial spine
坐骨棘

Block anesthesia of pudendal and other nerves of perineal area
阴部神经及会阴区的其他神经阻滞麻醉

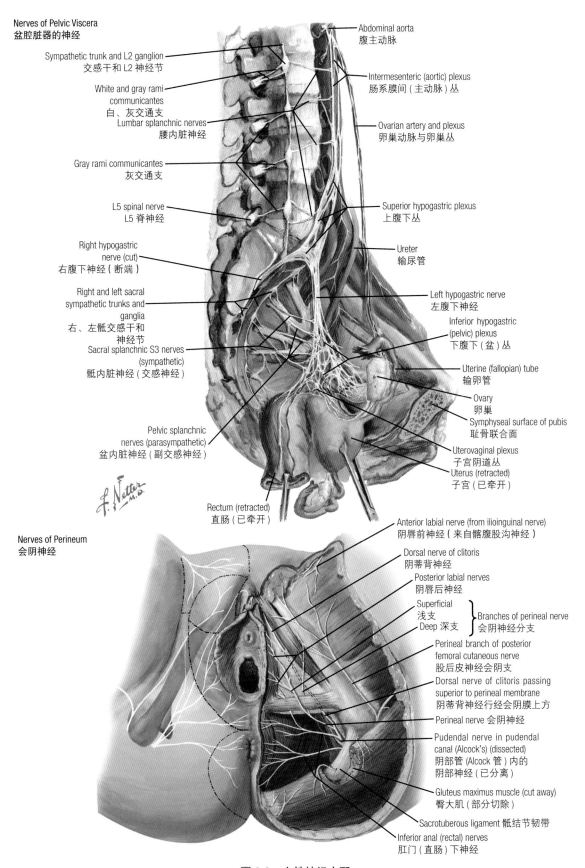

Nerves of Pelvic Viscera
盆腔脏器的神经

Sympathetic trunk and L2 ganglion
交感干和 L2 神经节

White and gray rami communicantes
白、灰交通支

Lumbar splanchnic nerves
腰内脏神经

Gray rami communicantes
灰交通支

L5 spinal nerve
L5 脊神经

Right hypogastric nerve (cut)
右腹下神经（断端）

Right and left sacral sympathetic trunks and ganglia
右、左骶交感干和神经节

Sacral splanchnic S3 nerves (sympathetic)
骶内脏神经（交感神经）

Pelvic splanchnic nerves (parasympathetic)
盆内脏神经（副交感神经）

Rectum (retracted)
直肠（已牵开）

Abdominal aorta
腹主动脉

Intermesenteric (aortic) plexus
肠系膜间（主动脉）丛

Ovarian artery and plexus
卵巢动脉与卵巢丛

Superior hypogastric plexus
上腹下丛

Ureter
输尿管

Left hypogastric nerve
左腹下神经

Inferior hypogastric (pelvic) plexus
下腹下（盆）丛

Uterine (fallopian) tube
输卵管

Ovary
卵巢

Symphyseal surface of pubis
耻骨联合面

Uterovaginal plexus
子宫阴道丛

Uterus (retracted)
子宫（已牵开）

Nerves of Perineum
会阴神经

Anterior labial nerve (from ilioinguinal nerve)
阴唇前神经（来自髂腹股沟神经）

Dorsal nerve of clitoris
阴蒂背神经

Posterior labial nerves
阴唇后神经

Superficial
浅支

Deep 深支

Branches of perineal nerve
会阴神经分支

Perineal branch of posterior femoral cutaneous nerve
股后皮神经会阴支

Dorsal nerve of clitoris passing superior to perineal membrane
阴蒂背神经行经会阴膜上方

Perineal nerve 会阴神经

Pudendal nerve in pudendal canal (Alcock's) (dissected)
阴部管（Alcock 管）内的阴部神经（已分离）

Gluteus maximus muscle (cut away)
臀大肌（部分切除）

Sacrotuberous ligament 骶结节韧带

Inferior anal (rectal) nerves
肛门（直肠）下神经

图 9.9　女性神经支配

9.10　女性淋巴管和淋巴结

　　子宫、输卵管、子宫颈和阴道上部的淋巴管主要注入沿髂血管走行的**髂内、外淋巴结**。输卵管和子宫底的部分淋巴汇入卵巢的淋巴回流通路，沿着卵巢血管走行，到达腹后部的**主动脉外侧淋巴结**。会阴部的淋巴主要引流至**腹股沟浅、深淋巴结**。

　　乳腺的淋巴大多数注入**腋淋巴结**，其由胸壁和腋窝的多组淋巴结组成。乳房内侧象限的淋巴管和淋巴结也注入与胸骨平行的**胸骨旁淋巴结**。乳腺的淋巴管穿过中线连至腹壁的淋巴管和淋巴结。这些连通与癌症播散有关。

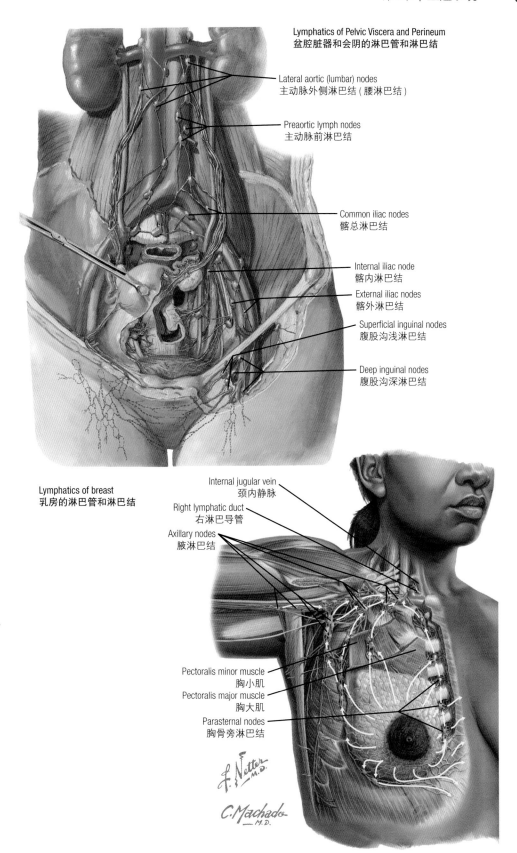

Lymphatics of Pelvic Viscera and Perineum
盆腔脏器和会阴的淋巴管和淋巴结

Lateral aortic (lumbar) nodes
主动脉外侧淋巴结 (腰淋巴结)

Preaortic lymph nodes
主动脉前淋巴结

Common iliac nodes
髂总淋巴结

Internal iliac node
髂内淋巴结

External iliac nodes
髂外淋巴结

Superficial inguinal nodes
腹股沟浅淋巴结

Deep inguinal nodes
腹股沟深淋巴结

Lymphatics of breast
乳房的淋巴管和淋巴结

Internal jugular vein
颈内静脉

Right lymphatic duct
右淋巴导管

Axillary nodes
腋淋巴结

Pectoralis minor muscle
胸小肌

Pectoralis major muscle
胸大肌

Parasternal nodes
胸骨旁淋巴结

图 9.10　女性淋巴管和淋巴结

9.11 男性生殖器官：阴囊内容物

　　男性生殖器官主要包括**睾丸**、**附睾**、**输精管**、**精囊**、**前列腺**和**阴茎**。**睾丸**位于阴囊内、盆腔外，睾丸的功能是产生精子。胚胎发育期间，睾丸最初形成于腹膜后。在睾丸降入阴囊的过程中，穿经腹股沟管，被筋膜层和肌层包裹，这些筋膜层和肌层（**精索外筋膜**、**提睾肌**和**精索内筋膜**）与睾丸移行过程的腹壁层次结构相延续。每侧睾丸被一层膜（**白膜**）和一个双层囊（称为**鞘膜**）包围，鞘膜形成源自腹膜。**提睾肌**以及阴囊的平滑肌（肉膜）收缩，可以调节睾丸相对于身体的位置，以维持精子发生的最适宜温度。睾丸中形成的精子穿经**输出小管**，进入螺旋状的管（称为**附睾**），在附睾内精子发育成熟。附睾的末端与**输精管**直接连续，输精管属于肌性管，可将精子从附睾运送到盆腔。输精管随精索上行，穿经腹股沟管，到达腹盆腔。

临床聚焦

　　隐睾症是一侧或两侧睾丸下降异常的疾病。不能正常下降的睾丸可以停留在下降过程中的任何部位，最常见的停留位置是在腹股沟管内。隐睾症通常在出生时可通过触诊确定，如果睾丸不能下降复位，可采用外科手术纠正。**输精管结扎术**是为男性节育而进行的小型外科手术。双侧输精管被分离并阻断，以防止精子排出进入精液内。输精管结扎后，睾丸仍能继续正常产生精子，但无法通过输精管输送，而被身体吸收。

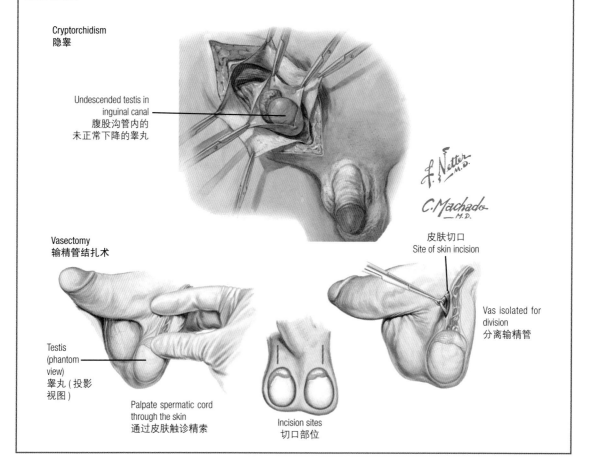

Cryptorchidism
隐睾

Undescended testis in inguinal canal
腹股沟管内的未正常下降的睾丸

Vasectomy
输精管结扎术

皮肤切口
Site of skin incision

Vas isolated for division
分离输精管

Testis (phantom view)
睾丸（投影视图）

Palpate spermatic cord through the skin
通过皮肤触诊精索

Incision sites
切口部位

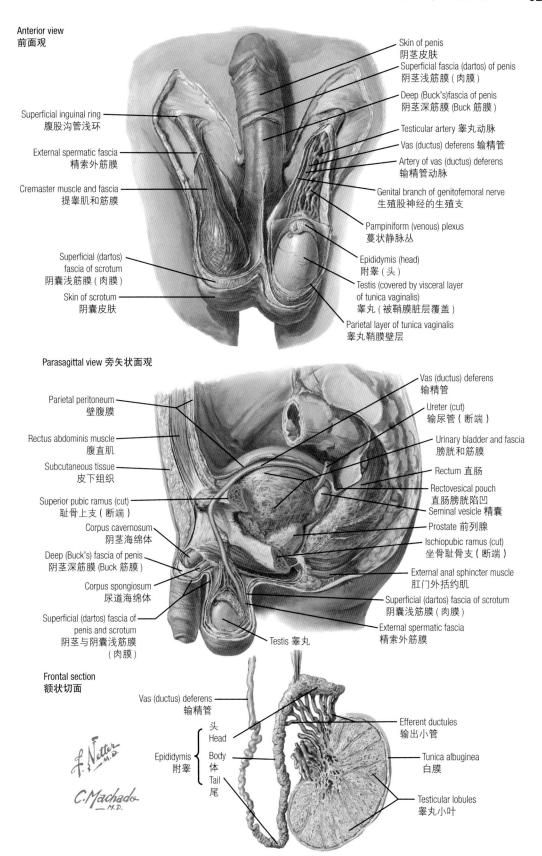

Anterior view
前面观

Skin of penis
阴茎皮肤

Superficial fascia (dartos) of penis
阴茎浅筋膜（肉膜）

Deep (Buck's)fascia of penis
阴茎深筋膜（Buck 筋膜）

Testicular artery 睾丸动脉

Vas (ductus) deferens 输精管

Artery of vas (ductus) deferens
输精管动脉

Genital branch of genitofemoral nerve
生殖股神经的生殖支

Pampiniform (venous) plexus
蔓状静脉丛

Epididymis (head)
附睾（头）

Testis (covered by visceral layer
of tunica vaginalis)
睾丸（被鞘膜脏层覆盖）

Parietal layer of tunica vaginalis
睾丸鞘膜壁层

Superficial inguinal ring
腹股沟管浅环

External spermatic fascia
精索外筋膜

Cremaster muscle and fascia
提睾肌和筋膜

Superficial (dartos)
fascia of scrotum
阴囊浅筋膜（肉膜）

Skin of scrotum
阴囊皮肤

Parasagittal view 旁矢状面观

Parietal peritoneum
壁腹膜

Rectus abdominis muscle
腹直肌

Subcutaneous tissue
皮下组织

Superior pubic ramus (cut)
耻骨上支（断端）

Corpus cavernosum
阴茎海绵体

Deep (Buck's) fascia of penis
阴茎深筋膜 (Buck 筋膜)

Corpus spongiosum
尿道海绵体

Superficial (dartos) fascia of
penis and scrotum
阴茎与阴囊浅筋膜
（肉膜）

Vas (ductus) deferens
输精管

Ureter (cut)
输尿管（断端）

Urinary bladder and fascia
膀胱和筋膜

Rectum 直肠

Rectovesical pouch
直肠膀胱陷凹

Seminal vesicle 精囊

Prostate 前列腺

Ischiopubic ramus (cut)
坐骨耻骨支（断端）

External anal sphincter muscle
肛门外括约肌

Superficial (dartos) fascia of scrotum
阴囊浅筋膜（肉膜）

External spermatic fascia
精索外筋膜

Testis 睾丸

Frontal section
额状切面

Vas (ductus) deferens
输精管

Epididymis
附睾

头
Head

Body
体

Tail
尾

Efferent ductules
输出小管

Tunica albuginea
白膜

Testicular lobules
睾丸小叶

图 9.11　男性生殖器官：阴囊内容物

9.12 男性生殖器官：盆腔内容物

　　每侧**输精管**离开腹股沟管后，降入盆腔，从输尿管上方通过。输精管至膀胱后方，与精囊的排泄管汇合形成**射精管**。**精囊**产生精液的主要液体成分，内含为精子提供能量来源的果糖。射精管穿过前列腺，并开口于尿道前列腺部。**前列腺**分泌物也参与精液的组成，分泌物呈碱性，特别是当精子暴露在女性生殖管道的酸性环境中，碱性分泌物为精子提供保护作用。前列腺位于膀胱下方，包绕部分尿道。射精管和前列腺都将分泌物排入这一段的尿道。**尿道球腺**分泌物是参与精液的最终组分，其分泌物富含黏液，具有润滑尿道并中和残余尿液的作用。尿道球腺位于盆膈下方，腺体实际上位于会阴区而不是盆腔内。

临床聚焦

　　随着年龄的增长，前列腺增大是很常见的，这种情况称为**良性前列腺增生**（ benign prostatic hyperplasia, BPH ）。增大的腺体可能阻塞尿道前列腺部，阻止尿液流出膀胱，因此，男性患病症状会有尿流细而无力、小便结束时滴尿，或由于膀胱不能完全排空而出现尿频。

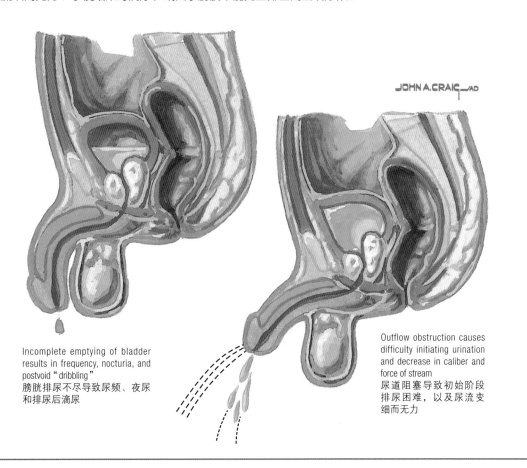

JOHN A.CRAIG—AD

Incomplete emptying of bladder results in frequency, nocturia, and postvoid "dribbling"
膀胱排尿不尽导致尿频、夜尿和排尿后滴尿

Outflow obstruction causes difficulty initiating urination and decrease in caliber and force of stream
尿道阻塞导致初始阶段排尿困难，以及尿流变细而无力

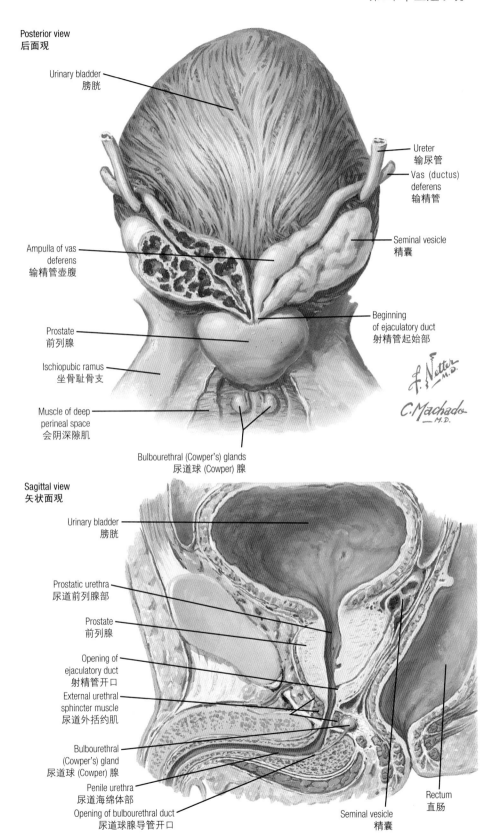

Posterior view
后面观

Urinary bladder
膀胱

Ureter
输尿管

Vas (ductus)
deferens
输精管

Seminal vesicle
精囊

Ampulla of vas
deferens
输精管壶腹

Prostate
前列腺

Beginning
of ejaculatory duct
射精管起始部

Ischiopubic ramus
坐骨耻骨支

Muscle of deep
perineal space
会阴深隙肌

Bulbourethral (Cowper's) glands
尿道球 (Cowper) 腺

Sagittal view
矢状面观

Urinary bladder
膀胱

Prostatic urethra
尿道前列腺部

Prostate
前列腺

Opening of
ejaculatory duct
射精管开口

External urethral
sphincter muscle
尿道外括约肌

Bulbourethral
(Cowper's) gland
尿道球 (Cowper) 腺

Penile urethra
尿道海绵体部

Opening of bulbourethral duct
尿道球腺导管开口

Seminal vesicle
精囊

Rectum
直肠

图 9.12　男性生殖器官：盆腔内容物

9.13 男性会阴

男性会阴浅隙内含阴茎和三对横纹肌。**阴茎**由两条**阴茎海绵体**和一条**尿道海绵体**组成。这三条海绵体属于勃起组织，尿道海绵体也包含**尿道阴茎（海绵体）部**。尿道海绵体近端又称为**阴茎球**，附着于会阴膜上。阴茎海绵体近端称**阴茎脚**，附着于耻骨坐骨支。阴茎球和阴茎脚合称为**阴茎根**，可动的阴茎部分称为**阴茎体**或干，阴茎体远端膨大的部分称为**阴茎头**。会阴浅隙内包含的肌有环绕阴茎球的**球海绵体肌**，和环绕阴茎脚成对的**坐骨海绵体肌**。这些肌收缩时可压迫阴茎根，促使血液流向阴茎头，协助阴茎勃起。球海绵体肌可协助排空尿道，以助排尿或射精。最后一对肌是**会阴浅横肌**。这些肌具有稳固**会阴体**的作用，会阴体为一结缔组织结构，许多会阴肌交汇于此。男性会阴深隙内的主要结构有**尿道外括约肌**和**尿道球腺**。尿道球腺的输出管穿过会阴膜，开口于尿道海绵体部。

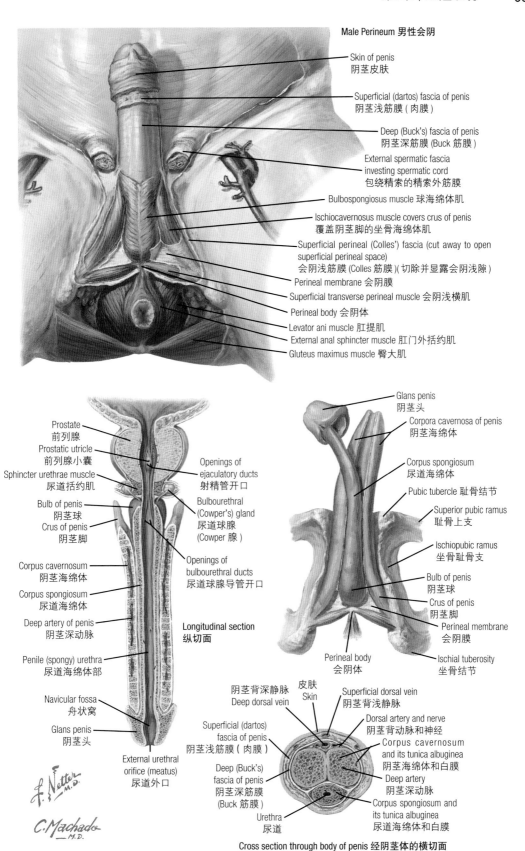

Male Perineum 男性会阴

Skin of penis
阴茎皮肤

Superficial (dartos) fascia of penis
阴茎浅筋膜（肉膜）

Deep (Buck's) fascia of penis
阴茎深筋膜（Buck 筋膜）

External spermatic fascia
investing spermatic cord
包绕精索的精索外筋膜

Bulbospongiosus muscle 球海绵体肌

Ischiocavernosus muscle covers crus of penis
覆盖阴茎脚的坐骨海绵体肌

Superficial perineal (Colles') fascia (cut away to open
superficial perineal space)
会阴浅筋膜（Colles 筋膜）（切除并显露会阴浅隙）

Perineal membrane 会阴膜

Superficial transverse perineal muscle 会阴浅横肌

Perineal body 会阴体

Levator ani muscle 肛提肌

External anal sphincter muscle 肛门外括约肌

Gluteus maximus muscle 臀大肌

Prostate
前列腺

Prostatic utricle
前列腺小囊

Sphincter urethrae muscle
尿道括约肌

Bulb of penis
阴茎球

Crus of penis
阴茎脚

Corpus cavernosum
阴茎海绵体

Corpus spongiosum
尿道海绵体

Deep artery of penis
阴茎深动脉

Penile (spongy) urethra
尿道海绵体部

Navicular fossa
舟状窝

Glans penis
阴茎头

External urethral
orifice (meatus)
尿道外口

Openings of
ejaculatory ducts
射精管开口

Bulbourethral
(Cowper's) gland
尿道球腺
(Cowper 腺)

Openings of
bulbourethral ducts
尿道球腺导管开口

Longitudinal section
纵切面

Glans penis
阴茎头

Corpora cavernosa of penis
阴茎海绵体

Corpus spongiosum
尿道海绵体

Pubic tubercle 耻骨结节

Superior pubic ramus
耻骨上支

Ischiopubic ramus
坐骨耻骨支

Bulb of penis
阴茎球

Crus of penis
阴茎脚

Perineal membrane
会阴膜

Perineal body
会阴体

Ischial tuberosity
坐骨结节

阴茎背深静脉　皮肤
Deep dorsal vein　Skin　Superficial dorsal vein
阴茎背浅静脉

Dorsal artery and nerve
阴茎背动脉和神经

Superficial (dartos)
fascia of penis
阴茎浅筋膜（肉膜）

Corpus cavernosum
and its tunica albuginea
阴茎海绵体和白膜

Deep (Buck's)
fascia of penis
阴茎深筋膜
(Buck 筋膜)

Deep artery
阴茎深动脉

Corpus spongiosum and
its tunica albuginea
尿道海绵体和白膜

Urethra
尿道

Cross section through body of penis 经阴茎体的横切面

图 9.13　男性会阴

9.14 男性脉管系统

盆腔内的男性生殖器官由**髂内动脉**的分支供应。**膀胱下动脉**供应前列腺和精囊。输精管有自己的动脉——**输精管动脉**，通常由脐动脉或是髂内动脉的分支膀胱上动脉发出。由于睾丸在发育过程中紧邻腹腔后壁，**睾丸动脉**发自腹主动脉，穿经腹股沟管，随**精索**进入阴囊。会阴浅隙和会阴深隙的结构接受来自**阴部内动脉**的血液供应。盆腔内同名静脉随动脉伴行，大多数同名静脉与动脉有相似的分布走行。睾丸静脉有些特殊，其在每侧睾丸动脉周围形成静脉丛（**蔓状静脉丛**），不仅具有睾丸血液回流的作用，还可吸收睾丸动脉散发的热量，以维持精子发生的最佳温度。左睾丸静脉注入左肾静脉，而右睾丸静脉则直接注入下腔静脉。

临床聚焦

蔓状静脉丛的异常扩张，称为**精索静脉曲张**。引发原因包括睾丸静脉血液回流受阻或静脉瓣发育不全。精索静脉曲张左侧更常见，因为左睾丸静脉注入左肾静脉，而不是直接注入下腔静脉。肠系膜上动脉经过左肾静脉的前方，也是静脉容易受压的原因之一。

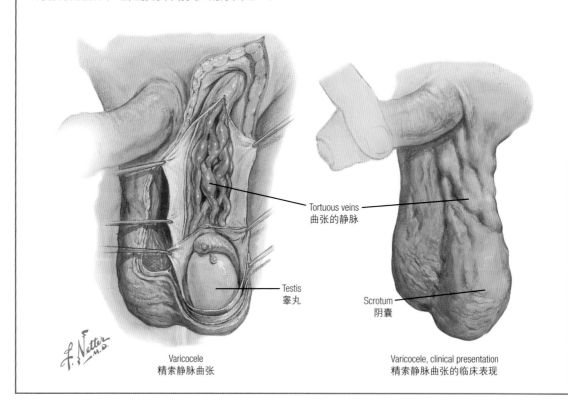

Tortuous veins
曲张的静脉

Testis
睾丸

Scrotum
阴囊

Varicocele
精索静脉曲张

Varicocele, clinical presentation
精索静脉曲张的临床表现

Vessels of Pelvic Viscera 盆腔脏器的血管

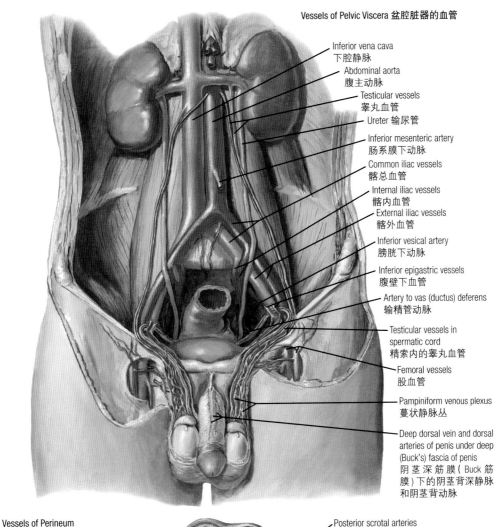

Inferior vena cava
下腔静脉

Abdominal aorta
腹主动脉

Testicular vessels
睾丸血管

Ureter 输尿管

Inferior mesenteric artery
肠系膜下动脉

Common iliac vessels
髂总血管

Internal iliac vessels
髂内血管

External iliac vessels
髂外血管

Inferior vesical artery
膀胱下动脉

Inferior epigastric vessels
腹壁下血管

Artery to vas (ductus) deferens
输精管动脉

Testicular vessels in
spermatic cord
精索内的睾丸血管

Femoral vessels
股血管

Pampiniform venous plexus
蔓状静脉丛

Deep dorsal vein and dorsal
arteries of penis under deep
(Buck's) fascia of penis
阴茎深筋膜（Buck 筋
膜）下的阴茎背深静脉
和阴茎背动脉

Vessels of Perineum 会阴的血管

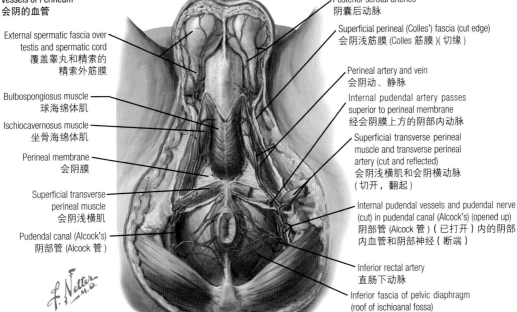

External spermatic fascia over
testis and spermatic cord
覆盖睾丸和精索的
精索外筋膜

Bulbospongiosus muscle
球海绵体肌

Ischiocavernosus muscle
坐骨海绵体肌

Perineal membrane
会阴膜

Superficial transverse
perineal muscle
会阴浅横肌

Pudendal canal (Alcock's)
阴部管 (Alcock 管)

Posterior scrotal arteries
阴囊后动脉

Superficial perineal (Colles') fascia (cut edge)
会阴浅筋膜 (Colles 筋膜)（切缘）

Perineal artery and vein
会阴动、静脉

Internal pudendal artery passes
superior to perineal membrane
经会阴膜上方的阴部内动脉

Superficial transverse perineal
muscle and transverse perineal
artery (cut and reflected)
会阴浅横肌和会阴横动脉
（切开，翻起）

Internal pudendal vessels and pudendal nerve
(cut) in pudendal canal (Alcock's) (opened up)
阴部管 (Alcock 管)（已打开）内的阴部
内血管和阴部神经（断端）

Inferior rectal artery
直肠下动脉

Inferior fascia of pelvic diaphragm
(roof of ischioanal fossa)
盆膈下筋膜（坐骨肛门窝顶）

图 9.14　男性脉管系统

9.15 男性神经支配

男性生殖器官接受**盆丛（下腹下丛）**交感神经和副交感神经的支配。交感神经节前纤维离开交感干，组成**腰和骶内脏神经**。这些节前纤维与位于盆丛或盆丛较小分支（如前列腺丛）内的交感神经节形成突触联系，节后纤维随血管走行到达靶器官。交感神经支配输精管、精囊、射精管和前列腺的平滑肌收缩，从而将精液排入尿道前列腺部。在射精过程中，交感神经使尿道内括约肌收缩，阻止精子逆行进入膀胱。副交感神经节前神经元由脊髓 S2~S4 节段发出神经纤维，组成**盆内脏神经**，与靶器官附近或靶器官壁上的突触后神经元形成突触联系。分布于男性勃起组织的副交感神经，主要作用是通过扩张血管使阴茎勃起。睾丸接受来自**主动脉丛**的自主神经支配，神经纤维伴睾丸血管走行进入盆腔。**内脏传入神经纤维**传递疼痛感觉，与内脏传出神经纤维伴行。提睾肌起自腹壁肌，由脊神经支配，特别是 L1~L2 脊神经前支形成的**生殖股神经**。阴部神经是起自骶丛（S2~S4）的一个分支，支配会阴区的体壁结构（如皮肤、骨骼肌等）。

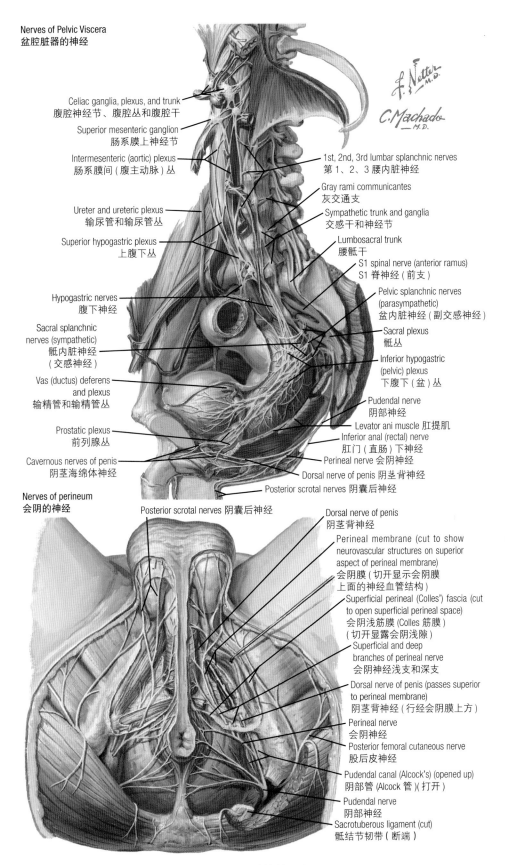

Nerves of Pelvic Viscera
盆腔脏器的神经

Celiac ganglia, plexus, and trunk
腹腔神经节、腹腔丛和腹腔干

Superior mesenteric ganglion
肠系膜上神经节

Intermesenteric (aortic) plexus
肠系膜间（腹主动脉）丛

Ureter and ureteric plexus
输尿管和输尿管丛

Superior hypogastric plexus
上腹下丛

Hypogastric nerves
腹下神经

Sacral splanchnic
nerves (sympathetic)
骶内脏神经
（交感神经）

Vas (ductus) deferens
and plexus
输精管和输精管丛

Prostatic plexus
前列腺丛

Cavernous nerves of penis
阴茎海绵体神经

1st, 2nd, 3rd lumbar splanchnic nerves
第1、2、3腰内脏神经

Gray rami communicantes
灰交通支

Sympathetic trunk and ganglia
交感干和神经节

Lumbosacral trunk
腰骶干

S1 spinal nerve (anterior ramus)
S1 脊神经（前支）

Pelvic splanchnic nerves
(parasympathetic)
盆内脏神经（副交感神经）

Sacral plexus
骶丛

Inferior hypogastric
(pelvic) plexus
下腹下（盆）丛

Pudendal nerve
阴部神经

Levator ani muscle 肛提肌

Inferior anal (rectal) nerve
肛门（直肠）下神经

Perineal nerve 会阴神经

Dorsal nerve of penis 阴茎背神经

Posterior scrotal nerves 阴囊后神经

Nerves of perineum
会阴的神经

Posterior scrotal nerves 阴囊后神经

Dorsal nerve of penis
阴茎背神经

Perineal membrane (cut to show
neurovascular structures on superior
aspect of perineal membrane)
会阴膜（切开显示会阴膜
上面的神经血管结构）

Superficial perineal (Colles') fascia (cut
to open superficial perineal space)
会阴浅筋膜 (Colles 筋膜)
（切开显露会阴浅隙）

Superficial and deep
branches of perineal nerve
会阴神经浅支和深支

Dorsal nerve of penis (passes superior
to perineal membrane)
阴茎背神经（行经会阴膜上方）

Perineal nerve
会阴神经

Posterior femoral cutaneous nerve
股后皮神经

Pudendal canal (Alcock's) (opened up)
阴部管 (Alcock 管)（打开）

Pudendal nerve
阴部神经

Sacrotuberous ligament (cut)
骶结节韧带（断端）

图 9.15　男性的神经支配

9.16 男性淋巴管和淋巴结

精囊和前列腺的淋巴管有多条引流途径，主要引流途径还是沿着膀胱下血管走行汇入**髂内淋巴结**。睾丸的淋巴管沿睾丸血管走行，汇入腹后部的**主动脉外侧淋巴结**。会阴区结构的淋巴主要汇入腹股沟区的**腹股沟浅**、**深淋巴结**。

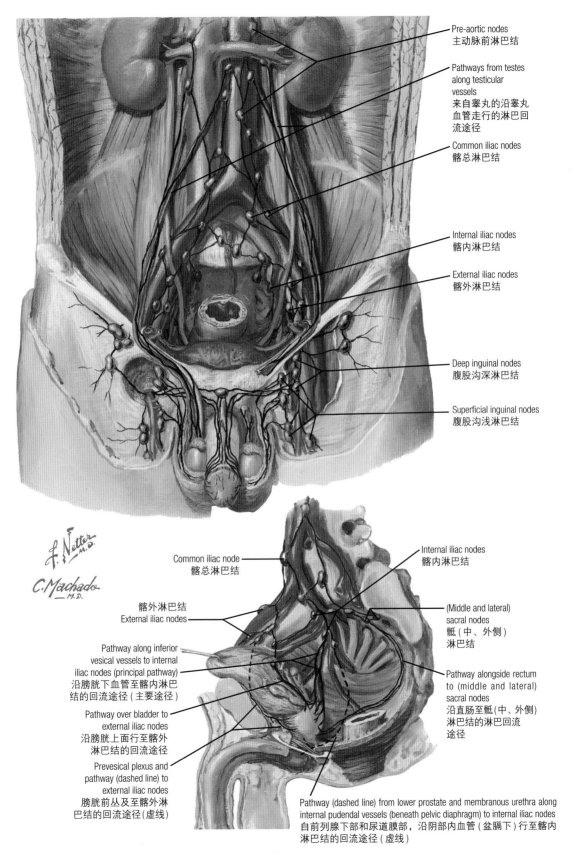

图 9.16　男性淋巴管和淋巴结